中医独特疗法

针刺拔罐发泡疗法

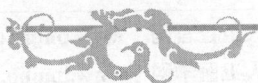

（第 2 版）

刘一儒 著

人民卫生出版社

图书在版编目（CIP）数据

针刺拔罐发泡疗法 / 刘一儒著 . —2 版 . —北京：人民卫生出版社，2009.1

（中医独特疗法）

ISBN 978–7–117–11005–1

Ⅰ. 针… Ⅱ. 刘… Ⅲ. ①针刺疗法②拔罐疗法

Ⅳ. R245.3 R244.3

中国版本图书馆 CIP 数据核字（2008）第 190264 号

人卫社官网	www.pmph.com	出版物查询，在线购书
人卫医学网	www.ipmph.com	医学考试辅导，医学数据库服务，医学教育资源，大众健康资讯

中医独特疗法

针刺拔罐发泡疗法

（第 2 版）

著　　者：刘一儒

出版发行：人民卫生出版社（中继线 010-59780011）

地　　址：北京市朝阳区潘家园南里 19 号

邮　　编：100021

E - mail：pmph @ pmph.com

购书热线：010-59787592　010-59787584　010-65264830

印　　刷：北京铭成印刷有限公司

经　　销：新华书店

开　　本：850×1168　1/32　印张：16.25

字　　数：404 千字

版　　次：2003 年 7 月第 1 版　2015 年 8 月第 2 版第 6 次印刷

标准书号：ISBN 978-7-117-11005-1/R・11006

定　　价：32.00 元

打击盗版举报电话：010-59787491　E-mail：WQ @ pmph.com

（凡属印装质量问题请与本社市场营销中心联系退换）

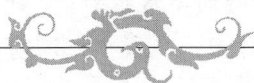

序

    这部专著的出版，收集了刘一儒（曾用名刘光琼）从1979年至2008年29年中在针灸临床方面挖掘、开发、潜心研究、勇于探索、大胆创新、系统整理、积累经验、不断提高所取得的丰硕成果。1994年"针刺拔罐发泡疗法"经大连市科学技术信息研究所，科技项目查新报告得出"国内首创"结论；1995年"针刺拔罐发泡疗法"，获大连市卫生局新技术应用"三等奖"；1996年"针刺拔罐发泡疗法治疗骨痹（骨质增生）90例临床疗效的总结"，获大连市科委"科技成果鉴定证书"；1997年"针刺拔罐发泡疗法"治疗骨痹（骨质增生）90列临床疗效的总结，获大连市政府科学技术进步"三等奖"；1998年在北京召开的针灸、推拿方面有突出贡献的青年医务工作者发奖大会上，获"中华当代名医特色医疗贡献"锦旗一面、奖状一张，"中华医学突出贡献奖"镀金奖章一枚；获得"中华当代优秀名医"荣誉证书一本；1990年香港召开的在针灸、推拿方面有突出贡献的世界青年医务工作者"紫荆花"发奖大会上，"针刺拔罐发泡疗法治疗骨痹（骨质增生）90例临床疗效的总结"获优秀论文"紫荆花医学金奖"，镀金奖盘一个，荣誉证书一本。这个获奖要求4点，很难具备：①在针灸、推拿方面有突出贡献；②在针灸、推拿方面有创新技术，并获得过新技术奖；③在针灸、推拿方面近两年获得过科技进步奖；④年龄在35岁至40岁。而作者完全符合，所以获奖。

    刘一儒同志的这一专著的出版，汇编了作者对"针刺拔罐发泡疗法"这一新技术的系统、完整、全面的总结。总结出对各科疑难病用"针刺拔罐发泡疗法"治疗的丰富经验。"针刺拔罐发泡疗法",见效迅速,无任何副作用,花钱少,深受广大患者的欢迎。

"针刺拔罐发泡疗法"具备多点优势:

1. 安全。

2. ①经络取穴;②神经分布取穴;③经验取穴;④辨证取穴。研究出来的几种标本同治、内病外治的排毒(水湿、痰饮、瘀血、沫)取穴法,不仅体现了重视从宏观、整体、系统角度来研究问题,更主要是体现出重视了因为生命是一个整体,对生命科学的研究不能局限在局部(头痛治头,脚痛治脚的错误观点和治疗手段)细节上,要从整个生命系统角度去研究,以上 4 种取穴法的研究成功,使生命科学的研究上升到一个整体的、系统的高度。

3. 非药物治疗法 减少和避免药物(是药都有"三分毒")治疗给病人带来的医源性疾病无法控制的增加和高昂的药物治疗费用。

4. 非仪器诊断法 避免仪器检查误导(病人临床症状很重,但经各种现代化仪器检测,无阳性体征)医生;避免仪器检查给病人带来的不良反应、损害和高昂的检查费用。有病的穴位出水泡,无病的穴位留针留罐 2、3 个小时都不会出水泡。出水处以最后 3 次治疗不再出水泡为痊愈标准。过半年或 1 年再拔出过水泡的穴位,不会再出水泡。

5. 非仪器治疗法。

6. 非手术治疗法。因为人是一个整体,"头痛治头,脚痛治脚"这种治病观点,在几十年来得到了验证,是错误的。此法是一种特殊的非手术治疗法,避免手术治疗给病人带来严重不良反应、严重损害和高昂的手术治疗费用。因此治疗多发性痹证（西医称综合病性疾病）疗效较好，深受广大患者欢迎。

7. "针刺拔罐发泡疗法"应用于临床 29 年验证得出，纠正了从有针灸历史以来，人们认为拔罐出水泡是因为留罐时间长了或者说是燃烧的火球放入罐内导致的错误观点。

8. "针刺拔罐发泡疗法"应用于临床 29 年验证得出，完全符合《黄帝内经》医书所说："流水不腐，户枢不蠹"、"通则不痛，痛则不通"、"水湿、痰饮、瘀血、沫"和"怪病责于痰，久病必有瘀"。寻找到了新的早期诊断（"治未病"）标准物，研究出了立竿见影、治愈后不易复发"针刺拔罐发泡疗法"作用靶点，具有十分重要的意义。真正体现出"实验资料虽可贵，临床实践价更高"。

本书详细叙述了导致各种痹证发生的原因，从理论上有了创新并突破了前人的理论框架，治疗各种痹证在技术上有了创新并突破了前人的技术限制。治疗各科疾病的新技术"针刺拔罐发泡疗法"，属于国内首创，适应中医、针灸在临床医疗和医学科学研究的需要。这本书的出版，是为了挖掘祖国传统医学的博大精髓，弘扬中医学的整体精神而编写出来的；这本书的出版，凝聚着作者 29 年所付出的心血和劳动成果的结晶；这本书的出版，完全体现了作者对中医针灸事业发展的一片热忱。

大连医科大学附属第二医院　张立秋
2008 年 8 月

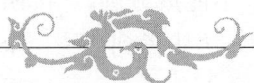

前　言

　　"针刺拔罐发泡疗法"（毫针针刺拔罐发泡疗法，皮肤针针刺拔罐发泡疗法，三棱针针刺拔罐发泡疗法，毫针、皮肤针两样同时使用在穴位上针刺拔罐发泡疗法），这一独特的新技术广泛应用于临床 29 年，治疗各科常见病、多发病、疑难病和亚健康，取得了显著的社会效益和经济效益。

　　"针刺拔罐发泡疗法"强调辨证施治这一原则，治疗讲究理、法、穴、针（术）。在临床上使用"针刺拔罐发泡疗法"，要根据不同的病情选用不同的"针刺拔罐发泡"方法（4 种方法选 1 种或有时选 2 种，有时选择 3 种同时使用），主穴和配穴选择正确与否、调针治疗手法正确与否、穴位上的针该不该拔入罐内选取正确与否，都直接关系到"针刺拔罐发泡疗法"治疗的效果。所以，要想真正学好、掌握好这一新技术，就必须诊断疾病要准确，选择"针刺拔罐发泡疗法"要灵活。方法：①毫针针刺拔罐发泡疗法；②皮肤针针刺拔罐发泡疗法；③三棱针针刺拔罐发泡疗法；④毫针、皮肤针（同时使用）针刺拔罐发泡疗法。选择主穴和配穴要准确，选择穴位上的针，该不该拔入罐内更要准确，针进入穴位得气后，调针手法要选准确（某穴位上的针该用补法，某穴位上的针该用泻法，某穴位上的针该用平补平泻法）。四个要准确，一个要灵活，是"针刺拔罐发泡疗法"治疗各种常见病、多发病、疑难病和亚健康收效的重要环节。笔者鉴于此情，特修订了《针刺拔罐发泡疗法》专著一书。此书的再版，可供针灸医生，以及广大针灸爱好者参考。

《孟子·离娄上》云："不以规矩，不能成方圆。"按照这一精神，笔者在撰写这本专著的过程中，力求做到系统、全面进行总结，以更好地为患者服务。

本书承蒙大连医科大学附属第二医院内科主任张立秋教授审阅和作序，在此谨表谢意。

西南交通大学峨眉校区医院中医针灸科　刘一儒

联系电话：0833-5198416，13088358626

2008 年 8 月 30 日

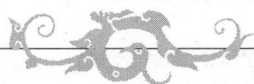

目 录

上篇 总 论

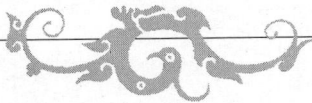

上 篇

总论

第一章 针刺拔罐发泡疗法的起源

　　笔者出生在一个4代祖传中医世家，从小受父母中医、针灸医术的熏陶，从12岁开始跟随父母学习中医针灸临床技术、临床知识，看到父母用"药物发泡疗法"治疗各种疑难病，收到了显著的社会效益和经济效益。从1979年参加工作就对"药物发泡疗法"开始进行了研究，大量查找了有关痹证发生原因的书籍，如《黄帝内经》、《杂病广要》等，找到了答案——"流水不腐，户枢不蠹"、"通则不痛，痛则不通"、"怪病（疑难重病）责于痰，久病必有瘀"、"水湿、痰饮、瘀血、沫"是致病的病理产物。认为导致各种疾病的产生原因，多是水湿引起，湿（水）是导致痹证（各种疾病的统称）发生的主要原因。

　　"药物发泡疗法"的优点：是有病的穴位或局部（取阿是穴）只要把该药敷上去就会出水泡，没有病的穴位或局部敷上这种药也能出水泡，敷药2小时（病重）或1小时（病轻）就会出水泡，取下药用消毒后的针刺破水泡，让水湿、痰饮、瘀血、沫，慢慢自然流出体外，将棉花敷在出过水泡的穴位处，第一次治疗完成。第二天就不能再用该药敷在出水泡处了。笔者用"药物发泡疗法"在自己身上做试验，把药物敷在穴位上（没病处）不到1小时（45分钟）就开始出水泡，取下药，用消毒后的针刺破水泡，让水湿流出体外，与病人有病的局部、穴位是一样的情况——出水泡。有一点不同的是，病人出的水泡处刺破后分别流出水湿、痰饮、瘀血、沫。而笔者的水泡刺破后流出的是水液。与病人流出的完全不同，并且流的时间短，流的少，出水泡处很快痊愈。而病人出的水泡刺破后流出的是水湿、痰饮、瘀血、沫，流出的时间长，流的多，出水泡处痊愈慢。只要水泡处的水湿、痰饮、瘀血、沫等病理产物未出尽，出水泡处痊愈就慢，这与正常无病的局部表现是不同的。

笔者从《黄帝内经》和《杂病广要》书深受启发，从而研究得出人体内有70%的水液存在，正常的水液应该是营养全身，周流不息，如果正常的水液流到某脏腑、某关节、某肌肉、某局部时，被内伤"七情"（喜、怒、忧、思、悲、恐、惊）受阻，于是就停止了运行，这时正常的水液就形成了致病的病理产物（体内垃圾——水湿、痰饮、瘀血、沫）。

"药物发泡疗法"就是把导致疾病发生的病理产物——水湿、痰饮、瘀血、沫拔出体外，将药敷在穴位上出水泡后，用针刺破水泡，让水湿、痰饮、瘀血、沫，从水泡中流出体外，许多疑难重病的病情就会立即得到缓解，不用服任何药，用"药物发泡疗法"就能达到治愈各种疑难病的目的。

"药物发泡疗法"的缺点：第一天出水了，第二天就不能再用药物敷在出水泡处了，这样就导致水湿、痰饮、瘀血、沫流出体外比较慢，则很难确定该病的治愈程度（有病处伤口痊愈后，再用"药物发泡疗法"的药敷上，还会出水泡。特别是无病的脏腑、经络、肌肉、关节，只要敷上"药物发泡疗法"这种药，都会出水泡）。这样的话就与先进性（不能把人体内正常的水液排出体外，应该分清"敌我"。只拔出人体无用的病理产物，保护人体正常的水液）、科学性（应该是有病的穴位、脏腑、关节、肌肉，才应该出水泡）不相符合。如果说有病的与没有病的没有区别，用了"药物发泡疗法"这种药都能出水泡，就谈不上先进性与科学性了。

　　根据以上"药物发泡疗法"的优点和缺点，以及内服药物治疗出现的一些不良情况，笔者研究出了非药物"针刺拔罐发泡疗法"。

　　"针刺拔罐发泡疗法"的优点和"药物发泡疗法"的优点完全相反。有病的穴位与无病的穴位相比较，有病的穴位、脏腑、关节、肌肉，留针留罐40分钟或50分钟就会出水泡，而没有病的穴位、脏腑、关节、肌肉，留针留罐2～3个小时也不会出水泡。而"针刺拔罐发泡疗法"是内病外治，局部出水泡，使局部有病的穴位水湿、痰饮、瘀血、沫，流出体外，再大量的水湿和痰饮流出，也不会导致病人发生脱水。这是笔者29年临床工作经验的总结。"针刺拔罐发泡疗法"治疗一个病人身上多处疾病（多发性痹证），出水湿、痰饮多，瘀血、沫少，几样相加达9500ml（治疗两个月累计），也不会导致病人发生脱水现象。

第二章　针刺拔罐发泡疗法的研究

　　"针刺拔罐发泡疗法"是在继承祖传"药物发泡疗法"的基础上研究而成（1994年10月26日，大连市科学技术信息研究所，进行计算机及手工检索，查到国内有关针刺拔罐治疗各种疾病的国内文献20余篇，但未查到"针刺拔罐发泡疗法"治疗常见病、疑难病及治疗骨痹的文献报道）。是目前"国内属首创"新颖的非药物治疗法。

　　"针刺拔罐发泡疗法"是根据不同的病和不同的穴位，选用不同的针（毫针、皮肤针、三棱针、毫针和皮肤针同时使用），有些穴位（包括阿是穴）、经络、关节、脏腑、肌肉，又只用皮肤针或者只用三棱针，或者只用毫针。只用毫针的穴位，针刺入穴位得气后，再根据不同的病选用不同的手法，进行调针。根据不同的病情、病程时间的长短、身体强弱来决定选用不同的针及不同的手法（平补平泻法、补法、泻法），也就是指在一个病人身上穴位上的针，有些穴位上的针用泻法，有些穴位上的针用补法，有些穴位上的针用平补平泻法，这是疗效好坏的关键。然后将穴位上的针拔入罐内（并不是每个穴位上的针都要拔入罐内）。这就是"针刺拔罐发泡疗法"与"药物发泡疗法"在临床实践上、理论创新上，都有了完全不相同的出水泡结论的依据。

　　"针刺拔罐发泡疗法"比"药物发泡疗法"应用于临床更加广泛，更加见效快，可治疗儿科（10岁以上）疾病、妇科疾病、内分泌系统疾病、外科疾病、骨伤科疾病、眼科疾病、耳、鼻、咽喉科疾病、皮肤科疾病等，29年来"针刺拔罐发泡疗法"应用于临床治疗各科多发病、常见病、疑难病和亚健康，取得了突出的社会效益和经济效益；这就是"针刺拔罐发泡疗法"的实用性。

第三章　针刺拔罐发泡疗法临床实践研究

　　笔者验证"针刺拔罐发泡疗法"时，先治疗自己身上几种病（慢性胃病、膝关节炎、慢性咽喉炎），将毫针刺入有病的穴位和无病的穴位，同时将有病的穴位和无病的穴位上的针拔入罐内，有病的穴位半小时出水泡（病轻），病重的穴位1小时或1.5小时出水泡，没有病的穴位，留针留罐2至3小时也不会出水泡。用消毒针刺破水泡，水湿、痰饮、瘀血、沫，自然排出体外。出水湿、痰饮、瘀血、沫的规律，开始两天少，中间出的多，治疗末尾出的少，也就是由少到多，又由多到少。如病重出的水湿、痰饮、瘀血、沫少，病就见效慢，如果水湿、痰饮、瘀血、沫，出的多，出的快，病就很快痊愈。有病的关节处、有病的肌肉处、有病的脏腑处，如水湿、痰饮、瘀血、沫出的少，病很长时间才得到痊愈。然后将"针刺拔罐发泡疗法"大胆应用于临床，经临床29年实践证明，再热的天，用此法治疗不会感染。在治疗时，如出水泡处发生痒，属于正常现象，可以用75％酒精涂擦出水泡处，千万不要用其他药物涂擦出水泡处。正在治疗时一定不要中断治疗，如果中断治疗就容易出现拔罐出水泡处发生红肿，为什么拔罐出水泡突然停止，水泡处容易发生红肿呢？因为这时大量的水湿、痰饮、瘀血、沫，从有病深处拔到浅处，正好要往外出时（流出体外），突然拔罐停止，这时大量的水湿、痰饮、瘀血、沫，处于不进不出状态，就容易发生红肿。病人一定要按医生开具（根据病情轻重选用治疗时间，治疗 10 次为 1 个疗程）针灸的次数配合治疗。如病人忍受不了疼痛，可以分局部间歇拔罐治疗（也可以选用今天针刺拔罐这几个穴位，明天针刺拔罐另外几个穴位。但是，这样治疗取穴直接影响疗效，效果明显不如每天拔罐治疗。也可以先选几个穴位针刺拔罐，等这几个穴位留罐时间到了后，取下罐，再处理另外没有治疗的穴位，这样即能减轻病人疼痛，又不影响到治疗效果），一直拔到有病的穴位处水湿、痰饮、瘀血、沫出尽为止，也就是最后治疗三次不再出水湿、痰饮、瘀血、沫，为治愈标准。过半年或更长时间后再拔出过水泡处，不会再出水泡。"针刺拔罐发泡疗法"研究成功的 4 种（辨证取穴法、神经分部取穴法、经络取穴法、经验取穴法）取穴法，就是把人看成是一个整体，从整体取穴法拔出的病理产物（黏液——水湿、痰饮、瘀血、沫。西医称体液、红细胞、蛋白质、血浆），经化验结论：无菌。85％的成分是水，含有少部分蛋白质、血浆、红细胞。不同的病，拔出的黏液——水湿、痰饮、瘀血、沫，含的成分各有不同。

第一节　毫针针刺拔罐发泡疗法

根据病人不同的病，选用穴位，将毫针刺入穴位，得气后根据病人病情（病程时间的长短，身体的强弱）选用不同的手法（补法、泻法，平补平泻法）进行调针，再根据病人的病情状况选用某穴位上的针拔入罐内（并非每个穴位上的针都需要拔入罐），病轻留针留罐 1 小时，病重留 1.5 小时，达到出水泡为止，取下罐和针，用针刺破水泡，让水湿、痰饮、瘀血、沫，流出体外。

　　根据不同年龄、不同病情、不同患病时间、不同病人的承受能力，灵活选用以下4种不同的临床操作治疗法。

　　第一种临床操作治疗法：有病的穴位、脏腑、经络、肌肉、关节，用经络取穴、神经分布取穴、经验取穴、辨证取穴等取穴法选好穴位后用75％酒精消毒，根据不同（胖瘦）病人选穴位、选用毫针的长短尺寸，将毫针刺入穴位得气后选用不同的手法（补法、泻法、平补平泻法）进行调针，再根据不同病程时间的长短、身体的强弱，选用主穴位上的针拔入罐内，留针留罐40或50分钟就会出水泡，重病一定要达到留针留罐1小时或1.5小时。也就是说在治疗前医生一定要告诉病人，留针留罐时间越长，水泡出的越多，效果越显著。相反，无病的穴位、脏腑、经络、肌肉、关节，留针留罐2～3个小时，或者说更长时间都不会出水泡。取下针和罐，用针刺破水泡，让水湿、痰饮、瘀血、沫，流出体外，用消毒棉花盖上，在消毒棉花上面再盖上一层纱布，用胶布粘贴固定上，防止衣裤摩擦水泡创面处，增加病人的疼痛感，第一次治疗完成。第二次治疗用0.9％氯化钠注射液浸泡伤口上的棉花和纱布，揭开纱布和棉花，在出水泡处，继续用75％酒精消毒针刺，拔罐时用的罐号要比第一次治疗的大，目的就是减轻病人伤口的疼痛，尽量把出水泡处拔入罐内，治疗10次为1个疗程，疑难重病，最好选择1日2次治疗。第1个疗程治疗完后，还在继续出水湿、痰饮、瘀血、沫，再接着治疗第2个疗程，以此类推，以水泡处治疗最后三次不再出水泡，不再出水湿、痰饮、瘀血、沫，为痊愈标准。

　　第二种临床操作治疗法：前面的其他操作同上。第二次治疗用0.9％氯化钠注射液浸泡伤口上的纱布，只揭开纱布，病人怕痛，就不再揭开伤口上的棉花，在出水泡处的棉花上继续用75％酒精消毒针刺，拔罐时用的罐号要比第一次治疗的大，目的就是减轻病人伤口的疼痛，尽量把出水泡处拔入罐内，治疗 10 次为 1 个疗程，疑难重病，最好选择 1 日 2 次治疗。第 1 个疗程治疗完后，还在继续出水湿、痰饮、瘀血、沫，再接着治疗第 2 个疗程，以此类推，以水泡处治疗最后三次不再出水泡，不再出水湿、痰饮、瘀血、沫，为痊愈标准。

第三种临床操作治疗法：前面的其他操作同上。第二次治疗用 0.9％氯化钠注射液浸泡伤口上的纱布，只揭开纱布，病人怕痛，就不再揭开伤口上的棉花，可以选择暂时不在继续用针刺，而是直接在伤口盖上的棉花上选继续拔罐治疗，拔罐时用的罐号要比第一次治疗的大，目的就是减轻病人伤口的疼痛，尽量把出水泡处拔入罐内，10 次治疗为 1 个疗程，疑难重病，最好选择 1 日 2 次治疗。第 1 个疗程治疗完后，还在继续出水湿、痰饮、瘀血、沫，再接着治疗第 2 个疗程，以此类推，以水泡处治疗最后三次不再出水泡，不再出水湿、痰饮、瘀血、沫，为痊愈标准。等水湿、痰饮、瘀血、沫，出尽后再针刺治疗也可以。

第四种临床操作治疗法：如果治疗严重疼痛、严重肿胀、病程时间长的疑难重病，必须选择 1 日 2 次治疗，疗效才会较快出现。如 1 日 2 次治疗的患者，出水泡处就不必用消毒棉花和纱布盖上了，创伤面不作任何处理，仅用消毒棉花经常擦去出水泡处流出的水湿、痰饮、瘀血、沫，就行了，第一次治疗完成。第二次治疗就在出水泡处用 75％酒精消毒针刺，如果出水泡处不好（因有伤口）针刺，继续针刺会在伤口处增加病人疼痛，可以选择暂时不再继续针刺，选择在出水泡处只拔罐，用的罐号要比第一次治疗的大，目的就是减轻病人伤口的疼痛，尽量把出水泡处拔入罐内，治疗 10 次（5 天）为 1 个疗程，第 1 个疗程治疗完后，还在继续出水湿、痰饮、瘀血、沫，再接着治疗第 2 个疗程，以此类推，以水泡处治疗最后三次不再出水泡，不再出水湿、痰饮、瘀血、沫，为痊愈标准。第 2 个疗程（5 天，1 日 2 次）如病人承受不了 1 日 2 次治疗，就可以改为1日1次治疗。

以上4种方法：医生一定要随时观察病人的病情，根据病情和病人的不同承受能力，随时选用1日1次治疗或者1日2次治疗，还有1日3次治疗（只拔重点出水泡处）。留针留罐时间的长短，根据病人的病情确定。要求节假日不能停止治疗，一直拔到水湿、痰饮、瘀血、沫，出尽为止。

第二节　皮肤针（梅花针）针刺拔罐发泡疗法

皮肤针针刺拔罐发泡疗法，适用于对有些怕针刺入胸部、腹部和四肢的病人；疑难重病的治疗。根据病人的病情，有些穴位、经络、肌肉、关节、局部（阿是穴）、脏腑，不便于（病人怕针）用毫针刺入，或者说是疑难重病，需要有病处出水湿、痰饮、瘀血、沫更快，可用皮肤针重扣（刺），然后将皮肤针重扣过的穴位或局部拔入罐内（效果不如毫针刺入好），留罐1小时或1.5小时，达到出水泡为止，取下罐用针，刺破水泡，让水湿、痰饮、瘀血、沫，流出体外，然后用消毒棉花轻擦、轻轻挤压水泡处，再用薄的消毒棉花盖在出水泡处的上面，再在薄薄的棉花上面盖上纱布，用胶布固定，以免衣裤摩擦增加病人的疼痛感，第一次治疗完成。

如果第一次治疗水泡出的多，水湿、痰饮、瘀血、沫，出的多，第二次治疗就不再用皮肤针扣了。第二次治疗只揭开纱布，棉花不揭开，直接在很薄的棉花上拔罐治疗。这样会减少病人的疼痛感，第二次治疗时用的火罐一定要比第一次治疗的火罐大，用同样的方法继续拔出水泡的穴位，一直拔到水湿、痰饮、瘀血、沫，水出尽为止，不用服任何药物，就能够达到病自然痊愈的目的。1日1次，10天为1个疗程；对疑难重症病人的治疗，可以选择1日2次拔罐治疗，10次（5天）为1

个疗程。1日2次拔罐治疗的病人，在第一次治疗完后，就不用在出水泡处盖上棉花和纱布，就用消毒棉花经常擦去出水泡处流出的水湿、痰饮、瘀血、沫，第二次治疗就可以不用皮肤针扣了，直接在水泡处拔罐。要求在治疗期间不要中断治疗。如果说治疗1个疗程水湿、痰饮、瘀血、沫，出不尽，接着用第二个疗程治疗，以此类推。要求节假日都不要中断治疗，一定要求达到最后第三次治疗不再出水湿、痰饮、瘀血、沫，为痊愈标准。

笔者在29年临床中发现，用皮肤针重扣治疗疑难重病，重扣过的4种（辨证法取穴法、神经分部取穴法、经络取穴法、经验取穴法）取穴有病处，从拔罐外面观察被皮肤针重扣过的针眼里不出血（应该出血），而是出水湿。取下罐后就可以看出被皮肤针扣过的针眼流出的全是水湿、痰饮和沫多，重病。瘀血少，还有未破的水泡。然后用针刺破水泡，让水湿、痰饮、瘀血、沫，流出体外，然后用消毒棉花轻擦、轻轻挤压水泡处，再用薄薄的消毒棉花盖在出水泡处的上面，棉花上面盖上纱布，用胶布固定上，以免衣裤摩擦增加病人的疼痛感，第一次治疗完成。

注明：如果第一次治疗水泡出的多，水湿、痰饮、瘀血、沫，出的多，第二次治疗就不再用皮肤针扣了。如果第一次治疗不出水泡（比较罕见的疑难怪病），第二次、三次都要用皮肤针扣，也就是一直要达到皮肤针重扣过的穴位出水泡，让水湿、痰饮、瘀血、沫，排出体外。以后的治疗操作同上。

第三节 三棱针刺后拔罐发泡疗法

三棱针刺后拔罐发泡疗法，适用于对急性扭伤、撞伤、扭伤、撞伤后没有得到及时治疗，以及各种严重外伤红肿疼痛病人的治疗。目的是使受外伤的局部（阿是穴）及时放出瘀血、水湿（滞水）、痰饮和沫。特别是对受伤后，没有及时治疗，正常水液运行到了受伤处，被受伤处的瘀血阻滞，因此就稽留于局部，正常的水液也就成了致病（水和瘀血合二为一）的垃圾——水湿、痰饮、瘀血、沫，这时就急需用三棱针刺后放出局部瘀血、水湿、痰饮、沫。有些是水湿、瘀血、痰饮、沫一块流出，有些是出水泡，有些是出瘀血和沫。取下火罐，用针刺破水泡，让水湿、痰饮、瘀血、沫，流出体外，然后用消毒棉花轻擦、轻轻挤压水泡处，再用薄薄消毒棉花盖在出水泡处的上面，棉花上面盖上纱布，用胶布固定上，以免衣裤摩擦增加病人的疼痛感，第一次治疗完成。

第二次治疗用同样的方法，三棱针继续刺局部外伤处，一直使拔罐处出鲜血不出水泡为止。三棱针刺后拔罐发泡疗法，一般不超过三次治疗。如果严重外伤，没有及时治疗者，或者说及时治疗的方法不恰当者（内服药和外用药），1日2次用此法治疗，治疗3日痊愈。此法对治疗局部外伤红肿，见效较快。不严重者1日1次，10次治疗为1个疗程。如外伤治疗及时，2～3次治疗就能够达到痊愈，如外伤治疗不及时，需要6～7次或者1个疗程治疗，才能够达到痊愈。要求在治疗期间不要中断或停止治疗，如疼痛、红肿严重，每日最佳治疗次数为2次。

▶ 第四节　毫针、皮肤针（梅花针）同时使用拔罐发泡疗法

毫针、皮肤针同时使用拔罐发泡疗法，适用于病程时间长，致病的病理产物——水湿、痰饮、瘀血、沫在体内深部的疑难重病患者的治疗。根据不同的病情，选用疗效最佳的穴位，先用皮肤针重扣主穴位，然后将毫针刺入皮肤针重扣过的主穴位上，得气后，根据不同的病情，选用不同的手法（补

法、泻法、平补平泻法）进行调针，然后将主穴位上的针拔入罐内，留针留罐1小时（病轻），病重留1.5小时，达到出水泡为止，取下罐和针，用针刺破水泡，让水湿、痰饮、瘀血、沫，流出体外，然后用消毒棉花轻擦、轻轻挤压水泡处，再用薄的消毒棉花盖在出水泡处的上面，棉花上面盖上纱布，用胶布固定上，以免衣裤摩擦增加病人的疼痛感，第一次治疗完成。

如果第一次治疗没有出水泡（罕见的疑难重病），第二次治疗就和第一次治疗相同。用皮肤针重扣的目的，就是加快有病的穴位、局部、经络出水泡快，皮肤针重扣后再用毫针刺，两种针同时使用，增强疗效、增快出水湿、痰饮、瘀血、沫的速度。如果第一次治疗出水泡了，第二次治疗就可以不用皮肤针重扣了。第二次治疗只揭开纱布，棉花不揭开。直接在很薄的棉花上面用75％的酒精消毒后针刺，这样会减少病人的疼痛感，第二次治疗时用的火罐一定要比第一次治疗的火罐大，用同样的方法继续拔出水泡的穴位，一直拔到水湿、痰饮、瘀血、沫出尽为止，不用服任何药物，就能够达到病自然痊愈的目的。1日1次，10天为1个疗程。如果罕见的疑难重病，1日2次治疗，5天（10次）为1个疗程。要求在治疗期间不要中断治疗。如果说治疗1个疗程水湿、痰饮、瘀血、沫出不尽，接着用第二个疗程治疗，以此类推。要求节假日都不要中断治疗，一定要求达到最后第三次治疗不再出水湿、痰饮、瘀血、沫，为痊愈标准。

在29年临床实践经验中得出，病重时开始几天或1个疗程治疗时，有病处达不到出水泡（水在深部），皮肤针重扣穴位虽然有点痛，但有病的内脏、关节、肌肉、经络、穴位很舒服（笔者自己有亲身的体会），留针留罐的时间越长，随着病情一天比一天减轻，承受拔罐疼痛的能力就可能出现减弱（忍受不了），这时就可以根据病人承受疼痛的耐力而缩短留针留罐的时间，医生一定要告诉患者，留针留罐时间越长，治疗效果更佳，如果每次治疗时间长，出的水湿、痰饮、瘀血、沫才快，出的水湿、痰饮、瘀血、沫才多，这样就可以缩短治愈时间。

大量临床事实证明，"针刺拔罐发泡疗法"治疗各科疑难病见效迅速。但是，需要病人不怕疼痛（长痛不如短痛），很好地配合医生治疗，收效才能更显著。因此，经接受过临床使用"针刺拔罐发泡疗法"治疗的大量病人实践证明得出，经用现代化各种治疗手段（能以中药、西医、按摩、牵引、推拿、理疗治愈的病人）治疗的病人，决不会来找笔者用"针刺拔罐发泡疗法"治疗，能经过一般针灸（针刺入穴位，留针不到1小时，拔罐针不在罐内，留罐时间不超过针灸历史书上记载30分钟取罐，千万别出水泡，出水泡不能用针刺破，要在出水泡处或出水泡周围涂抹上消炎药膏，或者说是涂抹上紫药水，让水泡自己消失后，方可进行第二次治疗）治愈的病，决不会来找笔者用"针刺拔罐发泡疗法"治疗。

经笔者29年大量临床实践证明，"针刺拔罐发泡疗法"（毫针针刺拔罐发泡治疗法，皮肤针针刺拔罐发泡疗法，三棱针针刺拔罐发泡疗法，毫针、皮肤针（同时使用两种针）针刺拔罐发泡疗法）应用于临床，深受广大疑难病患者的欢迎。

第四章　针刺拔罐发泡疗法临床应用

　　笔者从 1979 年以来一直从事中医针灸临床研究工作，一直应用中医理论指导着临床治疗实践。29 年来（大胆用于临床治疗时间是 26 年）治愈许许多多常见病、多发病、疑难病和亚健康。根据临床 180 种不同病例，经作者用辨证分类，对症施治使用"针刺拔罐发泡疗法"治疗，总有效率达 98％，取得了很好的社会效益和经济效益。为很多常见病、多发病、疑难病和亚健康者解除了痛苦，受到了患者的欢迎，同时也得到社会的认可。

第五章 针刺拔罐发泡疗法取穴的原则与方法

第一节 针刺拔罐发泡疗法取穴的原则

"针刺拔罐发泡疗法"取穴的原则可概括为"精、效、便"。"精"是指穴位要少而精,力争做到取穴最少,疗效最著。"效"就是指所取的穴位对治疗本病要有确凿的疗效。如足三里,上巨虚对胃痛具有良好的止痛效果;内关、间使对缓解心绞痛,改善冠脉供血具有良好的止痛和扩血管作用。"便"是指取穴时尽量以病人和医生便于操作方便为原则。如冬天使用"针刺拔罐发泡疗法",尽可能取四肢部位的穴位,以免脱衣受风寒;行动不便者,尽量以卧位或坐位取穴位。

第二节 针刺拔罐发泡疗法取穴的方法

"针刺拔罐发泡疗法",是通过一定的穴位来进行的,因此,穴位的选取在治疗中占重要的地位。兹就取穴的几种具体方法予以介绍。

一、经络取穴法

是指根据经络理论进行循经或邻经取穴，包括近部取穴和远部取穴两种。近部取穴是指在病痛的局部和邻近部取穴，如胃脘痛可取中脘，肩周炎可取肩髃、肩髎穴。远部取穴是指在病痛的远隔部位取穴，一般以肘膝以下的穴位为主，如胃脘痛可取足三里，上巨虚，腰背痛取委中等。

二、神经分布取穴法

是根据神经节段分布的理论进行取穴。如针刺麻醉，颅脑手术取颧髎；甲状腺手术取扶突；内脏病变取相应的夹脊穴；小腿部病痛可取腓神经上的阳陵泉、胫神经上的委中，以及神经根部的大肠俞、膀胱俞等。刺激神经疗法就是神经取穴法的具体应用，再将刺激在神经上的针拔入罐内（并非每个穴位上的针都要拔入罐内），使刺入神经穴上的针更加增强治疗效果。

三、经验取穴法

是指根据历代医家临床经验所发现的穴位所具有的特殊作用进行取穴。如大椎退热，人中苏厥，关元温阳，以及"头项寻列缺，心胸内关谋，肚腹三里留，腰背委中求"等，均属于经验取穴。更主要是根据笔者临床 29 年实践总结得出的经验取穴，广泛、灵活应用于临床，才会收效更显著。

四、辨证取穴法

辨证是指将四诊（望、闻、问、切）所收集的有关疾病的各种现象和体征，加以分析、综合、概括，判断其属某种性质的证候。无论是单纯针灸、理疗、按摩，还是使用"针刺拔罐发泡疗法"，要想取得好的疗效，必须把辨证取穴（望、闻、问、切）四诊学好，然后加以分析、综合、概括，判断其属某种性质的证候。辨证取穴法即指在辨证的基础上，根据穴位的特性，主治作用进行取穴，辨证取穴法是直接关系到治疗效果最重要的环节。

"针刺拔罐发泡疗法"研究成功的4种（辨证取穴法、神经分布取穴法、经络取穴法、经验取穴法）取穴法，就是把人看成是一个整体，从整体取穴法拔出的病理产物（黏液——水湿、痰饮、瘀血、沫。西医称——体液、红细胞、蛋白质、血浆），经化验结论：无菌。85%的成分是水，含有少部分蛋白质、血浆、红细胞。

中医新理论和针灸新技术——"针刺拔罐发泡疗法"的研究成功，不仅符合《黄帝内经》和《杂病广要》所说的基础理论——"流水不腐，户枢不蠹"、"通则不痛，痛则不通"、"怪病（疑难重病）责于痰，久病必有瘀"和"水湿、痰饮、瘀血、沫"是致病的病理产物，而且还符合现代医学——体内（胸腔、腹部、肿胀关节）不运行的滞留体液，称无菌性炎症。

"针刺拔罐发泡疗法"治疗不同的病，拔出的黏液——水湿、痰饮、瘀血、沫，含的成分各有不同。局部拔出的水湿、痰饮再多，不会导致脱水的现象发生。此法从整体取穴法拔出的病理产物，达到的目的是"扶正祛邪"（中医称排毒法），最系统的以增强人体自身免疫功能来达到预防疾病的目的，此法是一种以中医预防和治疗为一体的新的理论和新的针灸技术。

第三节　针刺拔罐发泡疗法临床操作方法

有了上面的"针刺拔罐发泡疗法"取穴的原则，有了上面的"针刺拔罐发泡疗法"取穴的方法（经络取穴法、神经分布取穴法、经验取穴法、辨证取穴法），将针刺入（有些穴位是用皮肤针针刺，有些穴位是用三棱针刺，有些穴用毫针刺，有些穴位是用皮肤针针刺后再用毫针刺，也就是皮肤针和毫针两种针同时使用，根据病情灵活使用针刺法）穴位后，如果穴位上是用毫针刺入，得气后，根据不同的病情，选用调针的手法（补法、泻法、平补平泻法）有时在一个病人身上根据复杂的病情、身体的强弱、病程时间的长短，某个穴位上的针需要用补法，某个穴位上的针用泻法，某个穴位上的针需要用平补平泻法，然后再根据不同的病情选取用穴位上的针拔入罐内（并非每个穴位上的针都要拔入罐内）。根据病情选用留针留罐时间，病重病程时间长留 1.5 小时，病轻病程时间短留 1 小时，达到出水泡为止。如病重病程时间长，可先用皮肤针针刺该穴位（目的是见效迅速，容易出水湿、痰饮、瘀血、沫，让水湿、痰饮、瘀血、沫，出水更快，缩短治疗时间），再用毫针刺入皮针刺后的穴位上，并将其拔入罐内。穴位上同时用二种针刺，一般是指疑难重病局部（阿是穴），或者是经络取穴，或者是神经取穴，或者是经验取穴，或者是辨证取穴。疑难重病（严重痛证病人和严重肿胀病人）经较长时间治疗无法控制住病情，才选用某穴位上同时两种针具刺入。把出水泡的罐子取下，然后再取下针，用针（另外拿消毒过的针或将从穴位上取下的针）刺破水泡，让水湿、痰饮、瘀血、沫，排出体外，把所出的水湿、痰饮、瘀血、沫，加起来放入量杯里统计每天出水湿、痰饮、瘀血、沫的情况，掌握第一手临床资料。第一种临床操作治疗法：有病的穴位、脏腑、经络、肌肉、关节，用①经络取穴；②神经分布取穴；③经验取穴；④辨证取穴，这 4 种取穴法选好后，用 75％酒精消毒，根据不同（胖瘦）病人选穴位、选用毫针的长短尺寸。毫针刺入穴位得气后选用不同的手法进行调针（补法、泻法、平补平泻法），再根据不同病程时间的长短、身体的强弱，选用主穴位上的针拔入罐内，留针留罐 40 或 50 分钟就会出水泡，重病一定要达到留针留罐 1 小时或 1.5 小时。也就是说在治疗前医生一定要告诉病人，留针留罐时间越长，水泡出的越多，效果越显著。相反，无病的穴位、脏腑、经络、肌肉、关节，留针留罐2～3个小时，或者说更长时间都不会出水泡。取下针和罐，用针刺破水泡，让水湿、痰饮、瘀血、沫，流出体外，用消毒棉花盖上，在消毒棉花上面再盖上一层纱布，用胶布粘贴固定上，防止衣裤摩擦出水泡处，增加病人的疼痛感，第一次治疗完成。第二次治疗用0.9％氯化钠注射液浸泡伤口上的棉花和纱布，揭开纱布和棉花，在出水泡处继续用75％酒精消毒针刺，拔罐时用的罐号要比第一次治疗的大，目的就是减轻病人伤口的疼痛，尽量把出水泡处拔入罐内，治疗10次为1个疗程，第1个疗程治疗完后，还在继续出水湿、痰饮、瘀血、沫，再接着治疗第二个疗程，以此类推，以水泡处治疗最后三次不在出水泡，不再出水湿、痰饮、瘀血、沫，为痊愈标准。

第二种临床操作治疗法：前面的其他操作同上。第二次治疗用0.9％氯化钠注射液浸泡伤口上的纱布，只揭开纱布，病人怕痛，就不再揭开伤口上的棉花，在出水泡处的棉花上继续用75％酒精消毒针刺，拔罐时用的罐号要比第一次治疗的大，目的就是减轻病人伤口的疼痛，尽量把出水泡处拔入罐内，治疗10次为1个疗程，第1个疗程治疗完后，还在继续出水湿、痰饮、瘀血、沫，再接着治疗第二个疗程，以此类推，以水泡处治疗最后三次不再出水泡，不再出水湿、痰饮、瘀血、沫，为痊愈标准。

第三种临床操作治疗法：其他操作同上。取下针和罐，用针刺破水泡，让水湿、痰饮、瘀血、沫，流出体外，用消毒棉花盖上，在消毒棉花上面再盖上一层纱布，用胶布粘贴固定上，防止衣裤摩擦出水泡处，增加病人的疼痛感，第一次治疗完成。第二次治疗用0.9％氯化钠注射液浸泡伤口上的纱布，只揭开纱布，病人怕痛，就不再揭开伤口上的棉花，可以选暂时不在继续用针刺，直接在伤口盖上的棉花上继续拔罐治疗，拔罐时用的罐号要比第一次治疗的大，目的就是减轻病人伤口的疼痛，尽量把出水泡处拔入罐内，10 次治疗为 1 个疗程，第 1 个疗程治疗完后，还在继续出水湿、痰饮、瘀血、沫，再接着治疗第 2 个疗程，以此类推，以水泡处治疗最后三次不再出水泡，不再出水湿、痰饮、瘀血、沫，为痊愈标准。等水湿、痰饮、瘀血、沫，出尽后再针刺也可以。这种治疗效果要差一些。

第四种临床操作治疗法：如果治疗严重疼痛、病程时间长的疑难重病，必须 1 日 2 次治疗，疗效才会更好。如 1 日 2 次治疗的患者，出水泡处就不必用消毒棉花和纱布盖上了，仅用消毒棉花经常擦去出水泡处流出的水湿、痰饮、瘀血、沫就行了，第一次治疗完成。第二次治疗就在出水泡处用 75％酒精消毒针刺，如果出水泡处不好（因有伤口）针刺，继续针刺会在伤口处增加病人疼痛，可以选择暂时不再针刺，选择在出水泡处只拔罐，用的罐号要比第一次治疗的大，目的就是减轻病人伤口的疼痛，尽量把出水泡处拔入罐内，治疗 10 次（5 天）为 1 个疗程，第 1 个疗程治疗完后，还在继续出水湿、痰饮、瘀血、沫，再接着治疗第 2 个疗程，以此类推，以水泡处治疗最后三次不再出水泡，不再出水湿、痰饮、瘀血、沫，为痊愈标准。第 2 个疗程（5 天，1 日 2 次）如病人承受不了 1 日 2 次治疗，就可以改为 1 日 1 次治疗。

以上 4 种"针刺拔罐发泡疗法"，适合于有些穴位是用皮肤针针刺，有些穴位是用三棱针刺，有些穴位用毫针刺，有些穴位是用皮肤针针刺后，再用毫针刺。也就是皮肤针和毫针两种针同时使用，根据不同的病情、病程时间的长短、病人身体强弱、病人承受能力，灵活使用以上 4 种不同的"针刺拔罐发泡疗法"。

医生一定要做到随时观察病人的病情，根据病人的病情和每一位不同病人的承受能力，随时选用 1 日 1 次治疗或者 1 日

2次治疗，还有1日3次治疗（只拔重点出水泡处），灵活选用。留针留罐时间的长短，根据病人的病情随时选用。要求节假日不能停止治疗，一直拔到水湿、痰饮、瘀血、沫，出尽为止。

第六章 针刺拔罐发泡疗法的科学创新、理论创新、技术创新

第一节 针刺拔罐发泡疗法的科学创新

科学创新是从体内有病的穴位，拔出水湿、痰饮、瘀血、沫，从临床实践中有了创新的科学依据，并且突破了前人的论证依据。

《内经》的有关叙述：风、寒、湿三气杂至而痹。其风气胜者为行痹，寒气胜者为着痹。又云：以冬遇此者为骨痹；以春遇此者为筋痹；以夏遇此者为脉痹；以至阴遇此者为肌痹；以秋遇此者为皮痹。内舍五脏六腑，五脏皆为合，病久而不去，内舍其合也。故骨痹不已，复感于邪，内舍于肾；筋痹不已，复感于邪，内舍于肝；脉痹不已，复感于邪，内舍于心；肌痹不已，复感于邪，内舍于脾；皮痹不已，复感于邪，内舍于肺。所谓痹者，各以其时重感风寒湿邪气也。又云：淫气喘息。痹聚在肺；淫气忧思。痹聚在心。淫气遗溺，痹聚在肾。淫气乏竭，痹聚在肝。淫气肌绝，痹聚在脾。故风气胜者易已，留连于筋骨间者疼久，其流皮肤易已，入脏者死。若此者，可以见其深浅之受症也，然五脏痹各有其形状之不同，深浅之各异，善治者，审其所因，辨其所形，真知其在皮肤、血

脉、筋骨、脏腑深浅之分而调之，斯无危瘤之患矣，若一概混治作风湿而用风燥热药，谬矣。

痹证或痒或痛，或淋或急，或缓而不能收持，或拳而不能舒张，或行而艰难，或语言謇塞，或半身不遂，或四肢蜷缩，或口眼歪斜，或手足軃侧，或能行步而不言语，或能言语而不能行步，或左偏枯，或右壅滞，或上不通于下，或下不通于上，或大腑闭塞（一作小便秘涩），或左右手疼痛，或得疾而死，或感邪而未亡，或喘满而不寐，或昏冒而不醒，种种诸证皆出于痹也。痹者，风寒暑湿之气中于人，则使之然也。其于脉候形证治疗之法，亦各不同焉。

上文是说风、寒、湿三气相杂致而成为痹证。其中，风盛（胜）者叫行痹，寒气胜（盛）者为痛痹。又说冬天发病都为骨痹，在春天发病为筋痹，在夏天发病者为脉痹，逢阴天发病为肌痹，逢秋天发病为皮痹。病邪侵入机体后水湿稽留在体内五脏六腑，又因为心与脉相合，肺与脾相合，肝与筋相合，脾与肉相合，肾与骨相合，如果脉痹，皮痹，筋痹，肉痹，骨痹病久了没有治愈，就会影响到五脏发生病变，所以说骨痹病久不治愈，重新感受病邪，就会影响到肾；筋痹病久不治愈，重新感受病邪，就会影响到肝；脉痹病久不治愈，重新感受病邪，就会影响到心；肌痹病久不治愈，重新感受病邪，就会影响到脾；皮痹病久不治愈，就会影响到肺。所以说痹证在各种不同的季节所感受的轻重都是由于风、湿、寒这三种邪气而导致。又说：感受风、湿、寒邪是出现哮喘病症状，水湿聚集在肺。感受风寒湿邪气，出现忧愁，思虑病症状，水湿聚集在心。感受风寒邪气，出现遗尿病的症状，水湿聚集在肾。感受风寒邪气，出现疲倦无力，水湿聚集在肝。感受风寒湿邪气，出现肌肉萎缩病的症状，水湿聚集在脾。风胜（盛）易治疗，水湿稽留于筋骨之间疼痛时间长了，又稽留在皮肤易治疗，水湿稽留于五脏者很难治愈。如果痹病，可以在临床上看到病的轻重而得知感受的症状，然而心痹、肝痹、脾痹、肺痹、骨痹各有各的临床症状，轻重也有区别，熟悉治疗的人，应该详细检查病因和所在病的部位，辨别清楚症状，辨清楚病所在的部位，真正了解到痹病在皮肤呢还是在血脉，还是在筋骨呢？还是在脏腑，痹病的所在部位轻重有区别，熟悉掌握了解了这些，然后才进行治疗，于是才不会出现危险的病情发生，如果把五脏痹、六腑痹，全身四肢痹病都混合在一起当作风湿治疗，都用祛风除湿的燥药，就彻底错了！

痹证有的痛又有的出现痒，有的发病慢，有的发病快，有的迟缓而不能内收，有的屈曲而不能伸展，有的行走困难，有的说话不顺利，有的半身失去知觉，有的四肢蜷曲又不能伸出，有的口眼歪斜，有的手足倾斜，有的能走不能说话，有的能说话不能行走，有的左侧偏于行走不便，有的右侧偏于行走不便，有的下肢有病，有的是上肢有病，有的是大便秘结，又有的是小便短涩，又有的左右手都疼痛，有的急得病死，有的感受风寒湿没有死，有的喘息胸闷而不能入睡，有的神昏朦胧不醒，以上各种表现都起源于痹病。痹病，是由于风寒湿三种邪气，以水湿为主侵犯了人体，才能使人体得病，要根据切脉，了解到各种痹病的临床状态，因此治疗方法也就有所不同。

《杂病广要》："痹之为病，《内经》详矣，前人所论，多不出行痹，痛痹，着痹三证。历节是痹之类。既有专门。麻木亦即痹，明人析而立门谬矣。许叔重曰：痹，湿病也。岂以三气中湿最为患乎。

名义：痹者闭也，五脏六腑感于邪气，乱于真气，闭而不仁，故曰痹。（《中藏》）夫所谓不仁者，或周身，或四肢，唧唧然麻木不知痛痒，如绳扎缚初解之状，古方名麻痹者是也。（《医学正传》）

麻木，不仁之疾也。但麻为木之微，木为麻之甚耳。（《医学统旨》）

诸病源候总论：痹者，风寒暑湿之气中于人脏腑之为也。入腑则病浅易治，入脏则病深难治。而有风痹，有寒痹，有湿痹，有热痹，有气痹，而又有筋、骨、血、肉、气之五痹也。大凡风寒暑湿之邪，入于肝则名筋痹，入于肾则名骨痹，入于心则名血痹，入于脾则名肉痹，入于肺则名气痹，感病则同，其治乃异。病或痛或痒，或淋或急，或缓不能收持，或拳而不能舒张，或行立艰难，或语言謇塞，或半身不遂，或四肢拳缩，或口眼歪斜，或手足欹侧，或能行步而不言语，或能言语而不能行步，或左偏枯，或右壅滞，或上不通于下，或下不通于上，或大腑闭塞（一作小便秘涩），或左右手疼痛，或得疾而即死，或感邪而未亡，或喘满而不寐，或昏冒而不醒，种种诸症皆出于痹也。痹者，风寒暑湿之气中于人，则使之然也。其于脉候形证治疗之法，亦各不同焉。（《中藏》）（按：此所论病甚似中风，更有气血肉筋骨五证详说，又与《痹论》异趣，故今存此条，余不具录。）

风湿寒三气所以杂至，合而为痹，浅则客于肌肤，深则留于骨髓，阳多者行流散徙而靡常，阴多者凝泣滞碍而有著，虽异状殊态，然即三气以求之，则所谓痹者可得而察矣。且痹害于身，其为疾也，初若无足治，甚其蔓而难图，则偏废弗举。四体不遂，皆自诒伊戚者也，可不慎哉。（《圣济总录》）

痹虽有五，感只有三，须明山下冷热虚实。此患多因中气不足，卫护之气不严，使风寒湿三气侵入荣卫肌肉筋骨之间。痹者闭也。闭塞不通之貌。宛如布帛粘于肌肉之上，筋骨不融之兆。然风湿多侵乎上，而肩背麻木，手腕疼重；寒湿多侵乎下，脚腿木重；若上下俱得（得字疑侵），故身如板夹，脚如石坠，久则肌肉不仁，当审其脉冷热虚实。（《心统正脉》）

大凡痹气惟营气受之，营气行经络血脉之中故也。卫气性悍，另行脉外，故不受病。大抵病凡属外感者，只有风寒湿三气，人易受易成病；血脉感此三邪，亦容易稽留而为病。所受

不定，或一或二或三亦不拘者，若一则轻，若二则重，若三遍身皆病则深矣。以脉症详其孰胜孰少，孰有孰无而治之。(《百问》)

脉候：风痹、湿痹、周痹、筋痹、脉痹、肌痹、皮痹、骨痹、胞痹，各有证候，形如风状，得脉别也。脉微涩，其证身体不仁。(《备急千金要方》)

诊其脉大涩者为痹，脉来急者为痹，脉涩而紧者为痹也。(《太平圣惠方》)

风寒湿气，合而为痹，浮涩而紧，三脉乃称。(《四言举要》)

寸口脉浮濡，属气虚，麻在上体。尺浮而濡，麻在下体。脉涩而芤，属死血，为麻木，不知痛痒。(《医统正脉》)

行痹痛痹着痹（轻重寒热）夫痹之为状，麻木不仁，以风湿寒三气合而成之。故《内经》曰风气胜者为行痹，风则阳受之，故其痹行，旦剧而夜静，世俗莫知。反呼为走注疼痛虎咬之疾。寒气胜者为痛痹，寒则阴受之，故其痹痛，旦静而夜剧，世俗不知，反呼为鬼忤。湿气胜者为着痹，湿胜则筋脉皮肉受之，故其痹着而不去，肌肉削而着骨，世俗不知，反呼为偏枯。此病之作，多在四时阴雨之时，及三月九月太阳寒水用事之月，故草枯水寒为甚。或濒水之地，劳力之人，辛苦失度，触冒风雨，寝处津湿，痹从外入。况五方土地，寒暑殊气，刚柔异禀，食饮起居莫不相戾。故所受之邪各有浅深，或痛或不痛，或仁或不仁，或筋屈而不能伸，或引而不缩，寒则虫行，热则纵缓，不相乱也。(《儒门事亲》)

风痹一证，即今人所谓痛风也，盖痹者闭也，以血气为邪所闭，不得通行而病也。如《痹论》曰风气胜者为行痹，盖风者善行数变，故其为痹，则走注历节，无非定所，是为行痹，此阳邪也。曰寒气胜者为痛痹，以血气受寒，则凝而留聚，聚则为痛，是为痛痹，此阴邪也。曰湿气胜者为着痹，以血气受湿则濡滞，濡滞则肢体沉重，而疼痛顽木，留着不移，是为着痹，亦阴邪也。凡此三者，即痹之大则也。此外如五脏六腑之痹，则虽以饮食居处皆能致之，然必重感于邪而内连脏气，则合而为痹矣。若欲辨其轻重，则在皮肤者轻，在筋骨者甚，在藏府者更甚。若欲辨其寒热，则多热者方是阳证，无热者便是阴证。然痹本阴邪，故惟寒者多而热者少，此则不可不察。（《景岳全书》）

　　行痹者，行而不定也。今称为走注疼痛及历节风之类是也。痛痹者。疼痛苦楚。世称为痛风及白虎飞尸之类是也。着痹者。着而不移。世称为麻木不仁。必着而不移。则河间所谓之道路着而麻者得矣。或痛着一处。始终不移者是也。（《赤水玄珠》）

　　行痹者，痛处行而不定，走注历节疼痛之类，当散风为主，御风利气仍不可废，更须参以补血之剂，盖治风先治血，血行风自灭也。痛痹者，寒气凝结，阳气不行，故痛有定处，俗名痛风是也，治当散寒为主，疏风燥湿仍不可缺，更参以补火之剂，非大辛大温，不能释其凝寒之害也。着痹者，肢体重着不移，疼痛麻木是也，盖气虚则麻，血虚则木，治当利湿为主，祛风解寒亦不可缺，更须参以理脾补气之剂，盖土强能胜湿，而气旺自无顽麻也。（按：三痹治法全取《必读》。）骨痹者，即寒痹、痛痹也，其证痛苦攻心，四肢挛急，关节浮肿。筋痹者。即风痹、行痹也，其证游行不定，与血气相搏，聚于关节，筋脉弛纵，或赤或肿。脉痹者，即热痹也，藏府移热，复遇外邪客搏经络，留而不行，其证肌肉热极，皮肤如鼠走，唇口反裂，皮肤色变。肌痹者，即着痹、湿痹也，留而不移，汗出，四肢痿弱，皮肤麻木不仁，精神昏塞。皮痹者，即寒痹也，邪在皮毛，瘾疹风疮，搔之不痛，初起皮中如虫行状。以上诸证，又以所遇之时而命名，非行痹、痛痹、着痹外。又是皮、脉、筋、肌、骨之痹也。（《医通》）

风气胜者为行痹（风善行动，嘘其寒湿走注不定，故痹痛亦走而不定），寒气胜者为痛痹（血气痹滞无不痛者，而寒之痛为甚，以寒则凝，其滞而不通，比风湿尤甚，故痛如虎咬，世呼为白虎风是也），湿气胜者为着痹（不如风胜者之流走，但着而不移，亦不如寒胜者之痛甚，但略痛，或但麻木不仁，盖湿如水而寒如冰，腠理之松滑与紧涩有异，则血气之行，其为阻滞冲击者，固有微甚之别也）。（《医碥》）

风痹者，游行上下，随其虚邪与血气相搏，聚于关节，筋脉弛纵而不收也。寒痹者，四肢挛痛，关节浮肿也。湿痹者，留而不移，汗多，四肢缓弱，皮肤不仁，精神昏塞。热痹者，藏府移热，复遇外邪客搏经络，留而不行，阳遭其阴，故痛痹熻然而闷，肌肉热极，体上如鼠走之状，唇口反裂，皮肤色变也。三气合而为痹，则皮肤顽厚，或肌肉酸痛，此为邪中周身，搏于血脉，积年不已，则成瘾疹风疮，搔之不痛，头发脱落也。（《医学统旨》）（按：以上诸说，大意相似，然稍有异同，仍并录之。）

风湿痹：风湿痹病之状，或皮肤顽厚，或肌肉酸痛，风寒湿三气杂至，合而成痹，其风湿气多而寒气少者，为风湿痹也。由血气虚，则受风湿而成此病，久不差，入于经络，搏于阳经，亦变令身体手足不遂。（《诸病源候论》）

风湿之气客在肌肤，初始为痹；若伤诸阳之经，阳气行则迟缓，而机关弛纵，筋脉不收摄，故风湿痹而复身体手足不遂也。（同上）

风痹：痹者，风寒湿三气杂至，合而成痹，其状肌肉顽厚或疼痛，由人体虚，腠理开，故受风邪也。病在阳曰风，在阴曰痹，阴阳俱病曰风痹。（《病源》）（按：又有风痹手足不遂候，大抵与风湿痹相似。）

夫风顽麻者，由荣气虚，卫气实，风寒入于肌肉之间，使血气不能流通，其状，搔之皮肤下似隔衣是也。诊其寸口脉

缓，则皮肤不仁，脉数者生，牢急者死。(《圣惠方》)

血痹：血痹者，由体虚邪入于阴经故也，血为阴，邪入于血而痹，故为血痹也。其状，形体如被微风所吹。此由忧乐之人，骨弱肌肤盛，因疲劳汗出，卧不时动摇，皮腠开，为风邪所侵也。(《诸病源候论》)

《寿夭刚柔》云：病在阳者名曰风，病在阴者名曰痹，阴阳俱病名曰风痹。风痹云者，以阳邪而入于阴之谓也。故虽驱散风邪，又必兼以行血之剂。又有血痹者，以血虚而风中之，亦阳邪入阴之所致也。盖即风痹之症，而自风言之则为风痹，就血言之则为血痹矣。若其他风病而未入于阴者，则固不得谓之痹症矣。(《金匮翼》)(按：经于血痹条，既云如风痹状，则其自有别名矣。先君子曰：据《诸病源候论》风痹乃顽病疼痛兼有，而血痹则唯顽麻而无疼痛兼，岂可混同乎，盖尤氏说欠当，姑存之。)

支饮为痹(湿痰死血)：外有支饮，亦令人痹。(《济生方》)(按：原有茯苓汤。治支饮，手足麻痹，多睡眩冒。其方系二陈加枳、桔。)

手足麻者，属气虚，手足木者，有湿痰死血。十指麻木，是胃中有湿痰死血。(《丹溪心法》)

抑郁成痹：有一种别无外感，亦无内伤，只因情志抑郁成痹者，余治疗数人皆得奇效，此书中所未记载也。(《百问》)

痹痿之别：痹痿厥三证，皆起于元精之内虚，而成于风湿寒热之外袭。自肌肉入而伤之浅者，则为痹痿。风湿夹寒而袭者，则结滞而为痹，其症多痛，甚者或顽而无知，治之亦当燥热及辛热发散之药。风湿夹热而袭者，则浸灌蒸郁而为痿，其证不痛，但筋骨不用，甚者亦顽而无知，治之亦当以燥热及酸寒收引之药。世医不知其真，乃谓痹为外感，痿为内伤，误矣。(《医学管见》)

痿与痹二症天渊不同，痿本虚证，有补无泻，虽久痿于床褥，其形色绝无病状，惟有软弱无力，起居日废，行步艰难，并未有痛楚者也。若痹症为不足中之有余，有余者因风寒湿三气合而为痹，有泻无补，形神色脉皆枯，必为麻木疼痛，行动艰难者也。故痹病在表，本风寒湿之外感，受病在经络血脉之中，气血闭涩之故。痿症在里，属精神血气不足，受病在五藏六腑之中，由不能充周之故，所以治法亦别也。（《百问》）

痿痹相似而不同，痹为外感，痿属内伤；痹虽有内伤而多外感多，痿非无外感而内伤甚。（《素问释义》）

腹皮麻痹：如腹皮麻顽也，凡人夏月洗浴后，往往露腹当风，其腠理开，邪因入皮毛，适与卫气相值，因搏击而为麻顽不仁，宜多煮葱白食之自愈。（《尊生书》）（按：《本草纲目》引《危氏方》云：腹皮麻痹不仁者，多煮葱白吃之自愈。盖此所本）

恶症：其卧床不能行动，久泻不食者，难治。（《心统》）

着痹不移，䐃肉破，身热脉涩者，不治。（《医通》）

治例：痹证之风胜者，治当从散，宜败毒散，乌药顺气散之类主之。若以风胜而兼微火者，宜大秦艽汤或九味羌活汤之类主之。痹证之寒盛者，但察其表里俱无热证，即当从湿治之，宜五积散或小续命汤，甘草附子汤主之。若寒甚气虚者，宜《三因》附子汤之类主之。痹证之湿盛者，其体必重，或多寒，或多痰，或多汗，皆脾弱阴寒证也。若羌活胜湿汤，乃兼风散湿之剂也；五积散，乃温经散湿之剂也；真武汤，乃温中除湿之剂也；《三因》附子汤，乃补脾燥湿之剂也；调气平胃散（系平胃散对匀气散），乃行气湿之剂也；五苓散，乃利水导湿之剂也；二陈汤，六君子汤，乃化痰去湿之剂也。大抵治湿者欲其燥，欲燥者宜从暖，盖脾土喜燥而恶湿，喜暖而恶寒，故温脾即所以治湿也。然又有湿热之为病者，必见内热之证，滑数之脉，方可治以清凉，宜二妙散（用黄柏、苍术）及加味二妙丸（上方加归尾、牛膝、草薢、防己、龟甲）、当归拈痛汤（见脚气）之类主之。其有热甚者，如抽薪饮（用苓、藁、斛、栀、木通、泽泻、枳壳、甘草）之类亦可暂用，先清其火而后调其气血。（《景岳全书》）

痹症之实者，宜五积散。黄芪五物汤，为痹症属虚者之总方。（《时方妙用》）

麻木，脉微弱，或弦大无力，病久体羸者，属气虚，补中益气汤加熟附子一片，夏月对生脉散或清燥汤。（《医通》）（按：《中暑》门，人参益气汤，宜并考。）痹，忌下、收敛、酸寒、苦寒、咸寒，宜辛散、行气、燥湿、甘温、淡渗。（《本草经疏》）

治分四端：若邪在肌肉之时，或针、或汗、或灸俱易成功，不然，至入筋骨之际，必不易治，患者医者两宜致意焉。虽然，又有气虚不能导血荣养筋脉而作麻木者，有因血虚无以荣养肌肉，以致经隧涩而作麻木者，又不可专执汗、灸、针三法，当要分辨气虚、血虚、痰饮、瘀血而疗。（《医学原理》）

汗下不可滥施：凡治痹证，不明其理，以风门诸通套药施之者，医之罪也。痹证非不有风，然风入在阴分，与寒湿互结，扰乱其血脉，致身中之阳不通于阴，故致痹也。古方多有用麻黄、白芷者，以麻黄能通阳气，白芷能行营卫，然已入在四物、四君子等药之内，非颛发明矣。至于攻里之法，则从无有用之者，以攻里之药皆属苦寒，用之则阳愈不通，其痹转入诸府，而成死证者多矣，可无明辨而深戒欤。（《医门法律》）

乌附之用：风痹之证，大抵因虚者多，因寒者多。惟血气不充，故风寒得以入之，惟阴邪留滞，故经脉为之不利，此痛痹之大端也。惟三气饮及大防风汤之类方能奏效，凡治痹之法，惟此为最。（《景岳全书》）

凡坐卧及倚靠之久而致经络气血不通，即麻而木，可见其郁滞也。凡麻木多属四肢及手足之指者，此则四末气血充荣不到，故多麻木也。丹溪谓此当用附子行经，则此意也。（《医统

正脉》）

　　乌附辛热，最能耗液者也。夫既津液不足而为麻，俗方反用乌附而愈者，得非生津养液之药为主，而用此为佐，以导其气滞欤。若曰独以乌附治之，决无可愈之理。（《医学统旨》）

　　治不宜燥热（吐痰）：凡病痹之人，其脉沉涩。今人论方者，见诸痹证，遽作香港脚治之，岂知《内经》中本无香港脚之说。……，奈何治此者，不问经络，不分脏腑，不辨表里，便作干湿脚气，乌之附之，乳之没之，种种燥热攻之，中脘灸之，脐下烧之，三里火之，蒸之熨之，汤之炕之，以至便旋涩滞，前后俱闷，虚燥转甚，肌肤日削，食饮不入，邪气内侵，虽遇扁华，亦难措手。若此者何哉？胸膈间有寒痰不去故也。痹病本不死，死者医之误也。虽亦有蒸之法，必先涌去其寒痰，然后诸法皆效。（《儒门事亲》）

　　治勿急慢：大抵痹生于虚，为病多重痛沉着，不易得去，须制对症药，日夜饮之，虽留连不愈，能守病禁，不令入脏，庶几可扶持也。昔钱仲阳为宋之一代明医，自患痛痹，取茯苓之大如斗者，以法噉之，能移于手足，为之偏废，不能尽去，可见其为治之难矣。（《保命歌括》）

　　温经和血诸方：附子汤，治风温寒痹，骨节疼痛，皮肤不仁，肌肉重着，四肢缓纵。

　　附子生去皮脐、白芍药、桂心、甘草、白茯苓、人参各三分，白术一两。上为剉散，每服四钱，水三盏，煎七分，去滓食前服。（《三因极一病证方论》）（按：此本出《千金·历节》中，有干姜。《三因》名附子八物汤，宜参彼门。）

　　治五种痹，腿并臂间发作不定，此脾胃虚，卫气不温分肉，为风寒湿所着，芎附散。

　　小川芎、附子炮去皮脐、黄芪蜜炙、白术、防风去杈、当归洗去芦薄切焙干、熟干地黄酒九蒸九曝焙干、桂心不见火、柴胡去苗洗净、甘草炙各等分。

上为粗末，每服四钱，水一盏半，生姜三片，枣一个，同煎至七分去滓，食前日三服。常服不生壅热，兼消积冷。(《本事方》)

小防风汤，治手足麻木不仁。

防风去芦并枝者：秦艽去苗并土、羌活、附子炮去皮脐各一两。

上为粗末，每服三大钱，水一盏半，姜钱三片，煎至七分去滓，入生地黄汁两合，再煎数沸服，空心食前。(《叶氏》)

五补丸，凡妇人遍身麻痹，谓之不仁，皆因血风，血虚受风湿所致。

黄芪一两、人参半两、附子一个、当归三钱、白芍五钱。上为细末，炼蜜为丸，祛风散下。(《仙传济阴方》)(按：祛风散难用，盖此方水煎为佳。)

理中汤，治寒湿痹，加附子、天麻四分之一。(《世医得效方》)

三气饮，治血气亏损，风寒湿三气乘虚内侵筋骨，历节痹痛之极，及痢后鹤膝风痛等证。

当归、枸杞、杜仲各二钱，熟地三钱或五钱，牛膝、茯苓、芍药酒炒、肉桂各一钱，北细辛或代以独活、白芷、炙甘草各一钱，附子随宜一二钱，水二盅，加生姜三片，煎服。如气虚者，加人参、白术随宜。风寒胜者，加麻黄一、二钱。此饮亦可浸酒，大约每药一斤，可用烧酒六七升，浸十余日，徐徐服之。(《景岳全书》)

三痹汤，治血气凝滞，手足拘挛，风痹气痹等疾皆疗。

川续断、杜仲去皮切姜汁炒、防风、桂心、细辛、人参、白茯苓、当归、白芍药、甘草各一两，秦艽、生地黄、川芎、川独活各半两，黄芪、川牛膝各一两。上㕮咀为末，每服五钱，水二盏，姜三片，枣一枚，煎至一盏，去滓热服，无时候，但腹稍空服。有人病左臂不遂，后已痊平，而手指不便无力，试诸药不验，服此药才半即安。（《妇人大全良方》）（按：此方即独活寄生汤，不用寄生，用续断，加黄芪者，寄生汤见《腰痛》。）《心统》独活寄生汤，治风湿流于手足，麻木疼痛。《医通》改定三痹汤，于本方续断、杜仲、秦芄、地黄、独活、牛膝，加白术、防己、乌头炮。

蠲痹汤，治风湿相搏，身体烦疼，项臂痛重，举动艰难，及手足冷痹，腰腿沉重，筋脉无力。

当归去土酒浸一宿、羌活去芦头、姜黄、赤芍药、黄芪蜜炙、防风去芦头，以上六味各一两半、甘草半两炙。

上药㕮咀，每服半两，水二盏，生姜五片，同煎至一盏，去滓温服，不拘时候。（《杨氏家藏方》）（互见《臂痛》舒经汤下）《魏氏》蠲痹汤，治气弱当风饮啜，风邪客于外，饮湿停于内，风湿内外相搏，体倦舌麻，甚则恶风多汗，头目昏眩，遍身不仁（合肥陶大渊传），于本方加白术、附子、薏苡仁。《济生方》于本方去防风。

驱表初方：治行痹，行走无定，防风汤方。

防风去杈、甘草炙剉各一两，黄芩、当归切焙、赤茯苓去黑皮各一两，秦芄去苗土、葛根剉各三分，桂去粗皮、杏仁去皮尖双仁炒各一两，麻黄去根节煎掠去沫焙半两。

上一十味粗捣筛，每服五钱，酒一盏，水一盏，刺三枚擘破，生姜五片，同煎至一盏，去滓温服，日二夜一。（《圣济》）《济生》防风汤，治血痹皮肤不仁，于本方去葛根、麻黄、加独活、芍药。

治风湿痹留着不去，四肢顽麻拘挛浮肿，茯苓汤方。赤茯苓去黑皮、桑根白皮各二两，防己、官桂去粗皮、芎䓖各一两半，甘草三两，芍药、当归切焙、麻黄去根节先煮掠去沫焙干各一两半。

上九味粗捣筛，每服六钱匕，以水二盏，枣三枚擘破同煎，去滓温服，空心临卧。如欲出汗，服药了以生姜热粥投之，汗出慎外风。(《圣济》)《宣明》茯苓川芎汤，治着痹，以防风代防己。

治热痹，升麻汤方。升麻三两，茯神去木、人参、防风去杈、犀角镑、羚羊角镑、羌活去芦头以上各二两，官桂去粗皮半两。

上八味粗捣筛，每服四钱匕，水一盏半，生姜一块拍碎，竹沥少许，同煎至一盏，去滓温服，不拘时候。(《圣济总录》)

五积散，寻常被风寒湿气交互为病，颈项强直，或半身偏疼，或复麻痹，但服此药，加麝香末少许煎服。(《易简方》)

薏苡仁汤，治寒湿痹痛。当归一两，芍药炒一两，薏苡仁一两，麻黄一两，肉桂一两，甘草炙一两，苍术米泔浸炒一两。

上剉，每服七钱，生姜三片煎服。自汗，减麻黄。热，减桂。(《明医指掌》)

盐贾叶作舟，遍体疼痛，尻髀皆肿，足挛膝急。余曰：此寒伤荣血，筋脉为之引急，《内经》所谓痛痹也。用乌药顺气散，七剂而减。更加白术、桂枝，一月而愈。(《医宗必读》)

疏气方：开结舒经汤，治七情六郁，气滞经络，手足麻痹。

紫苏八分，陈皮八分，香附醋炒八分，台乌八分，川芎八分，苍术米泔浸三日剉碎炒八分，羌活八分，南星八分制，半夏八分制，当归八分，桂枝四分，甘草四分。

上剉，生姜三片，水煎，入竹沥、姜汁各半盏服。(《医宗金鉴》)

针法 陕帅郭巨济，偏枯，二指着痹，足不能伸，迎先师治之。以长针刺委中，至深骨而不知痛，出血一二升，其色如墨，又且缪刺之。如是者六七次，服药三月，病良愈。(《纲目》引坦)(出典当考。按《寿夭刚柔》曰：久痹不去身者，视其血络，尽出其血。盖东垣所本也。)

［附］舌　麻

增损建中汤，治上膈壅盛，口燥咽干，舌上麻木，不知甜苦，意思不喜饮食，宜服此药。（许尧臣方）

绵黄芪二两以京墨炙，肉桂半两，粉草一两，鬼眼京南、白芍药各三两，五味子五两，五加皮三两，干葛三两，乌梅一两去核。

上为粗末和匀，每服三大钱，水一盏半，煎至一中盏，去滓服，不拘时候，一日可三服。（《叶氏》）

一妇人体肥气郁，舌麻眩晕，手足麻气塞，有痰便结，凉膈散加南星、香附、台芎、开之。（《丹溪》）

有舌无故常自痹者，不可作风治，由心血不足，用理中汤加熟附半钱，当归一钱半。（《要诀》）（按：《统旨》作理中汤合四物汤服之。）

顺气豁痰汤，治舌痹或麻，此因痰气滞于心包络也。

半夏用姜皂角煮一钱半，茯苓、橘红、贝母、瓜蒌仁去油、黄连、桔梗、枳壳麸炒各一钱，香附童便浸、甘草四分。

水二盅，姜三片，煎八分，食远服。血虚舌麻者，四物汤加黄连。（《统旨》）《赤水》止麻消痰饮，治口舌麻木，延及口角及头面者。于豁痰汤去半夏、香附，加黄芩、南星（用白矾、皂角、生姜同煮透）、天麻、细辛，水煎，入姜汁一匙，竹沥三、四匙，食远服。（《寿世》去贝母，加半夏。）

上文语译如下：痹：痹这种病，《内经》有详细论述，前人所论述的痹症，大多数不外乎行痹，痛痹，着痹三种。历节是痹一类，已有专门论述。麻木也是痹证，明代有人分开论述是错误的。许叔重说：痹证，是湿病。（也就是说所有的痹症病，都是水湿引起而发病，各种痹症病都可以发生水湿）。为何三气（风、寒、湿）中，湿最能致病呢？（湿：沾了水的显出含水分多的。显出：露出从里面到外面显得量多的容易看出来的水。）

名义：闭阻不通的意思，是五脏六腑感受了风、寒、湿，以湿为主，使机体真气（正气：机体的抗病能力）产生了紊乱，闭阻了气血的正常运行，使肢体失去了知觉，五脏、六腑发生了不同的各种疾病，水湿稽留于体内，正常的新陈代谢功能失调，风、寒、湿，其中湿（水）是主要致病因素，乘虚而袭，而引起各种五脏六腑，全身不同的病变发生，都可以产生水，故称为痹病。（《中藏经》）

过去有人说肢体不能运动的病，指的是周身（浑身、指全身是水）或者是四肢有水，唧唧然（形容水多稽留于体内，遇寒必然象虫一样在体内爬行的感觉），麻木（由于局部长时间受水湿稽留的压迫，神经系统发生某些疾病，局部出现象蚂蚁在体内爬行样不舒服感觉，较严重时局部感觉完全丧失，不知道痛和痒），象用绳子严重捆绑刺痛刚解时的症状，古代书中命名为麻痹的就是指以上症状而言。（《医学正传》）

由于局部长时间受到水湿稽留的压迫，神经系统发生某些疾病，较严重时局部发生感觉完全丧失，肢体不能运动的这种病。但是麻比木稍微轻点，木比麻更严重。（《医学统旨》）

诸病源候总论：痹病，是由风、寒、湿三气杂至，合而为痹病（但其中湿为严重），侵入人体脏腑而造成的疾病的发生，入腑，病浅轻而容易治愈。入脏，病情深难治愈。痹证分风痹、寒痹、湿痹、热痹、气痹，又有分为筋痹、骨痹、血痹、肉痹、气痹等五痹的。大概风寒暑湿之邪气，侵袭肝脏就叫筋痹，侵袭肾脏就叫骨痹，侵袭心脏就叫血痹，侵袭脾脏就叫肉痹，侵袭肺脏就叫气痹，有感受病邪相同，其治疗不同等等说法。其病症表现有疼痛，有痒，有病程漫长反复，有病程较短而急，有肢体弛缓不收，不能支撑身体，有蜷缩而不能舒展，有行走站立艰难，有言语謇涩（说话费劲）不流利，有半身不遂，有四肢挛缩屈曲（蜷曲不能伸直），有口眼歪斜，有手足倾斜，有能走路不能说话，有能说话而不能走路，有左侧偏枯（骨失所养，肌肉萎缩），有右侧壅塞滞涩（气血被水湿堵塞不通，稽留于右侧，阻力大，影响行动困难，有上不通于下，有下不通于上），有六腑闭塞（便秘，小便秘涩），有左右手疼痛，有得病很快就死了，有感受风寒湿气而不死，有喘息胸满而不能入睡，有神智昏迷不醒，以上各种表现都来源于痹病。

痹病就是风寒湿邪气侵入人体所造成的。它的脉象证候表现治疗方法，也有不相同。（《中藏经》），（按：这里所论述的病证，特象中风，更有气血筋骨五证详细论述，又和《痹论》不同的，故分存此条，其余不详细记录。）

风寒湿三种邪气混杂共同导致痹证，邪气侵入浅者在肌肤，深者滞留在骨髓，阳邪多者表现行走流窜迁移性的异常症状，阴邪多者表现凝结的水，如眼泪停留不动阻碍着气血经络，出现很多不同的特殊症状，虽然症状各异不同，但都是风寒湿气所造成的，这就是痹证能观察到的，而且痹损害于人体，作为一种疾病，开始不给予充分的治疗，待到病情蔓延加重则难治愈，就会导致肢体偏瘫不举，半身不遂，这都是自己遗留给自己的忧患，不可不慎重考虑。（《圣济总录》）

痹病虽然有五种，而所感之邪只有三个要点必须明确，即上下、冷热和虚实。这种疾病多数是因为中气不足，卫气不固，防卫不严，使风寒湿三气侵入荣卫肌肉筋骨之间，痹即闭之意，闭意不通的样子，好象棉织或丝织粘在了肌肉之上，筋骨不舒适的症状。然而风湿多侵犯人体上半身，表现肩背麻木，手腕疼痛；寒湿多侵犯人体下半身，表现脚麻木沉重；如果上下都受侵犯，则身体象板夹，脚象坠块石头一样沉重，病久则肌肉不能收缩伸展，应当详查其脉象属冷热虚实。（《心统正脉》）

大概说来，痹气只有营卫不受害，因为营气行于经络血脉之中。卫气性质剽悍，行于脉外，所以卫气不受侵害。大致说来，凡是病由外感引起的，只有风寒湿三种邪气，人体易于感受，容易得此病，血脉感受风寒湿，特别是湿（水），最容易停留在体内而得病。感受邪气多少不一定，有一种，有两种，有三种，不一定，若是一种病轻，若是二种则病重，若是三种遍及全身，则病情深重。根据脉症详查它们谁多谁少，谁有谁无，采取不同的措施。(《百问》)

脉候（通过切脉才能辨别各种痹病的证候），风痹：中医指风湿性关节炎一类的病，湿痹：沾了水的或是显出含水分多的类风湿一类的病。周痹：指病发于分肉血脉之中，呈游走性疼痛的一种痹证。筋痹：指病发于筋之间，出现屈伸不利，筋萎缩之类的病。脉痹：指病发于动脉和静脉之间，出现静脉曲张之类的病。肌痹：指病发于肌肉之间，出现肌肉酸疼、胀痛，肌肉麻木之类的病。皮痹：指病发于皮肤，出现皮肤发凉、肿胀或骨质改变之类的病。胞痹：高士宗："即膀胱痹也。"骨痹：指病发于关节处，出现关节骨头疼痛、发凉、肿胀或骨质改变之类的病。以上就是各种痹病证候表现，各种病临床症状如风一样变化多，在临床上出现不同的症状，通过切脉才能区别分辨，脉微涩，其证候表现为身体不能运动(《备急千金要方》)

诊查脉大而涩者，为痹证，脉来急者为痹证，脉涩而紧者，也是痹证。(《太平圣惠方》)

风寒湿气，合而致为痹证，浮涩而紧，三种脉象与之（风、寒、湿）相对应相符合。(《四言举要》)

寸口脉浮濡，属气虚，麻在上半身。尺脉浮而濡，麻在下半身。脉涩而芤，属于死血（瘀血），由于局部长时间受瘀血的压迫，神经系统发生某些疾患，严重时局部感觉完全丧失，不知道痛和痒的脉象。(《医统正脉》)

行痹：因风寒湿侵袭人体，麻木疼痛游走不定。（风重），痛痹（寒痹）：关节疼痛而皮肤表面无红、热等症状的病。（寒重）着痹：由于风寒湿侵袭人体后，延续不断出现麻木疼痛，（寒重热轻），痹证的症状表现是肢体麻痹、没有感觉，是由风寒湿三气混合致病。所以《内经》说风气盛（胜）者是行痹，风为阳邪，阳光感受其害，故这种痹证（关节疼痛是游走性），早晨剧烈，而夜间安静，一般人不知道，反而称作疼痛如虎咬的疾病。寒气胜者是痛痹，寒为阳邪，阴（血）受害，故这种痹证疼痛，早晨轻而夜间疼痛加剧，一般人不知道，反而造成认为是鬼怪的造乱。湿气是盛者为着痹，湿（水）盛则筋脉皮肉受其害，所以这种痹证留着不易离去，骨肉削瘦萎缩，象似皮包骨头（肉贴在骨头上）一般人不知道，反叫做偏枯（单独的一面缺乏营养）。这种病的发作，多在四季阴雨天和三月、九月寒冷水中劳动的月份，这时草枯而水寒很严重。靠水边的地方，体力劳动的人劳累过度，迎风冒雨，睡卧湿地，痹证寒湿从外而入人体，以湿（水）为主要致病因素。况且，东西南北中五方各地，寒暑之气不同，人体强壮柔弱禀赋（抵抗力）不一样，饮食起居生活习惯也不同，所以感受的邪气也各有深浅不同，表现疼痛肢体失去感觉或者肢体有不舒服的感觉，有筋能屈不能伸，有能伸不能屈，寒证则表现有虫爬行感觉，热证则表现为肌筋弛缓，不相混乱。（《儒门事亲》）

风痹这一病证，就是今天人们所称的痛风，因为痹即是闭的意思，由于气血被邪气所阻闭，不能通行而致病。如《痹论》说，风气胜者为行痹，因为风性善于行走，走窜变化快，所以说行痹表现走窜多个关节，没有固定部位，是游走性，这就是行痹，阳邪所致的病证。说寒气胜者为痛痹，因为气血受寒邪侵犯，血与寒凝结，聚停留，凝结不通，表现疼痛，这就是痛痹，由阴（寒）所致的病证。说湿气阴生者为着痹，因气血受湿（水）邪侵犯则濡软黏滞，表现机体沉重，疼痛顽固麻木，滞留某处不移，症状固定，这就是着痹，也是由（湿）邪所致的证候。大概这三种痹证就是痹证分类的基本原则了。此外如五脏六腑之痹，虽然因为饮食起居都能导致痹证，然而必须在感受邪气的基础上同时内扰各个脏气，联合导致痹证。想要辨别它们的轻重，那就是在皮肤的病轻，在筋骨的病重，在脏腑的就更重了。要想辨别它们的寒热性质，那就是多热证是阳证，没有热证的就是阴证。但是痹证就其本质而言由阴邪所致，所以，只是寒证多而热证少，这一点不能不看到。(《景岳全书》)

行痹指行走而不固定一处之意。今天所说的走注疼痛和历节风之类便是。痛痹即疼痛苦楚（难耐），一般称为痛风和白虎飞尸一类的名称。着痹即着住滞留不移动，一般称为麻木不仁，一定滞留不移。就是刘河间所说的，气之道路滞留（运行不畅）而导致的麻木不仁（或者痛处水湿停留在一定部位，阻滞了气血的正常运行，始终不移动）。水湿变成了红水，风湿水是黄色的症状。（赤水）表示有瘀血内停。

行痹痛处游走不定，与走注历节疼痛相类似，应当以散风治疗为主，防御风袭，通利理气，也不可以废弃，更应加上补血药，因为治疗风证据应先治血，血行流畅则风邪自然消灭。痛痹寒气凝结，阳气不行，所以痛有定处，故名叫痛风的便是。治疗应当以散寒为主，疏风燥湿也不可缺少，更应加上补火药，没有大辛大温之药，不能解除寒凝病害。着痹，肢体沉重不能移动，疼痛麻木，因为气虚则麻，血虚则木，治疗应当以利湿为主，祛风散寒也不可缺少，更须加上理脾补气之药，因为脾土强健，自然能够胜湿，而气旺自然没有顽麻症状了。（按：三痹治法全部取自《医宗必读》)，骨痹就是寒痹、痛痹，其证候表现痛苦及心，四肢挛缩拘急，关节浮肿。筋痹就是风痹、行痹、其证候表现游走不定，（风邪）与血气相搏结，聚于关节，筋脉松弛或红或肿。脉痹就是热痹，脏腑转移之热，又遇外邪侵犯，相互搏结于经络，留滞不行，其证候表现肌肉热极，皮肤犹如鼠在行走之感，唇干口裂，皮肤色泽改变。肌痹就是着痹、湿痹，证是水湿留滞不移，汗出，四肢痿软无力，皮肤麻木不仁（感觉减退或丧失），精神昏朦不醒。皮痹就是寒痹，（寒）邪在皮毛，表现瘾疹风疱，搔抓不痛，病初起时，皮肤中好象有虫（蚁）行走症状。上述各种证候，又根据所遇病邪的时候而命名，除行痹、痛痹、着痹外，又有皮痹，脉痹、筋痹、肌痹、骨痹。（《张氏医通》）

风气胜者是行痹（风行善行移动，吹其寒湿走窜流注不定，所以痹痛也走而无定处），寒气胜的是痛痹（血气闭滞），没有不痛的，寒证疼痛严重，因为寒性凝聚，凝滞不通，比风湿更甚，所以痛如虎咬，一般人称白虎风的就是指此而言，湿气胜的是着痹，它不像风胜时的游走，而固定不移，也不像寒胜时的疼痛那样严重，但是表现略有疼痛，或者麻木不仁，因为湿是水，寒似冰，腠理（指皮里膜外纹理之间，有松软滑利和紧缩滞涩的区别，气血运行，有阻滞的，也有呈冲击的，固然有轻微和严重的区别了）。（《医碥》）

风痹游行上下，随着它的虚邪和血气相搏击，聚结于关节，筋脉松弛伸展而不能收拢。寒痹四肢挛缩疼痛，关节浮肿。湿痹留滞不移，汗多，四肢弛缓软弱，皮肤不仁，精神昏蒙。热痹脏腑转移的热再遇上外邪侵害搏击于经络停留不行，阳热遇到外邪之阴故手足麻痹病发生了，表现闷热（爆形容闷的性质状态），肌肉热甚，体肤上有鼠走感，口唇干裂，皮肤变了颜色（变红）。三气共同造成的痹证，表现皮肤坚硬增厚，或肌肉酸痛，这是由于邪气侵犯周身，搏击于血脉，就成为瘾疹风疱，搔抓不痛，头发脱落。（《医学统旨》）（按：以上各种说法，大意相类似，只是稍有不同，还是都是记录下来。）

风湿痹，风湿痹证的症状，表现是皮肤坚硬增厚，或肌肉酸痛，风寒湿三气混杂侵犯人体共同造成痹证，如果其他的风湿邪气多，寒邪之气少，就成为风湿痹。由于血气虚时，再感

受风湿之邪而成这种痛，病久不瘥，邪入经络，搏结于阳经，也会导致身体手足运动不遂。（《诸病源候论》）

风湿邪气侵犯在肌肤，开始成为痹证，如果伤害各个阳经，阳气运行，则（肢体）迟缓，而关节松弛伸展，筋脉不能收屈摄舒，所以风湿痹证又加上身体手足不遂。（同上）

风痹，痹证由风寒湿三气杂合而致病，它的症状是肌肉坚硬增厚或疼痛，由于人体虚弱，腠理（汗孔）开散所以感受风邪易受侵袭。病在阳分就叫风，病在阴分就叫痹，阴阳都有的病就叫风痹。（《诸病源候论》）（按：又有风痹手足不遂证候，大概和风湿痹证相类似。）

风证顽固麻木是由于营气虚弱，卫分邪气强盛，风寒侵入到肌肉之间，人体气血不能流通，它的主要症状是搔抓皮肤好像隔着衣服一样而不解痒的感觉。诊查其脉得缓脉，则有皮肤不红，得数脉而后佳，得牢脉预后差可导致死亡。（《太平圣惠方》）

血痹，血痹是由于体虚认邪气侵入阴经而致。血属阴，邪气侵入血分而成痹证，所以成为血痹。它的主要症状，形体像微风所吹。这是由于善忧喜乐的人，骨弱肌肤强盛，因为疲劳汗出，卧位不时动摇，肌腠（汗孔）开泄，受到风邪侵犯而致。（《诸病源候论》）。

《寿夭刚柔》说：病在阳分的称为风，病在阴分的称为痹，阴阳均病时称为风痹。风痹之称就是阳邪（风邪）侵犯于阴（阴血）的称呼，所以除驱散风邪外还必需兼用行血之剂。又有血痹，由于血虚而风邪侵入也是阳邪入阴所造成的。这样看来，风痹病证，从风邪角度说，就是风痹，从血的角度说来就是血痹。如果其他风病没有侵入于阴的，就当然不能称作痹症了。（《金匮翼》）（按：（内）经在血痹条项下既然说像风痹症状，则它自然有所区别是明确的。先人说：根据《诸病源候论》记载，风痹是顽麻疼痛都有的，而血痹只有顽麻，而无疼痛症状，怎么可以混淆呢，故尤氏之说法欠妥，这里暂且并存留这些说法）。

支饮为痹（湿痰死血），外有支饮，也使人患痹证。（《济生方》）（按原来有茯苓汤，治疗支饮，手足麻痹，多睡眩冒（眩晕昏冒），茯苓汤就是二陈汤加枳（壳）桔（梗）。

手足麻的属于气虚。手足木的，属于有湿痰死血（瘀血）。十指麻木是胃有湿痰死血。（《丹溪心法》）

抑郁成痹，有一种既无外感也无内伤，只因为情志抑郁而导致的痹症，笔者治疗了好几个人都获得了奇效，这是一般书中没有记载的。（《百问》）

痹痿之（鉴）别，痹痿厥三种病证都起源于元精的亏虚，而成痰于风寒湿热的外邪侵袭。外邪从肌肉侵入伤及人体较浅的部位就成为痹痿。风湿夹寒侵袭人体就相互结合凝滞成为痹证，痹证大多数有疼痛有症状，严重的或表现顽麻没有知觉，治疗应用燥湿及辛热发散的药物。风湿夹热侵袭人体就浸润郁蒸成为痿证，痿证不痛，但筋骨不能活动，严重的也顽麻没有知觉，治疗应当用燥湿和酸寒收行的药物。一般的医生不知道他们的真正病的本质所在，认为痹证是外感病，痿证是内伤病，这是错误的。（《医学管见》）

痿证与痹证有很大（天上和深渊一样）不同，痿证的本质是虚证治疗用补法不用泻法，虽然痿证久病卧床不起，它的外形颜色绝对没有异常，只有软弱无力，生活不能自理，一天比一天病重，行走艰难，并没有疼痛之苦。而痹证是不足中有条（虚中夹实）之实证，有条之实因为风寒之气结合而致痹证，治疗用泻法（指攻邪散风祛寒燥湿等法）不用补法，它的形容神色脉象都有（枯：枯槁枯萎）异常，定有麻木疼痛症状，行动艰难。所以痹病病位在表（浅），它的本质是属于风寒湿外感，受病在经络血脉之中，由于气血闭塞滞涩的缘故。痿证病位在里（深）属于精神气血不足（虚证），受病在脏腑之中，

由于气血不能充养周身的缘故，所以治疗方法与痹证也有区别（《百问》）

痿证与痹证二者相似但有区别，痹为外感，痿属于内伤，痹证虽有内伤，而外感为主（较多），痿证也不是没有外感，而以内伤为主（为甚、为重）。（《素问释义》）

腹皮麻痹，如果腹皮麻顽，大概是由于人们夏天洗浴后往往裸露腹部受风，其汗孔开放，邪气因此侵入皮毛恰好同卫气相遇，邪气与卫气相搏击而成为麻顽不仁，宜多煮些葱白，吃了可以自然而愈。（《尊生书》）（按：《本草纲目》引《危氏方》说：腹皮麻痹不仁者，多煮葱白吃自愈。就是这一治法的出处。）

恶证，它指的是卧床不能行动，慢性腹泻，不能进食的，治疗困难。（《心统》）着痹固定不移，䐃（患着痹病处的肌肉已经破烂）肉破溃，身体发热，脉涩的现象出现，不能治疗（预后恶劣）（《医通》）

治例：痹证是由于风胜的治疗应当散（风），宜用败毒散，乌药顺气散之类为主（治疗）。若由于风胜而兼做微火的，宜用大秦艽汤或九味羌活汤之类治之。痹证是由于寒胜的原因而引起，只要是审查其表里均无热证，即应当从温治之，宜五积散或小续命汤，甘草附子汤治之。如果寒胜气虚的，宜《三因》附子汤之类治之。痹证是由于湿胜的，身体必然是要出现沉重，或多寒，或多痹，或多汗，都是脾虚阴寒证。如果用羌活胜湿就是散风兼祛风除湿方剂，五积散就是温经散热的方剂；真武汤就是温中除湿的方剂；《三因》附子汤，就是补脾燥湿的方剂，调气平胃散，（即平胃散和匀气散组成），就是行气行湿的方剂；五苓散，就是利水导湿的方剂；二阵汤、六君汤，就是化痰祛除风湿的方剂。大概治疗祛风除湿的要用燥药，想要用燥药宜用暖（中土）之剂。由于脾土喜燥而湿恶，喜暖而恶寒，所以温暖脾土即是治湿（水）。然而又有湿热所致病证，必须见内热之证，见了滑数脉象才可用清凉药治疗，宜用二妙散（用黄柏、苍术）及加味二妙丸（上方加归尾、牛膝、萆薢、防己、龟甲），当归拈痛汤（见脚气）之类的药治之。有热象严重的，像抽薪饮（用茯苓、蘗（黄连）、石斛、栀子、木通、泽泻、枳壳、甘草）之类的方剂也可暂时使用，先清其火，以后再调气血。（《景岳全书》）

痹证的实证宜用五积散。黄芪五物汤是作为痹证的虚证而设立的基础方剂。（《时方妙用》）

麻木，脉微弱或弦大无力，久病身体羸瘦的病人，属于是气虚，用补中益气汤加熟附子一片，夏季换和生脉散或清燥汤。（《医通》）（按：《中暑门》：人参益气汤，宜同时使用参考之。）

痹证治疗忌用下法、收敛、酸寒、苦寒、咸寒之剂，宜用辛散、行气、燥湿、甘温、淡渗之内的药。（《本草经疏》）

治分四端（4 项、4 条）如果邪气在肌肉的时候，或用针刺，或用汗法，或用灸法，均容易治愈并取得成功，不然邪气达到筋骨的时候，必然不容易治疗。患者和医生双方都要细致考虑（致：细致、仔细）。虽然又有气虚不能运行血液，荣养筋脉而发生麻木的，也有因为血虚，不能营养肌肉，以致筋脉（隧：管道、脉道）涩涩（滞涩）而发生麻木的，又不可以只用汗法、灸法、针刺三种治疗的方法，应当分辨气虚、血虚、痰饮、瘀血 4 项进行针对性治疗。（《医学原理》）

汗下不可滥（同乱）施，（汗下之法不可以随便乱用）凡治疗痹证，分明白它的发病机制，用来治疗风类疾病通常有很多药物治疗的方法，这都是医生的不足。痹证不是没有风邪，但是风邪侵犯在阴分，与寒湿互结，扰乱其血脉，导致人身中的阳气不通于阴血，所以导致痹证，古人方法，多用麻黄、白芷的，因为麻黄能宣通阳气，白芷能行营气，然而又加在四物、四君子等药剂之内，不是专用其发表已清楚明白可知了。

至于攻里之法，就从来没有人使用了，因为攻里之药都属于苦寒药，如果用苦寒药则阳气就更加不能宣通，痹证深入各脏腑，而造成死亡的就增多了，怎么可以不加明辨而深深警戒呢。（《医门法律》）

乌附之用，（乌头、附子的应用）风痹之证，大概因为虚证多，寒邪多。只有血气不沛，风寒才得以侵入人体，只有阴邪留滞，经脉才不能通利，这是痛痹（病机）总的纲要（端：端倪、来由）。只有三气饮和大防风汤之类的方剂才能够是最有效的方法。凡是治痹证的方法，只有这一类的方剂是最有效的方法。（《景岳全书》）

凡是因为坐卧和倚靠时间较长而导致经络气血不通就可发生麻木，可以见到其他是属于郁滞。一般麻木属于四肢及手足的指（端）症状，这是因四（肢）末端气血不能到达失去充养所导致的，大多表现麻木。丹溪说，这时应当用附子行经，就是这个意思。（《医统正脉》）

乌附为辛热药，最能耗灼津液。既然津液不足导致麻证，一般的方剂反而用乌头、附子才能治愈，岂不足（得非：岂不是，莫非）以生津养液药为主，用乌头、附子为辅佐，来疏导其气的壅滞吗。如果说只用乌头、附子来治疗，决没有可以治愈的道理。（《统旨》）

治不宜燥热（吐痰）患痹证的人，脉见沉涩。现在的人论述处方用药时，见到各种痹证时，就（遽：ju就）当作脚气病治疗，哪里知道《内经》中本来没有脚气的说法。为什么在治疗这种病，不问经络，不分脏腑，不辨表里，就当作于湿脚气，用乌头、附子、乳香、没药治疗，种种燥热之法治之，灸中脘、烤脐下，三里穴用火（烤）、蒸、熨、汤、炕等等，以至大便小便涩滞不畅，前后二阴均有憋闷感，虚燥加重，肌肤逐日消瘦，饮食不进，邪气内侵，尽管遇到扁鹊、华佗名医也难插手施治。之所以如此为什么？胸膈间有寒痰不去的原因。

痹病本来不致死人的，死之是医生误治的结果，虽然也可用蒸法治疗，必须先涌吐祛除寒痰，然后再用上述各种方法治疗才能取效。（《儒门事亲》）

治疗不要怠慢（延误治疗），大概痹证发生在虚的基础上，病情多见重病沉着（黏着之意），不易于去除，须诊断治疗的药要与症相符，日夜饮服（药剂），虽然病情留连不愈，能防止痛情进展深入，使其不入脏（腑），差不多（庶几：差不多），可以有扶助（帮助）。过去钱仲阳是宋朝的一位名医，自己患有痹证，用茯苓大如斗者（斗为容口形容用量较大），按一定方法服用，能迁移到手足，成为偏废（偏瘫），不能根除，可见治疗的难度了。（《保命歌括》）

温经和血诸方，附子汤，治风湿寒痹，骨节疼痛，皮肤不红，肌肉重着，四肢缓纵。（肌肉无力，松弛）

附子生去皮脐、白芍药、桂心、甘草、白茯苓、人参各三分，白术一两。

上为剉散（剉成粉剂），每服四钱，水三杯（盏），煎到七分，去滓饭前服。（《三因》）（按：此方本出自《千金·历节》中，有干姜。《三因》命名为附子八物汤，宜参阅有关条款）。

治疗五种痹证，下肢（腿）和上肢（臂）之间发作不定的是胃虚，卫气不能温养分肉，为风寒湿所留着，（用）芎附散。

小川芎、附子炮去皮脐、黄花蜜炙、白术、防风去杈、当归洗去芦薄切焙干、熟干地黄酒九蒸九曝焙干、桂心不见火、柴胡去苗洗净、甘草炙各等分。

上为粗末，每服四钱，水一盏（杯）半，生姜三片，大枣一枚，同煎至七分去滓，饭前一日三次服用。经常服用不生壅（寒郁）热，兼能消除积冷。（《本事方》）

小防风汤，治疗手足麻木不仁。

防风去芦并杈者、秦艽去苗和土、羌活附子炮去皮脐各一两。

上为粗末，每服三大钱，水一杯（盏）半，姜三片，煎至七分，去滓，加入生地黄汁两合（合为容器的量）再煎几个开，服用时要空腹饭前服。（《叶氏》）

五补丸，凡是妇女全身麻痹，称为不仁，都是因为血风，血虚受风湿所致。

黄芪一两，人参半两，附子一个，当归三钱，白芍五钱。

上为细末，炼蜜做成丸剂，有祛风散下之效。（《仙传济阴方》）（按：祛风散，难以服用，该方以水煎剂为好。）

理中汤，治寒湿痹，加附子、天麻四分之一。（《得效方》）

三气饮，治血气亏损，风寒湿三气乘虚内侵筋骨，历节痹痛严重，及痢后鹤膝风痛等证。

当归、枸杞、杜仲各三钱，熟地三钱或五钱，牛膝、茯苓、芍药酒炒、肉桂各一钱，此细辛或代以独活、白芷、炙甘草各一钱，附子随便一、二钱。

水两盅，加生姜三片，煎服。如果气虚者加人参、白术随宜。风寒胜的加麻黄一、二钱。三气饮也，可用酒浸泡，大约每付药一斤酒，可用烧酒六、七升，浸泡十几天慢慢服用。（《景岳全书》）

三痹汤，活血气，凝滞，手足拘挛，风痹气痹等疾病也能治疗。

川续断、杜仲去皮切姜汁炒、防风、桂心、细辛、人参、白茯苓、当归、白芍药、甘草各一两，秦艽、生地黄、川芎、川独活各半两，黄芪、川牛膝各一两。

上药叹咀（咀嚼之意，古代以口将药咬碎，如豆粒大，以便煎服。现即将上药捣碎）捣碎成末，每服五钱，水二杯，姜三片，大枣一枚，煎到一杯，去滓热服，没有固定时间，但以腔腹为宜。有个别病人左上肢不遂，用此方法已痊愈，如手指不灵治疗起来用各种药都无效，但是用此方药一半就恢复了。（《妇人大全良方》）（按：此方即独活寄生汤，不用寄生用续断，加黄芪，寄生汤是治疗腰痛），《心统》独活寄生汤，治风湿流窜于手足，麻木疼痛。《医通》改定为三痹汤，在本方基础上去续断、杜仲、秦艽、地黄、独活、牛膝、加白术、防风、乌头炮。

蠲（juan 去除之意）痹汤，治风湿相搏，身体烦痛，项臂痛重，举动艰难，及手足冷痹，腰腿沉重，筋脉无力。

当归去土酒浸一宿、羌活去芦头、姜黄、赤芍药、黄芪蜜灸、防风去芦头，以上六味药各一两半，甘草半两灸。

上药捣碎，每服半两，水两杯，生姜五片，同煎至一杯，去滓温服，不拘时候。（《杨氏》）（互见《臂痛》舒经汤）。《魏氏》蠲痹汤，治气弱当风饮啜，风邪客于外，饮湿停于内，风湿内外相搏，体倦舌麻，甚则恶风多汗，头目昏眩，遍身不仁（合肥陶大渊传），于本方加白术、附子、薏苡仁。《济生》于本方去防风。

驱表初方　治行痹，行走无定，防风汤方。

防风去权、甘草炙各一两，黄芩、当归切焙、赤茯苓去黑皮各一两，秦艽去苗土、葛根剉各三分，桂去粗皮、杏仁汤去皮尖双仁炒各一两，麻黄去根节煎掠去沫焙半两。

上一十味粗捣筛，每服五钱，酒一盏，水一盏，刺三枚擘破，生姜五片，同煎至一盏，去滓温服，日二夜一。（《圣济》）《济生》防风汤，治血痹皮肤不仁，于本方去葛根、麻黄、加独活、芍药。

治风湿痹留着不去，四肢顽麻拘挛浮肿，茯苓汤方。赤茯苓去黑皮、桑根白皮各二两，防己、官桂去粗皮、芎䓖各一两半，甘草三两，芍药、当归切焙、麻黄去根节先煮掠去沫焙干各一两半。

上九味粗捣筛，每服六钱匕，以水二盏，枣三枚擘破同煎，去滓温服，空心临卧。如欲出汗，服药了以生姜热粥投之，汗出慎外风。（《圣济》）《宣明》茯苓川芎汤，治着痹，以防风代防己。

治热痹，升麻汤方。升麻三两，茯神去木、人参、防风去权、犀角镑、羚羊角镑、羌活去芦头以上各二两，官桂去粗皮半两。

上八味粗捣筛，每服四钱匕，水一盏半，生姜一块拍碎，竹沥少许，同煎至一盏，去滓温服，不拘时候。（《圣济》）

五积散，寻常被风寒湿气交互为病，颈项强直，或半身偏疼，或复麻痹，但服此药，加麝香末少许煎服。（《易简方》）

薏苡仁汤，治寒湿痹痛。当归一两，芍药炒一两，薏苡仁一两，麻黄一两，肉桂一两，甘草炙一两，苍术米泔浸炒一两。

上剉，每服七钱，生姜三片煎服。自汗，减麻黄。热，减桂。（《指掌》）

盐贾叶作舟，遍体疼痛，尻髀皆肿，足挛膝急。余曰：此寒伤荣血，筋脉为之引急，《内经》所谓痛痹也。用乌药顺气散，七剂而减。更加白术、桂枝，一月而愈。（《必读》）

疏气方：开结舒经汤，治七情六郁，气滞经络，手足麻痹。

紫苏八分，陈皮八分，香附醋炒八分，台乌八分，川芎八分，苍术米泔浸三日剉碎炒八分，羌活八分，南星八分制，半夏八分制，当归八分，桂枝四分，甘草四分。

上剉，生姜三片，水煎，入竹沥、姜汁各半盏服。（《医鉴》）

针法：陕帅郭巨济，偏枯，二指着痹，足不能伸，迎先师治之。以长针刺委中，至深骨而不知痛，出血一二升，其色如墨，又且缪刺之。如是者六七次，服药三月，病良愈。（《纲目》引坦）（出典当考。按《寿夭刚柔》曰：久痹不去身者，视其血络，尽出其血。盖东垣所本也。）

中医把人体分五脏（心、肝、脾、肺、肾）有病的、六腑

（胆、胃、大肠、小肠、膀胱、三焦）有病的，统称为"痹"病。如胸痹心痛病（西医称：心动过速，心动过缓、心绞痛、心肌梗死、心肌缺血、心力衰竭、冠心病、心律不齐、阵发性心动过速、慢性心力衰竭、心脏神经官能症、冠状动脉粥样硬化性心脏病、风湿性心脏病），如肝痹（西医称：急性肝炎、慢性肝炎、黄疸型肝炎、肝脓肿、肝腹水、肝硬化、甲肝病、乙肝病、肝癌），如脾痹（西医称：脾大），如肺痹（西医称：支气管哮喘、支气管炎、肺炎、慢性阻塞性肺气肿、肺结核、肺癌），如肾痹（西医称：急性肾炎、慢性肾炎、肾下垂、男性不育症、阳痿、肾结石），如胃痹（西医称：急性胃炎、慢性胃炎、胃神经官能症、胃、十二指肠溃疡、胃下垂、胃癌），如大肠（西医称：急性肠炎、慢性肠炎、过敏性结肠炎），如小肠痹、膀胱痹。三焦（心肺属上焦，脾、胃属中焦，肾属下焦）。痹证：西医称风湿性关节炎、类风湿性关节炎、坐骨神经痛。

笔者因用了《内经》、《杂病广要》书上处方收效不佳，一个处方，一种技术，如应用到临床1年收效不佳，就应该考虑研究出见效迅速、花钱少、无任何副作用、应用广泛的非药物新治疗法，来满足临床复杂的疑难病情不断上升的需要。笔者研究出的"针刺拔罐发泡疗法"，就是具备见效迅速、花钱少、无任何副作用、应用广泛的非药物新治疗法，应用于临床29年，谈得上是满足了临床复杂的疑难病情不断上升的需要。

"针刺拔罐发泡疗法"从起源到研究，又从实验研究到临床应用研究，都充分证明了"针刺拔罐发泡疗法"的科学创新。

根据1994年大连市科学技术信息研究所、科技项目查新报告书得出，经文献检索，国内目前尚无"针刺拔罐发泡疗法治疗骨痹"的报告；1995年"针刺拔罐发泡疗法"获大连市卫生局医药卫生新技术应用创新"三等"奖；1996年"针刺拔罐发泡疗法治疗骨痹 90 例（骨质增生）临床疗效总结"，获大连市科委"科学技术成果鉴定证书"

针刺拔罐发泡疗法治疗骨痹鉴定委员会意见

本疗法经临床 90 例治疗观察，其机制为先通过针刺穴位，以疏经通络，祛风除湿，行气活血，消肿止痛；再在针刺基础上，立即加上拔罐发泡，使风、寒、湿、瘀诸邪从毛孔和皮肤驱邪外出，其总有效率达 94.44％。

本疗法医理设计有特色，治疗方法简、便、验、廉，见效快，深受广大患者欢迎。本疗法具有一定的先进性、实用性和科学性。经文献检索，目前尚无此疗法治疗骨痹的报道，达到国内同类项目科研的领先水平。

本疗法今后应进一步研究、总结、推广。

1997 年"针刺拔罐发泡疗法治疗骨痹 90 例（骨质增生）临床疗效总结"，获大连市政府科学技术进步"三等"荣誉证书；1999 年在香港召开的世界针灸、推拿有突出贡献"紫荆花"发奖大会，获"紫荆花医学金奖"。

第二节　针刺拔罐发泡疗法的理论创新

理论创新是"拔出的水湿、痰饮、瘀血、沫，从临床实践中有了创新的理论依据，并突破了前人的理论依据。

创新，要在医学古书的基础上，弃其糟粕，取其精华。《黄帝内经》和《杂病广要》理论书籍中详细记载了，各种痹证是风寒湿导致而成的，特别是以湿（水）为主是致病因素。笔者从这两本古书深受启发："流水不腐，户枢不蠹"、"通则不痛，痛则不通"、"怪病（疑难重病）责于痰，久病必有瘀"和"水湿、痰饮、瘀血、沫"是致病的病理产物，与笔者临床研究和此法应用于临床 29 年验证总结出，导致各种痹证的发生原因是"流水不腐，户枢不蠹"、"通则不痛，痛则不通"、"怪病（疑难重病）责于痰，久病必有瘀"和"水湿、痰饮、瘀血、沫"是致病的病理产物，是完全是一致的。《黄帝内经》和《杂病广要》主要叙述是感受外邪（风、寒、湿）而侵犯人体后形成的水湿、痰饮、瘀血、沫，而笔者的理论依据是因为人体内有 70% 是水液，正常的水液应该是营养全身，周流不息，如果水液运动到某经络、某脏腑、某关节、某肌肉、某筋骨就受"七情"（喜、怒、忧、思、悲、恐、惊）的阻碍，就停止了运行，正常的水液长时间稽留就形成了致病的病理产物（体内垃圾），只有把这种致病的病理产物拔出体外，恢复体内水液的正常运行，就恢复了体内正常水液的新陈代谢功能（因体内水液稽留闭塞汗孔，有不少病人因此再热的天也不出汗珠），只要把致病（正常水液停留在某脏腑、某关节、某经络、某筋骨、某肌肉，就形成了致病的病理产物）的水湿、痰饮、瘀血、沫，拔出体外，患处水湿、痰饮、瘀血、沫，拔尽了，病就会自然痊愈，过半年、1 年或更长时间在拔出过水泡的穴位，不会再出水泡，将有病的穴位治疗最后 3 次不再出水湿、痰饮、瘀血、沫，为治愈标准。没有病的穴位留罐 2～3 小时也不会出水泡。出水泡的穴位处再热的天都不会出现红肿，出水泡的穴位处如果中断治疗，不用作任何处理。如果病人因特殊情况（尽可能不要中断治疗）中断了治疗，出水泡的穴位，可用 75% 酒精经常涂擦，出水泡处不能用其他药品涂擦，千万记住。

　　例如：从小出生在农村的农民，因居住潮湿的地方，感受风、寒、湿的机会就更多，特别是湿（水）为主侵犯了人体，感受风、寒、湿的机会就更多，因此，患各种痹病的人也就多，符合《黄帝内经》和《杂病广要》书籍中详细记载的各种痹证是风、寒、湿导致而成的，特别是以湿（水）为主是导致各种痹证发生的主要原因。

由于笔者在大医院工作的时间比较多（在大连市金州区第三人民医院工作 11 年，在西南交通大学峨眉校区医院工作 12 年，在四川省长宁县中心医院工作 6 年，也就是在大、中、小医院都工作多年），接触城市的病人比较多，特别是接触到一直从事干部工作多年，居住条件都是相当优越，不存在居住潮湿，感受风、寒、湿的机会就少的病人，可他（她）们都分别患过不同的痹证（颈椎增生、腰椎增生、膝关节增生统称为骨痹；胃痹也就是西医称胃炎、急性胃炎、慢性胃炎、胃溃疡、浅表性胃炎、萎缩性胃炎；肩周炎是西医的说法，中医称肌痹；支气管炎、肺炎、肺气肿、肺癌这是西医的说法，而中医称肺痹）很多病人是同时患多种痹证（浅表性胃炎、支气管炎、颈椎增生、腰椎增生、膝关节增生），经用各种现代化仪器检查，有了确诊依据，经用各种现代化治疗方法多方治疗，久治无效或收效不佳，根据不同的疾病，取穴位：将针刺入穴位，得气后，根据不同的病情，病程时间的长短不同，身体强弱不同，选用不同的手法进行调针（有些穴位上用补法，有些穴位上的针用泻法，有些穴位上的针用平补平泻法），再根据不同的病选用穴位上的针拔入罐内（并非每个穴位上的针都要拔入罐内）。根据不同的病，有些穴位需要用皮针刺后拔罐，有些穴位需要用三棱针刺后才拔罐，有些穴位是用毫针刺入穴位后调完针后，才将穴位上的针拔入罐内，病重留针留罐1.5小时，病轻也不少于 1 小时，达到出水泡为止，病重 1.5 小时才出水（水在深部），病轻有些 30 分钟，40 分钟就出水了（没有病的穴位留针留罐 2～3 小时也不会出水泡）。留罐、留针时间的长短，完全根据病人病情才决定。某穴位需要皮针，某穴位需要三棱针，某穴位需要毫针，某穴位需要单独拔火罐，某穴位只需要针不拔罐，在临床上完全是根据病人病情而决定，在临床上是要灵活使用"针刺拔罐发泡疗法"。在为诸多病人同时患有多种痹证（支气管炎、萎缩性胃炎、颈椎增生、腰椎增生、坐骨神经疼痛、膝关节炎、前列腺增生）病时，用"针刺拔罐发泡疗法"治疗拔出很多水湿、痰饮、瘀血、沫，只要把出水泡处（有病处才能出水泡）的水湿、痰饮、瘀血、沫，拔尽了，再拔出过水泡的穴位不会再出水泡。这些患有不同的多发性痹证的患者身上，能拔出这么多（1500ml、2000ml 等不同的量）水湿和痰饮多，瘀血和沫少，经笔者 29 年大量临床治疗家庭条件优越的而患有多发性痹证病的患者，完全可以证明与感受风、寒、湿而导致的水湿、痰饮、瘀血、沫，是完全不相符合的理论。

　　在笔者自己身上治疗各种痹证病颈椎病、腰椎病（拍片检查正常，但临床症状很严重）、卵巢囊肿（有了诊断依据，久治无效，要手术治疗，本人不同意，用"针刺拔罐发泡疗法"治疗拔出很多水，免除了手术治疗）、胰腺炎（临床症状很严重，经现代化各种仪器检查一切正常）、胃痹（临床症状很严重，经现代化各种仪器检查一切正常）肩周炎都用"针刺拔罐发泡疗法"治疗，分别都出了很多水湿、痰饮、瘀血、沫。按照经络取穴、神经分布取穴、经验取穴、辨证取穴，这 4 种取穴法选好有病的脏腑、有病的关节、有病的经络、有病的筋骨、有病的肌肉、有病的局部使用"针刺拔罐发泡疗法"治疗，一直拔到水湿、痰饮、瘀血、沫出尽为止，病痊愈了。笔者自己的家庭环境，一直生活富裕，不存在居住潮湿，感受风、寒、湿的机会。从笔者自己身上这几种痹证病的发生和出水湿和痰饮多，瘀血和沫特少，加起来（不是同一年治疗的）共有 996ml，与感受风、寒、湿而导致的水湿、痰饮、瘀血、沫，完全不相符合。

　　1993 年 5 月 13 日，一位从黑龙江省某厅来的处长王某，男，43 岁，因出差到大连，在火车上听人谈起大连市金州区第三人民医院，有一位中医、针灸大夫，用火罐拔罐出水泡能治疗各种疑难病，见效特别快，于是下火车就直接来到大连市金州区第三人民医院中医针灸科找笔者，自诉左右肩部严重疼痛有 6 年，逐渐加重，气候变化严重疼痛无法忍受，疼痛有时向上肢放射，麻酸感特别严重，肩部发凉，活动时受限，不能梳头。经多次拍片，CT，化验血检查，一切正常，经笔者切脉诊断肩周炎。病人问："大夫，治疗多长时间才能见效？"回答："2 次"。病人又再次问（病人认为他自己耳朵听错了，已经治疗 2、3 年了，一直不见好转）？笔者更自信告诉他："2次见效"。经第一次治疗（肩周炎）就出了很多水泡，用针刺破水泡后，用棉花将出的水湿、痰饮、瘀血、沫，吸起来加在一起用量杯量了，出 95ml 水，第二天病人来很高兴地说："刘大夫治疗一次就见效了。"这时才把他在很多家大医院多方治疗收效不佳的经过讲出来。随着年龄的增大，病情一天比一天严重，经多次拍片、CT，化验检查一切正常，使病人完全失去了治愈的信心，在大医院多次针灸治疗、拔罐（针不在罐内、留罐不超过半小时就取，与笔者的治疗完全不同，）久治无效。经笔者 25 天治疗，最后 2 天不出水湿、痰饮、瘀血、沫了，出了 23 天，共出 3600ml，至今 12 年未见复发，为病人治愈了经 6 年治疗未治愈的陈旧的病。这位患者家庭一直生活优越，不存在居住潮湿，出这么多水湿、痰饮、瘀血、沫，与受风寒湿没有关系。

　　1993 年 10 月 26 日，大连市金州区人大刘某，男，56 岁，同时患几种痹证病，均有西医的诊断证明，因患胃痹（西医检查诊断为萎缩性胃炎）、肺痹（西医检查诊断为支气管炎）、骨痹（西医检查诊断为颈椎增生、腰椎增生），经多种现代化治疗手段久治无效，经笔者用"针刺拔罐发泡疗法"同时治疗多发性痹证病（西医称综合性疾病），治疗 20 天，拔出水湿和痰饮多，瘀血和沫少，520ml。没服任何药物，几种病同时治疗，至今 12 年未见复发。这位患者家庭一直生活优越，不存在居住潮湿，出这么多水湿、痰饮、瘀血、沫，与受风寒湿没有关系。

1995 年 2 月 7 日，大连市金州区站前一委一组张某，女，58 岁，于 1972 年发病，形体一年比一年消瘦，主诉颈肩背疼、腰部酸痛、四肢麻木、活动不利、行走困难，曾多次到很多家大医院拍片检查正常，就医效果不佳，并遂见加重。近年出现头晕目眩、血压低持续在 75/65mmHg，在金州区第三人民医院拍片检查，颈椎 6、7 椎体增生，腰 2、3、4 增生，经笔者治疗 2 次，头晕目眩明显好转，治疗 5 次血压有所改变 95/80mmHg，经 30 天治疗，拔出水湿和痰饮多，瘀血和沫少，共出 7500ml（治疗经过，参考文献后面有详细叙述），身体长胖了，恢复正常。张某是一位职工，家庭一直生活优越，不存在居住潮湿，出这么多水湿、痰饮、瘀血、沫，与受风寒湿没有关系。

1997 年，西南交通大学峨眉校区（笔者本单位）有一位校领导伍某，男，54 岁，确诊患泌尿系结石，经成都华西医院做结石粉碎治疗、口服中药、西药、输液、肌内注射 1 周不见好转。笔者因看到患者每次疼痛难受的情况，特别是患者排小便前，严重疼痛难受的情况，让笔者实在不忍心看到严重疼痛折磨病人，不怕得罪本院给这位病人治疗无效的西医医生们，主动（都是病人找医生治疗，没有医生主动找病人治疗的情况。因病人不知道"针刺拔罐发泡疗法"能够治疗泌尿系结石病）向病人介绍"针刺拔罐发泡疗法"治疗泌尿系结石严重疼痛的临床症状，能够达到立竿见影。患者同意后，笔者立即实施 1 日 2 次使用"针刺拔罐发泡疗法"治疗的计划，并且告诉病人把西医治疗方法全停了。中药可以服用（其实中药已经没有效果了，因为在笔者未使用此法治疗前，中药已经服用了 1 周无效），留针留罐 2 个半小时，治疗 1 次，水湿和痰饮出得多，瘀血和沫出得少，共出 90ml，病人排小便前严重疼痛难受的情况明显得到缓解，治疗第2次，出115ml。病人在治疗第2次后，排小便前严重疼痛难受的情况，全部消除了。第二天还到成都总校（现在称为西南交通大学成都校区）开会去半天，病人还有些担心。笔者告诉患者，去吧，不会再发生疼痛，开完会回来再接着继续治疗。前5天治疗1日2次，后5天治疗1日1次，共治疗15次，水湿和痰饮出得多，瘀血和沫出得少，共出1280ml，至今10年未见复发。这一位患者，家庭生活优越，不存在居住潮湿，出这么多水湿、痰饮、瘀血、沫，与受风寒湿没有关系。

1998年，西南交通大学峨眉校区一位大学生曹某，女，19岁，成都市人，因自己家庭条件富裕，购买了很多关于健身的气功书籍，自学、自练3年多时间，结果练的全身患病（缺乏气功老师的指点），失眠，记忆力一年比一年下降、学习也一年不如一年，长时间头疼、头晕、一年比一年严重。经一年多多方服药（中、西药）、针灸治疗无效。经各种现代化仪器检查一切正常。临床症状：月经有3个月不来，胸闷、情绪不稳定。经笔者用此法治疗1次就出水80ml，一天比一天出得多，从少到多，又从多到少，最后一直拔到不出水湿、痰饮、瘀血、沫了，有一天出得最多有160ml，经治疗3次，月经恢复正常，治疗2次临床症状明显好转，经治疗2个月，出水湿和痰饮多，瘀血和沫少，共有2500ml。至今10年未见复发。这一位患者，家庭生活优越，不存在居住潮湿，出这么多水湿、痰饮、瘀血、沫少，与受风寒湿没有关系。

1998年笔者治疗一个偏瘫患者，名叫杨某，偏瘫4年，生活无法自理。经笔者治疗4个月，出水湿和痰饮多，瘀血和沫少，达6000ml。恢复了行走。这一位患者，家庭生活优越，不存在居住潮湿，出这么多水湿、痰饮、瘀血、沫少，与受风寒湿没有关系。

2006年在暑期中接待了一位加拿大（华人）患者高某，

女，38 岁，家住北京。在加拿大工作 10 年多，从 15 岁患全身关节疼痛病，肿胀，一年比一年严重，患病 10 年后，全身关节出现严重疼痛病，严重肿胀，已出现半年无法正常工作了，生活无法自理。患病这 25 年来走遍了有名国内外大医院检查，得不到确诊。西医大夫说："确诊类风湿关节炎有 6 个诊断标准：①晨僵至少 1 小时以上（持续 6 周以上）；②三个或三个以上关节肿胀（持续 6 周以上）；③腕掌指关节或近端指间关节肿胀疼痛（持续 6 周以上）；④对称性关节肿胀疼痛（持续 6 周以上）；⑤皮下结节；⑥手骨 X 光片改变。5 个条件都具备了，唯一只有类风湿因子是阴性。不能确诊！"25 年来经国内外有名的中医、西医、针灸专家治疗无效。2006 年 7 月 20 日在加拿大一位华人针灸医生处治疗时，患者的丈夫看到《针刺拔罐发泡疗法》专著书，立即与笔者联系，把在国外的妻子和在国内分别患双膝关节、颈椎、腰椎都诊断为骨质增生、萎缩性胃炎，68 岁的母亲（教师），双膝关节骨质增生因不能行走，在 5 年前做过 1 次手术，无效。70 岁退休的父亲（教师）患颈椎、腰椎骨质增生、腰椎间盘突出、前列腺增生，双腿都出现行走困难。一起送来治疗。高某经 55 天治疗，水湿和痰饮出的多，瘀血和沫出的少，共出 5400ml，恢复了正常的工作状态。母亲治疗 40 天，水湿和痰饮出的多，瘀血和沫出的少，共出 4000ml，恢复了行走。父亲经 35 天治疗，水湿和痰饮出的多，瘀血和沫出的少，共出 3250ml，一切恢复正常。三位 2 年未见复发。这三位患者，家庭生活优越，不存在居住潮湿，出这么多水湿、痰饮、瘀血、沫，与受风寒湿没有关系。2006 年夏天，是全球暑期气温最高的一年，都不会出现患者在治疗中出现感染。此法是一种神奇的科学。

　　2008 年 7 月 30 日在暑假中接待了一位罕见的右腿单侧（如果说是居住潮湿，感受风、寒、湿之邪的话，受病应该是双腿）严重疼痛、严重肿胀 15 年，张某，女，40 岁。这 15

年来经多家大医院检查诊断不出病名，找不到病因。这15年来经多家大医院、个体医生中药、针灸、西医治疗无效。近3年来已经导致左腿出现疼痛、肿胀，比右腿稍微好一点点，行走困难，生活无法自理。经前来接受治疗痊愈的一位疑难病患者介绍，此法专治疑难杂症，怀着一线希望来找笔者，前4天双腿1日3次治疗，取其他（前胸和后背）穴位1日1次治疗，每次治疗留针留罐2小时，第1次治疗出水湿、痰饮、瘀血出得多，沫出得少。共出280ml，严重疼痛明显得到缓解。第4次（第2天）治疗出水湿和痰饮出得多，瘀血和沫出得少，共出1000ml，严重疼痛得到了控制。第7次（第3天）治疗开始1日2次。出水湿、痰饮出得多；瘀血、沫，出得少。共治疗23天，排出10900ml。使病人得到了康复。这是笔者在29年临床中遇到出水湿和痰饮出得多，瘀血和沫出得少，共出10900ml出得最多的一位罕见患者。这位患者，虽然家住农村，但家庭生活优越，不存在居住潮湿，出这么多水湿、痰饮、瘀血、沫，与受风寒湿没有关系。

要举例说明城市人家庭生活优越，不存在居住潮湿，出这么多水湿、痰饮、瘀血、沫，与受风寒湿无关的病案太多太多，就不一一叙述出来了。在大连工作11年期间，康复者送来的锦旗5面、感谢信28封，匾1块；在西南交通大学峨眉校区医院工作12年期间，收到康复者送来的锦旗3面、感谢信10封。

大量城市职工、干部治疗各种痹证病所出的水湿、痰饮、瘀血、沫量之多，与受风、寒、湿无关，直接与体内水液运行受内伤"七情"（喜、怒、忧、思、悲、恐、惊）而停留于某脏腑、某关节、某经络、某肌肉，造成水湿稽留是致病的理论依据，是完全符合临床实践的。"七情"致病是主要原因，越来越被世人认同。各种病案的治疗，下篇治疗篇里有详细论述。

　　此法的研究成功，完全符合《黄帝内经》和《杂病广要》"流水不腐，户枢不蠹"、"通则不痛，痛则不通"、"怪病（疑难重病）责于痰，久病必有瘀"、"水湿、痰饮、瘀血、沫"是致病的病理产物。用此法拔出的黏液——水湿、痰饮、瘀血、沫，解决了不少人向中医提出："痰饮致病，痰饮究竟是何物？"的问题。不然，说我们中医的理论完全是看不见、摸不着、主观、不科学、模糊的概念！用此法拔出来的水湿颜色清为水湿，说明病轻，病程短；水湿颜色为淡黄，病重，病程时间长；水湿颜色为深黄，更重者；水湿的颜色黄如豆油（癌症）。清为水湿；稠浊物为痰饮；久病必有瘀，更难治的重病（癌症）；久病必有沫，更难治的重病（癌症），对此法拔出的病理产物——水湿、痰饮、瘀血、沫的分辨，一目了然。

　　中医的理论，是来源于长时间、大量的临床实践经验总结出来的。真正体现出"实验资料虽可贵，临床实践价更高"。

　　通过24年（用到临床上29年）临床大量的临床实践证明得出，医学的科学理论完全是产生于临床实践，医学的科学理论完全应该指导临床实践，人类（只能）正是遵循着这一规律向前发展的。

　　前面详细叙述了前人在关于痹证病产生的病因理论的论述，也详细叙述了作者在29年临床工作中得到更科学的论证，导致痹证病因产生在理论上有了创新并突破了前人的理论依据，对痹证病的病因产生的水湿（致病的水）、痰饮、瘀血、沫，有了新的认识。

第三节 针刺拔罐发泡疗法的技术创新

一、拔火罐留罐时间的创新

针灸书籍历来就记载拔火罐留罐不超过 30 分钟，如有水泡出现，认为是留罐时间长的原因所导致。不刺破水泡，在水泡上面或水泡周围涂上药膏或者紫药水，让水泡消失，让水泡自行吸收。也就是说拔出来的水泡不用针刺破，让体内病理产物（体内垃圾——水湿、痰饮、瘀血、沫）又回到体内。

"针刺拔罐发泡疗法"是通过经络取穴法、神经分布取穴法、经验取穴法、辨证取穴法，在有病的穴位、有病的脏腑、有病的经络、有病的肌肉、有病的关节穴位上针刺（毫针、皮肤针、三棱针）后在拔罐，一定留罐要达到出水泡，取下火罐，用针刺破水泡，让水湿、痰饮、瘀血、沫，流出体外，在出水泡穴位处不能涂任何药，如果连续治疗，出水泡处不做任何处理；如果中断了治疗，或者说出水泡处有痒的情况（属于正常现象），只能用 75％酒精涂抹，千万不能用任何药物涂抹。必须连续治疗病才能见效快，"针刺拔罐发泡疗法"的研究成功，与针灸书籍记载的完全相反，这就是"针刺拔罐发泡疗法"的技术创新。

笔者根据自己 29 年的临床工作实践得出，拔火罐出水泡与火放在罐内（投火拔罐法）无任何关系；与留针留罐时间长短无任何关系。有病的局部、穴位、经络、脏腑、关节部位拔火罐留罐 30 分钟，就会出水泡。无病的局部、穴位、经络、脏腑、关节拔火罐留罐 2～3 个小时也不会出水泡。如果患病时间长，体内病理产物（体内垃圾）——水湿、痰饮、瘀血、沫，在深部稽留较长时间，就不易拔出水泡，在有病局部、穴位、经络、脏腑、关节处用皮肤针针刺后再用毫针针刺拔火罐，在火罐外面就能观察到火罐内被皮肤针针刺过的针眼不出血（应该出血），而是出水珠，这种情况的出现，就会导致病情见效慢，这种病例比较罕见。无论再重的病，只要第一次治疗就出现很多水泡，治疗就见效快。

根据不同年龄、不同病情、不同患病时间、不同病人的承受能力，灵活选用以下4种不同的临床操作治疗法。

第一种临床操作治疗法：有病的穴位、脏腑、经络、肌肉、关节，用经络取穴、神经分布取穴、经验取穴、辨证取穴，这4种取穴法选好穴位后用75％酒精消毒，根据不同（胖瘦）病人选穴位、选用毫针的长短尺寸，将毫针刺入穴位得气后选用不同的手法（补法、泻法、平补平泻法）进行调针，再根据不同病程时间的长短、身体的强弱，选用主穴位上的针拔入罐内，留针留罐40或50分钟就会出水泡，重病一定要达到留针留罐1小时或1.5小时。也就是说在治疗前医生一定要告诉病人，留针留罐时间越长，水泡出的越多，效果越显著。相反，无病的穴位、脏腑、经络、无肌肉、关节，留针留罐2～3个小时，或者说更长时间都不会出水泡。取下针和罐，用针刺破水泡，让水湿、痰饮、瘀血、沫，流出体外，用消毒棉花盖上，在消毒棉花上面再盖上一层纱布，用胶布粘贴固定上，防止衣裤摩擦出水泡处，增加病人的疼痛感，第一次治疗完成。第二次治疗用0.9％氯化钠注射液浸泡伤口上的棉花和纱布，揭开纱布和棉花，在出水泡处继续用75％酒精消毒针刺，拔罐时用的罐号要比第一次治疗的大，目的就是减轻病人伤口的疼痛，尽量把出水泡处拔入罐内，治疗10次为1个疗程，疑难重病，最好选择1日2次治疗。第1个疗程治疗完后，还在继续出水湿、痰饮、瘀血、沫，再接着治疗第2个疗程，以此类推，以水泡处治疗最后3次不再出水泡，不再出水湿、痰饮、瘀血、沫，为痊愈标准。

第二种临床操作治疗法：前面的其他操作同上。第二次治疗用0.9％氯化钠注射液浸泡伤口上的纱布，只揭开纱布，病人怕痛，就不再揭开伤口上的棉花，在出水泡处的棉花上继续用75％酒精消毒针刺，拔罐时用的罐号要比第一次治疗的大，目的就是减轻病人伤口的疼痛，尽量把出水泡处拔入罐内，治疗10次为1个疗程，疑难重病，最好选择1日2次治疗。第1个疗程治疗完后，还在继续出水湿、痰饮、瘀血、沫，再接着治疗第2个疗程，以此类推，以水泡处治疗最后3次不再出水泡，不再出水湿、痰饮、瘀血、沫，为痊愈标准。

第三种临床操作治疗法：前面的其他操作同上。第二次治疗用0.9％氯化钠注射液浸泡伤口上的纱布，只揭开纱布，病人怕痛，就不再揭开伤口上的棉花，可以选择暂时不在继续用针刺，而是直接在伤口盖上的棉花上选继续拔罐治疗，拔罐时用的罐号要比第一次治疗的大，目的就是减轻病人伤口的疼痛，尽量把出水泡处拔入罐内，10次治疗为1个疗程，疑难重病，最好选择1日2次治疗。第1个疗程治疗完后，还在继续出水湿、痰饮、瘀血、沫，再接着治疗第2个疗程，以此类推，以水泡处治疗最后3次治疗不再出水泡，不再出水湿、痰饮、瘀血、沫，为痊愈标准。等水湿、痰饮、瘀血、沫，出尽后再针刺治疗也可以。

第四种临床操作治疗法：如果治疗严重疼痛、严重肿胀、病程时间长的重病，必须选择1日2次治疗，疗效才会立竿见影。如1日2次治疗的患者，出水泡处就不必用消毒棉花和纱布盖上了，就用消毒棉花经常擦去出水泡处流出的水湿、痰饮、瘀血、沫，就行了，第一次治疗完成。第二次治疗就在出水泡处用75％酒精消毒针刺，如果出水泡处不好（因有伤口）针刺，继续针刺会在伤口处增加病人疼痛，可以选择暂时不再继续针刺，选择在出水泡处只拔罐，用的罐号要比第一次治疗的大，目的就是减轻病人伤口的疼痛，尽量把出水泡处拔入罐内，治疗 10 次（5 天）为 1 个疗程，第 1 个疗程治疗完后，还在继续出水湿、痰饮、瘀血、沫，再接着治疗第 2 个疗程，以此类推，以水泡处治疗最后 3 次不再出水泡，不再出水湿、痰饮、瘀血、沫，为痊愈标准。第 2 个疗程（5 天，1 日 2 次）如病人承受不了 1 日 2 次治疗，就可以改为 1 日 1 次治疗。

　　以上 4 种方法：医生一定要做到随时观察病人的病情，根据病人的病情和每一位不同病人的承受能力，随时选用 1 日 1 次治疗或者 1 日 2 次治疗，还有 1 日 3 次治疗（只拔重点出水泡处），灵活选用。留针留罐时间的长短，根据病人的病情随时选用。要求节假日不能停止治疗，一直拔到水湿、痰饮、瘀血、沫，出尽为止。

　　因每次拔出水都能使病情向好的方向转变，使病人肢体敏感性一天比一天强，所以留针留罐一个疗程比一个疗程短。拔火罐时间的长短，要根据病人病情，身体状况，患病时间的长短，承受疼痛的能力而随时选定。因为疑难重的病人因体内垃圾——水湿、痰饮、瘀血、沫，稽留在某局部、某穴位、某经络、某脏腑、某关节处，已经阻止了体内气、血、津液，正常的水液（人体内 70% 是水液）的运行，已经出现压迫了某局部、穴位、经络、脏腑、关节处的神经，使敏感的肢体出现麻木不仁，产生了各种不同的病症，只有把产生和导致各种疾病的病理产物（体内垃圾）——水湿、痰饮、瘀血、沫，拔出体外，才能恢复体内气、血、津液的正常运行，人体内气、血、津液运行畅通了，才能使代谢正常，排泄正常，阴阳才能平衡，百病才能自然消除。

　　"针刺拔罐发泡疗法"治疗不同的病，拔出的黏液——水湿、痰饮、瘀血、沫，含的成分各有不同。局部拔出的水湿、痰饮再多，不会导致脱水的现象发生。此法从整体取穴法拔出的病理产物，达到的目的是"扶正祛邪"（中医称排毒法），最系统的以增强人体自身免疫功能来达到预防疾病的目的，此法是一种中医预防和治疗为一体的医学新的理论和新的针灸技术。

二、拔火罐时是将穴位上的针拔入罐内的创新

针灸历史书籍中未发现记载针拔入火罐内。笔者经多临床实践总结，把治病主穴位上的针拔入火罐内的疗效与取了针后再拔火罐，效果完全不同。把穴位上的针拔入火罐内的疗效比针取了后再拔火罐疗效好，可缩短治疗时间，见效迅速。因罐内的温度可以增加针的刺激作用，相当于温针疗法（毫针刺入穴位后，用艾条灸针，增加针感的刺激作用）。把穴位上的针拔入火罐内，又省时间（针和罐同时进行治疗），疗效更好，真是一举两得的好方法。

三、针刺拔罐发泡疗法适用于多种针刺法

笔者在临床中总结出了三棱针、皮肤针、毫针刺后拔罐发泡疗法适应各种不同的病症治疗，取得较好的疗效。在治疗篇里详细叙述了三棱针、皮肤针、毫针各种不同的针具治疗的范围、适应证，详细叙述了某些疾病、某些穴位，根据不同复杂的病情，选择使用单独的针（三棱针、皮针、毫针）或单独的拔罐发泡疗法的治疗范围、适应证的治疗过程和临床操作。

四、针刺拔罐发泡疗法具备的 26 点优势

1. 安全。

2. ①经络取穴；②神经分布取穴；③经验取穴；④辨证取穴。研究出来的几种标本同治、内病外治的排毒（水湿、痰饮、瘀血、沫）取穴法，不仅体现了重视从宏观、整体、系统角度来研究问题，更主要是体现出重视了因为生命是一个整体，对生命科学的研究不能局限在局部（头痛治头，脚痛治脚的错误观点和治疗手段。西医，特别是很多外科肿瘤专家已经

开始认识到了这个问题）细节上，要从整个生命系统角度去研究，以上几种取穴法的研究成功，使生命科学的研究上升到一个整体的、系统的高度。

3. 非药物治疗法　减少和避免药物（是药都有"三分毒"）治疗给病人带来的严重不良反应、严重损害和高昂的药物治疗费用。

4. 非仪器诊断法　避免仪器检查误导（病人临床症状很重，但经各种现代化仪器检测，无阳性体征）医生；避免仪器检查给病人带来的严重不良反应、严重损害和高昂的检查费用。有病的穴位出水泡，无病的穴位留针留罐 2～3 个小时都不会出水泡。出水泡处以最后 3 次治疗不再出水泡为痊愈标准。

5. 非仪器治疗法　治疗骨关节病、治疗各种不同的心脏病，此法代替导管、支架、器官移植高科技解决病人的问题。减少或避免仪器治疗给病人带来的严重不良反应、严重损害和高昂的仪器治疗费用。

6. 治疗骨关节病　特别是治疗 RA 僵硬、致残的肢体、治疗严重肿胀、严重疼痛的关节，立竿见影。解决 RA 早期诊断困难和治疗无效的问题。由于 RA 早期诊断困难，导致很多人因患 RA 失去和错过了早期治疗机会而致残。此法治疗骨关节病防止关节破坏，创立了中医关键新理论和针灸关键新技术体系，开辟了骨关节病基础与临床研究的新领域，率先提出治疗骨关节病用非药物治疗法的新观点，见解独特，解决了世界难题。

7. 非手术治疗法　治疗各种结石、各种增生、卵巢囊肿、子宫肌瘤、骨关节病、心脏病和癌症，不少著名外科专家都认识到了，手术不是治疗以上这些病的唯一途径！因为人是一个整体，"头痛治头，脚痛治脚"这种治病观点，在几十年来得到了验证，是错误做法。此法是一种特殊的非手术治疗法，避免手术治疗给病人带来严重不良反应、严重损害和高昂的手术治疗费用。

8. 治疗广泛　各科常见病、多发病、疑难病，特别对得不到确诊、给用药治疗带来难题的亚健康，更是治疗的好方法——有病出水泡、无病不出水泡就是最好的确诊。

9. 治疗各科疼痛病，见效快。

10. 无任何副作用。

11. 医疗成本低。

12. 病人花钱少。

13. 方法简、便、廉、验、易学、易懂、易掌握。

14. 治愈时间短。

15. 治愈后不易复发。

16. 标本同治、内病外治　从整体取穴法拔出的病理产物，起到"扶正祛邪"（中医称排毒法）最系统的以增强人体自身免疫功能来达到预防疾病目的，是一种中医预防和治疗为一体的医学新的理论和新的针灸技术。

17. 异病同治　原因：对多发病、常见病、疑难病和亚健康的发病机制（《黄帝内经》和《杂病广要》所说："流水不腐，户枢不蠹"、"通则不痛，痛则不通"和"水湿、痰饮、瘀血、沫"）、寻找新的早期诊断标志物和作用靶点具有十分重要的意义。真正体现出异病同治的原理。

18. 出水泡处不会留下瘢痕。不同的皮肤，恢复时间也各有不同。

19. 再热的天气，不会出现感染，因为是正常出水。

20. 是一种特殊的非药物神奇的排毒法　此法完全分清了"敌我"。只排出对人体无用的体液（水湿、痰饮、瘀血、沫），保住人体有用的体液。中医有汗、吐、下三种药物排毒法，此法的研究成功，又给中医的排毒法增加了一种特殊的非药物排毒法。

21. 用此法拔出的水湿、痰饮、瘀血、沫，经化验室检测，无菌。各种不同的病，拔出的水湿、痰饮、瘀血、沫，各含量不同。

22. 出水的规律　从少到多，又从多到少，直至最后治疗三次不出水为痊愈标准。

23. 医理设计有特色。（鉴定结论）

24. 医理设计科学。（鉴定结论）

25. 具备先进性、实用性、科学性，达到国内同类项目科研的领先水平。（鉴定结论）

26. 强身、保健、养生、美容、防病、治病和诊断不同的疾病，起到至关重要的作用。真正体现出最好的医学不是治好病的医学，而是使人不生病的医学。

27. 纠正了从有针灸历史以来，人们认为拔罐出水泡是因为留罐时间长或火球（投火拔罐法）放入罐内才会出水泡的错误认为和观点。

第七章　针刺拔罐发泡疗法的优点和缺点

第一节　针刺拔罐发泡疗法的优点

一、针刺拔罐发泡疗法在经络系统上的作用途径

经络系统有运行气血、协调阴阳、抗御病邪、反映病候的功能。如果体内有"垃圾"——水湿、痰饮、瘀血、沫的存在就会导致经络系统运行气血、协调阴阳、抗御病邪、反映病候的功能发生变化。"针刺拔罐发泡疗法"通过把导致经络系统功能改变的水湿、痰饮、瘀血、沫，拔出体外后，使经络系统的传导感应、调整虚实，防治疾病的功能发挥正常。所以，上面第五章中的第二节，就谈到了"针刺拔罐发泡疗法"取穴的方法中其中经络取穴的重要性。要想使"针刺拔罐发泡疗法"在临床中发挥出更大的作用，首先掌握好经络系统的构成与分布，经络系统的功能与作用。因此，循经络取穴在临床上使用"针刺拔罐发泡疗法"治疗各科各种疑难病，至为重要。

二、针刺拔罐发泡疗法在经络系统的构成与分布上的作用

熟悉经络系统的构成与分布，对于在临床上使用"针刺拔罐发泡疗法"循经络取穴针刺、循经络取穴拔罐，都起着十分重要的作用。

经络系统中，据其分布特点和功能作用的不同，可以分为经脉和络脉两大部分。经脉中以十二经脉为主体，还包括有奇经八脉、十二经别、十二经筋和十二皮部；络脉中又包括十五大络以及许多难以数计的浮络和孙络。

（一）十二经脉

十二经脉是经络学说的主要内容，分布于全身。"十二经脉者，内属脏腑，外络肢节"，故可分内行路线和外行路线两个部分。阴经经脉各内属于五脏中的一脏，外行的部分分布于四肢内侧；阳经经脉各内属于六腑中的一腑，外行的都分布于四肢外侧。在躯干部的分布：阳明、太阴行身之前；少阳、厥阴行身之侧；太阳行身之后，少阴行身之前。即手三阴，分布于胸部和上肢内侧；手三阳，分布于头面和上肢外侧；足三阳，分布于头面和下肢外侧；足三阴，分布于胸腹和下肢内侧。十二经脉分布于胸背、头面、四肢，均是左右对称，共计24条。其中，每一条阴经都同另一条阳经在体内是脏腑相互属络，在体表是内侧和外侧表里相配，并相互衔接。十二经脉包括手太阴肺经、手阳明大肠经、足太阴脾经、足阳明胃经、手少阴心经、手太阳小肠经、足少阴肾经、足太阳膀胱经、手厥阴心包经、手少阳三焦经、足厥阴肝经和足少阳胆经。

（二）奇经八脉

奇经八脉，是指十二经脉之外的八条经脉，其不拘于正经，不属络脏腑，无表里的配偶关系，是与十二经脉"别道奇行"的八条经脉，包括督脉、任脉、冲脉、带脉、阴跷脉、阴

维脉、阳跷脉、阳维脉。奇是奇异、零碎的意思，指这八条经脉的分布和作用有异于十二正经，是十二经之余；又因其无络属脏腑的表里配偶关系，故有人认为"奇"字应为"奇偶"之"奇"。

（三）十五络脉

十五络脉是络脉中的主要组成部分。其中十二经脉各分出一条络脉，脾经另外又分出一条大络，奇经八脉中的任、督二脉各分出一条络脉，共计十五络脉，合称十五络。十五络的分布各有一定规律，十五络均从本经的络穴处别出。其中十二经脉的别络均走向与本经互为表里的经脉，即阴经络脉走向与其互为表里的阳经经脉，阳经络脉走向与其互为表里的阴经经脉。从而加强了表里两经之间在肢体的联系；络脉虽然也进入胸腹腔内连缀内脏，但没有固定的属络关系，它着重沟通了分布在肢体的表经和里经。任脉的络脉从它的络穴别出后散布于腹部，以沟通腹部诸经的经气。督脉的络脉，从它的络穴别出后分散于头部和背部，别走足太阳膀胱经，以沟通背部、头部的经气。脾之大络，从侧胸部之大包穴分出，散布于胸胁之间，联系十二经之络脉，可维系全身之血络。络脉的分布是呈网状分布的。十五络不仅沟通了十二经脉各组相互表里的经脉，而且加强了十二经脉的循环传注。此外，络脉中还分出许多细小的难以计数的小分支，其中浮现于皮肤表浅部位，肉眼能看到的小络称为"浮络"。络脉中的细小分支，伏于深层的称为"孙络"。浮络、孙络遍布全身，无处不到。主要是将气血输布于周身，供其营养及功能活动。

（四）十二经别

十二经别是从十二经脉别出深入体腔、脏腑的分支。与一般分支不同，所以又称为"别行之正经"，简称经别。

十二经别所行路径，大多从同名正经的四肢肘膝关节以上的部位别出，所循行路径有离、入、出、合的特点，十二经别

均按此规律特点分布于四肢、体腔、头部。"离"：从同名正经
（本经）别出称"离"；"入"：从本经别出后，进入体腔，深入
内脏称"入"；"出"：从体腔浅出于颈项部称"出"；"合"：在
头项之处合并，其阴经别均合入互为表里的阳经，阳经经别各
自合于本经脉而上抵头面部。这样，十二经别就按其阴阳、表
里、脏腑相配的关系，在头面部形成了"六合"的关系。

　　十二经别不仅濡养脏腑，而且加强了十二经脉中表里两经
间的联系。在临床上，阴经的腧穴之所以能够治疗头面部的疾
患，主要是经别的作用。即经别与经脉在头面部形成了"六
合"的关系，使阳经之经气与阴经之经气在头面部交会的
缘故。

　　（五）十二经筋

　　十二经筋是十二经脉之气结聚散络于筋肉的体系。联属于
十二经脉，分布于四肢、躯干、胸廓、体腔，但不深入内脏。
十二经筋的循行走向均从四肢末端走向头身。如足三阳经筋起
于足趾，行于股外，上行结于面部；足三阴经脉起于足趾，循
股内上行绕于阴器（腹部）；手三阳经筋起于手指，循臑外上
行结于角（头部）；手三阴经筋起于手指，循臑内上行结于贲
（胸部）。除上述手足三阳三阴经筋在头部、面部、胸部、腹部
分组结合以外，各经筋循行于踝、腘、膝、股、髀、臀、腕、
肘、腋、臂、肩、颈等关节或筋肉丰满处，并与邻近的他经相
联结，尤其是足厥阴肝经经筋，除结阴器外，并能总络诸筋。

　　十二经筋主要是联络筋肉、骨骼，保持机体的正常运动功
能。经筋同肌肉系统的关系相当密切，又结于人体各关节处，
因而经筋具有约束骨骼，利于关节屈伸活动的功能。

　　（六）十二皮部

　　十二皮部，是经络系统在皮肤上的分布，即十二经脉功能
活动反映于体表的部位，也是络脉之气散布之所在。十二皮部
的分布区域是以十二经脉在体表的分布范围为依据的。某一皮

部的分布区域，正是该经经脉和络脉循行所在之处，皮部是呈片状分布的。

由于皮部居于人体的最表层，是机体的卫外屏障。所以皮部起到保卫机体，抗御外邪的作用。当机体卫外功能失常时，病邪可以通过皮部深入络脉、经脉以至脏腑。反之，当机体内脏有病时，也可通过经脉、络脉而反应于皮部。

三、针刺拔罐发泡疗法的作用途径

（一）针刺拔罐发泡疗法作用途径的研究

针刺拔罐发泡疗法是在针刺法和药物发泡疗法两种基础上研究出来的针灸新技术，它与中医方药、针灸、推拿、按摩等其他组成部分一样，也是在祖国医学基本理论指导下，依据脏腑、经络、阴阳、五行、病因病机、诊断治则等进行辨证论治的。针刺拔罐发泡疗法之所以有较好的临床效果，是通过 4 种（经络取穴、神经分布取穴、经验取穴、辨证取穴）整体取穴法，拔出的病理产物（体内垃圾）——水湿、痰饮、瘀血、沫，是扶正祛邪（中医称排毒法）、调和阴阳、疏通经络，是最系统的以增强人体自身免疫功能来达到预防疾病目的，此法是一种中医预防和治疗为一体的医学新的理论和新的针灸技术。

（二）针刺拔罐发泡疗法调和阴阳的作用

1. 阴阳失调是疾病产生的根本原因　阴阳学说是中医基本理论的一个重要组成部分，它贯穿于中医理论体系的各个方面，用以说明人体的组织结构、生理功能、病理变化，并指导着临床诊断与治疗。阴阳学说认为，人体的正常生命活动，是由于阴阳双方保持着对立统一的协调关系的结果，正是由于"阴平阳秘"，阴阳调和，才保持了人体各组织、器官、脏腑的正常生理功能。如果因各种原因（水湿、痰饮、瘀血、沫的稽留是主要原因）使阴阳的平衡遭到破坏，就会使机体发生各种病理变化。如阳邪致病，可使阳偏盛而阴伤，临床上出现热证；阴邪致病，则使阴偏盛而阳伤，因而出现寒证。阳气虚不能制阴，则出现阳虚阴盛的虚寒证；阴液亏虚而不能制阳，则出现阴虚阳亢的虚热证。这就是所谓的"阳胜则热"、"阴胜则寒"、"阳虚则寒"、"阴虚则热"。如果阴阳平衡遭到破坏十分严重，还可造成"阴阳离决"，人的生命也就停止了。

2. 阴阳失调的治疗原则　　阴阳失调是疾病发生发展的根本原因，因而调理阴阳，使失调的阴阳向着协调方面转化，恢复阴阳的相对平衡，是祖国医学治病的基本原则。故《素问·至真要大论》说："谨察阴阳所在而调之，以平为期"。如"阳胜则热"、"阴胜则寒"的阴阳偏盛的疾病，就应采取盛则泻之、寒者热之，热者寒之的法则。"阳虚则寒""阴虚则热"的阴阳偏虚的疾病，则应"阳病治阴""阴病治阳"，即以补阴的方法制约阳亢，以补阳的方法制约虚寒。对阴阳两虚者，则应阴阳双补。总之，治疗的基本原则是泻其有余（排出稽留在体内的垃圾——水湿、痰饮、瘀血、沫），补其不足（恢复体内正常的新陈代谢），使阴阳之偏盛偏衰得以纠正，使之在新的基础上达到平衡。针刺拔罐发泡疗法在治疗阴阳失调上起着十分重要的作用。

3. 针刺拔罐发泡疗法治疗作用在于调和阴阳　　《灵枢·根结》说："用针之要，在于知调阴与阳，调阴与阳，精气乃光，合形与气，使神内藏。"这就是说针灸治病的关键在于调节阴阳的偏盛偏衰，使机体阴阳调和，保持精气充沛，形气相合，神气内存。针刺拔罐发泡疗法调和阴阳的作用，完全是通过经络、腧穴配伍来实现的。如脾胃虚寒引起的腹胀腹泻，属阳虚寒盛，治宜温阳散寒，可取脾胃经的腧穴，针刺入足三里、梁门、天枢、阴陵泉、太白穴位得气后，用补法进行调针，然后将足三里、梁门、天枢、阴陵泉穴位的针拔入罐内，病重留针留罐1个半小时，达到出水泡为止，起到温补脾胃作用。如胃火炽盛引起的牙痛，属阳明热盛，治宜清泻胃火，取足阳明胃经穴，针刺入内庭、足三里、中脘穴位得气后，用泻法进行调针，然后将足三里、中脘穴位上的针拔入罐内，病重留针留罐1个半小时，达到出水泡为止，可清泻胃火。由肾阴不足，肝阳上亢而引起的头痛，治当育阴潜阳，可取足少阴经穴，针刺入穴位得气后，用补法进行调针，配足厥阴经穴，针刺入穴位得气后，用泻法进行调针，达到协调阴阳。此外，由于阴阳之间可相互化生，相互影响，故治阴应顾及阳，治阳应顾及阴，所以又有"从阴引阳，从阳引阴"等方法。这些都是调和阴阳的重要内容。

针刺拔罐发泡疗法有沟通上下，联系内外的作用。把导致体内上不通于下、下不通于上致病的水湿、痰饮、瘀血、沫，拔出体外。用针刺拔罐发泡疗法拔出体外的水泡，排出的水湿、痰饮、瘀血、沫，直接就可以观察到体内是某一脏或者是某一腑有病，还可以观察到是某一脏病轻或者是某一腑病重，这就是"针刺拔罐发泡疗法"联系内外的作用，说明针刺拔罐发泡疗法是一种特殊的非仪器诊断法的作用。针刺拔罐发泡疗法因为是循经络取穴，而经络又是通过遍布全身有规律的循行和错综复杂的联络交会，把人的五脏六腑、四肢百骸、五官九窍、皮肉筋骨等组织器官联结成为一个有机的统一整体；针刺拔罐发泡疗法在运行气血，营养周身方面起着很重要的作用。因为气血是人体生命活动的物质基础，气血对机体各部组织的营养作用，必须通过经络系统的转输弥散作用来实现。针刺拔罐发泡疗法有沟通上下，联系内外的作用，这样就以使体内阴阳平衡，所以，针刺拔罐发泡疗法在调和阴阳方面起到相当重要的作用。

（三）针刺拔罐发泡疗法在扶正祛邪上的作用

疾病的发生、转归与邪正斗争有着十分重要的作用：疾病的发生，关系到人体正气和致病因素（邪气）两个方面。所谓正气，即是指人体的功能活动和其抗病能力。所谓邪气，是与正气相对而言，即泛指对人体有害的各种致病因素，如外感六淫、痰饮、瘀血和食积等。中医学认为，任何疾病的发生，都是在一定条件下正邪相争的具体反应。《素问·刺法论》说："正气存内，邪不可干。"《素问·刺法论》说："邪之所凑，其气必虚。"说明疾病的发生，是正气处于相对劣势，邪气处于相对优势而形成的。如果正气旺盛，邪气就不足以致病。如果正气虚弱，邪气就会乘虚侵入而致病（正常的水液在运行时受"七情"阻碍）。

正邪斗争的消长变化决定着疾病的转归：一般说来，正气增长则邪气消退，正能胜邪而病向愈；若邪气增长则正气衰退，正不敌邪而病恶化。随着邪正双方的变化，疾病表现出两种不同的病机和证候。即《素问·通评虚实论》所说："邪气盛则实，精气夺则虚。"

扶正祛邪是临床治疗的重要法则：疾病发生发展变化的过程，就是邪正相争的过程，所以治疗疾病就要扶助正气，祛除邪气，改变正邪双方的力量对比，使之有利于向痊愈方面转化。所以，扶正祛邪是临床治疗的重要法则。补虚（恢复体内正常的新陈代谢）泻实（排出稽留在体内病理产物，也就是排出体内垃圾——水湿、痰饮、瘀血、沫），则这是针刺拔罐发泡疗法的具体应用。在邪正双方斗争中，二者盛衰的程度不同，其病证也不同。所以治疗实证时，针刺入穴位得气后应予以选用泻法进行调针；治疗虚证实时，针刺入穴位得气后，应予以选用补法进行调针。在临床应用时，要根据正邪在病程中所占的地位，决定扶正与祛邪的主次与先后。扶正适用于正虚而邪不盛的病证；祛邪适用于邪实而正未伤的病证；扶正与祛邪同时应用，适用于正虚邪实的病证，但应分清主次，正虚较重者，则扶正兼祛邪，邪实较重者，则祛邪兼扶正。当病邪较重，但正气虚弱不耐攻伐时，应先扶正后祛邪；当病邪甚盛，正气虽虚，尚可攻伐时，宜先祛邪后扶正。

针刺拔罐发泡疗法具有扶正祛邪的作用：针刺拔罐发泡疗法的补虚泻实，主要通过针刺手法加上在将穴位上的针拔入罐内和腧穴配伍两个方面实现的。"针刺拔罐发泡疗法"比其他治疗方法扶正作用更见效迅速；针刺泻法和放血多属泻法范畴，有祛邪的作用。如虚脱证，症见面色苍白，大汗淋漓，四肢厥冷，脉微，治宜回阳固脱，急取关元、神阙、大艾炷灸之，针刺入足三里穴位得气后，应予以选用补法进行调针。再如外感温热邪气，高热神昏，烦躁口渴，脉洪大而数，治宜泻热开窍，取十二井穴用三棱针点刺出血，毫针刺入大椎、曲池穴位得气后，应予以选用泻法进行调针，二者相配可达泻热、启闭、开窍之功。在将毫针刺入腧穴配伍取膏肓、气海、关元、足三里、命门等穴位得气后，应予以选用补法进行调针，然后将膏肓、气海、关元、足三里、命门穴位上的针拔入罐内，达到出水泡为止，排出稽留在体内水湿、痰饮、瘀血、沫，起到补的作用，多在扶正时应用；毫针刺十宣、中极、水沟，有泻的作用，多在祛邪时应用。

针刺拔罐发泡疗法在保健方面选取9个穴的治疗，就能起到保健方面的作用，是因外邪侵犯人体，由表及里，先从皮毛开始，皮部和络脉是抗御、保卫机体的首道防线，其功能发挥主要靠卫气来完成。卫气首先充实于络脉，具有温养肌腠，润泽皮肤，启闭汗孔的作用，卫气固密，则外邪不易侵入。所以，针刺拔罐发泡疗法在驱逐体表和体内病邪外出（水湿、痰饮、瘀血、沫），扶正祛邪抗御外邪，保卫机体，增强机体的抗病能力方面起着十分重要的作用。

经络有传导感应，调整虚实的作用。针刺拔罐发泡疗法治疗各种疾病的最大特点就是：疏经通络，祛风除湿，行气活血，消肿止痛，再在针刺基础上，立即加上拔罐通发泡，使风、寒、湿、瘀诸邪从毛孔和皮肤驱邪外出，把致病的水湿、痰饮、瘀血、沫，从体表一定部位逐渐排出体外，加上针刺拔罐发泡疗法强刺激体表一定部位治疗疾病的目的。"针刺拔罐发泡疗法"的关键在于调气，即通过经络的传导而起调整气血、阴阳、虚实的作用。

（四）针刺拔罐发泡疗法在疏通经络上的作用

经络气血失调是疾病产生的重要病理变化：人体的经络"内属于脏腑，外络于肢节"，是五脏六腑和体表肌肤、四肢、五官九窍相互联系的通道，具有运行气血、沟通机体表里上下和调节脏腑组织活动的作用。在正常情况下，经络"内溉脏腑，外濡腠理"，维持着人体正常生理功能。一旦人体正常的体液受内伤"七情"的阻碍，长时间不运行，并且稽留在体内，人体正常的体液就变成了致病的病理产物（体内垃圾）——水湿、痰饮、瘀血、沫，如果不排出体外，就会导致经络气血功能失调，破坏人体的正常生理功能，就会引起种种病变。针刺拔罐发泡疗法研究成功的中医新理论、针灸新技术，完全符合《黄帝内经》和《杂病广要》书中："流水不腐，户枢不蠹"、"通则不痛，痛则不通"、"怪病（疑难重病）责于痰，久病必有瘀"、"水湿、痰饮、瘀血、沫"是致病的病理产物。

1. 经络气血的偏盛偏衰　水湿、痰饮、瘀血、沫稽留在体内（体内垃圾）不排出体外，就会导致经络气血偏盛，可引起有关脏腑、器官、循行部位的功能亢盛。如足阳明经气血偏盛可见消谷善饥，大便干，口渴，齿龈肿痛，颈肿、喉痹，身以前皆热等。经络气血偏衰可引起有关脏腑、器官、经络的功能减退性疾病。如足阳明经气不足，可见胃痛，胃寒，腹胀，身以前寒栗等症。只要把稽留在体内水湿、痰饮、瘀血、沫（体内垃圾）排出体外，各种痹证病就会自然痊愈，气血功能就恢复正常。

2. 经络气血逆乱　若气血逆乱，气盛有余，气血并走于上；或夹痰浊壅滞于上（体内水湿、痰饮、瘀血、沫，稽留在上焦），清窍为之蒙蔽，可致昏厥。也可有气血两虚，气血运行不佳，更由于劳倦、饥饿、情志刺激，使气血运行失调，以致气虚下陷（体内水湿、痰饮、瘀血、沫，稽留在下焦），血不上承，清窍失养而发昏厥。气血不能达于四肢则为厥证（体内水湿、痰饮、瘀血、沫，稽留在四肢）。经络气血逆乱又可导致气机升降失常，如清气不升，下为泄泻；浊气不降（体内水湿、痰饮、瘀血、沫，稽留在中焦），上逆为呕；清浊混淆则呕吐、泄泻并见，发为霍乱。

3. 疏通经络、调理气血　是临床治疗的重要大法。体内水湿、痰饮、瘀血、沫的稽留，是导致经络气血失调的主要原因，致使经络气血偏盛偏衰，经络气血逆乱，气血阻滞，而引起种种病变，"针刺拔罐发泡疗法"主要是疏理经络，调理气血。经络气血虚衰，脏腑功能减退者，属虚证，在治疗时，针刺入穴位得气后，手法宜选补法；经络气血偏盛，脏腑功能亢进，属实证，治疗时，针刺入穴位得气后，手法宜选泻法。经络气血逆乱者，或属气血虚衰，或属脏腑功能失调，均可据其虚实而调之。把体内稽留的水湿、痰饮、瘀血、沫，拔出体外，就是起到疏理经络、调理经气为主要目的。

"针刺拔罐发泡疗法"治病，就是根据经络与脏腑在生理病理上相互影响的机制，在腧穴部位进行针刺、拔罐、发泡，让稽留在体内的水湿、痰饮、瘀血、沫，拔出体外，达到内病外治的目的，取得"通其经脉，调其血气"的效果，从而排除病理因素（稽留在体内的水湿、痰饮、瘀血、沫），治愈疾病。所以《灵枢·刺节真邪》说："用针者，必先察其经络之实虚……一经上实下虚而不通者，此必有横（受"七情"内伤的影响，阻止人体正常体液的运行）络盛加于大经，令之不通，视而泻之，此所谓解结也。""解结"（把体内稽留的水湿、痰饮、瘀血、沫，拔出体外），就是疏通经络的意思。如阳明经气偏盛引起的身热、口渴，可取阳明经内庭、曲池泻热止渴；阳明经气偏衰引起的身寒，可取阳明经足三里、合谷温补之。再如足阳明胃经浊气上逆，引起呕吐，足阳明胃经清气不升引起的腹胀等症，均可取足阳明胃经经穴足三里治之。将穴位上的针拔入罐内，病重留针留罐1个半小时，达到出水泡为止。

四、针刺拔罐发泡疗法治病机制的研究

其机制为先通过针刺穴位，以疏经通络，祛风除湿，行气活血，消肿止痛；再在针刺基础上，立即加上拔罐发泡，使风、寒、湿、瘀诸邪从毛孔和皮肤驱邪外出。治疗各种疑难病其效果较好。

"针刺拔罐发泡疗法"治疗各科各种常见病、多发病（西医称综合性疾病）、疑难病的奥秘何在？其治疗效果究竟是通过什么途径实现的？作者对此进行了深入研究。综合临床29年大量各种疑难病案资料，可以大致归纳为三个方面：①镇痛；②对机体各系统功能的调整；③增强机体的防御能力。

（一）针刺拔罐发泡疗法治疗镇痛作用

从大量临床实践总结资料来看，"针刺拔罐发泡疗法"具有迅速镇痛效果。如对常见的头痛、胁痛、胃痛、腹痛、腰痛、三叉神经痛、坐骨神经能、痛风、痛经等等，都有迅速镇痛作用。

（二）针刺拔罐发泡疗法对机体各系统功能的调整作用

"针刺拔罐发泡疗法"对人体各系统许多器官和组织具有明显的调整作用。它可以使偏盛偏衰或失调紊乱的脏腑功能恢复常态。

（三）针刺拔罐发泡疗法增强机体防御免疫作用

1. 针刺拔罐发泡疗法对消化功能的作用

（1）对食管运动的影响：针刺某些穴位，能引起食管运动的增强。作者对6例已确诊的食管癌患者进行了针刺拔罐发泡

疗法的治疗，观察针刺能否缓解患者的吞咽困难，结果表明有效率达81.4%，而且多数患者吞咽困难的改善都是"一次见效"。用钡餐透视摄片，比较治疗前后食管运动情况，发现治疗后食管增宽，肿瘤部位上下段的食管蠕动增强。钡剂通过肿瘤狭窄部位时速度加快。对5例健康人5次使用"针刺拔罐发泡疗法"治疗后观察，还分别看到"针刺拔罐发泡疗法"取穴膻中、三阴交、巨阙、心俞、膈俞、足三里、上脘、中脘、日月、梁门、（合谷只针不拔），天突（只拔罐不针刺），都可使钡剂下移加快，短时间内见食管运动明显改变，这充分说明以上诸穴相配合，对食管运动功能的影响，具有一定的特效性。

（2）对胃功能的影响：在病理情况下，胃的运动功能发生障碍，可出现胃痉挛、呕吐、胃下垂等各种病症，"针刺拔罐发泡疗法"不仅能解除胃痉挛，防止呕吐，而且对胃下垂也有相当的疗效，有效率在98%。如采用X线透视、拍片或超声波检查，可以看出"针刺拔罐发泡疗法"对胃下垂患者的张力有一定程度的促进作用。即时性效应尤为显著。由于胃的张力减低或胃扩张等引起的胃排空功能障碍幽门痉挛患者，"针刺拔罐发泡疗法"解除幽门痉挛，改变胃-十二指肠间的压力，加速胃内滞留液的排空。

（3）对胃液分泌具有良性调整作用：如慢性胃炎患者胃液酸度下降时，"针刺拔罐发泡疗法"可使胃液分泌增加，酸度增高；胃酸过高者，可使其降低。溃疡病患者，无论是只拔罐发泡还是针刺拔罐发泡疗法（针在罐内）以上诸穴，可使胃液及胃酸的分泌有回到正常点的趋势。"针刺拔罐发泡疗法"对胃酸分泌过高者有很好的抑制作用，对分泌过低者有兴奋作用。经"针刺拔罐发泡疗法"治疗后，胃酸过高或胃酸缺乏的病例，有很好的减轻作用，治疗时间长一点（一直拔罐达到水湿、痰饮、瘀血、沫，出尽为止），完全不用服任何药，能够痊愈。

2. 针刺拔罐发泡疗法对肝、胆、胰功能的作用　治疗某些肝脏疾病有一定疗效，并且可以改善肝功及临床症状和体征。例如急性黄疸型病毒性肝炎。采用"针刺拔罐发泡疗法"治疗，临床治愈率在 85％ 以上。就黄疸指数，血清谷丙转氨酶的恢复时间和症状的改善程度来看，均优于药物治疗，不但近期疗效显著，而且远期疗效亦很稳定。取穴膈俞、肝俞、脾俞、期门、足三里，对急慢性肝炎、慢性肝炎病人自觉症状改善和起到"护肝"作用。较长时间的临床事实证明得出，针刺拔罐发泡疗法对肝血流量有影响：取穴肺俞、中府可使肝血流量明显增加；取期门、肝俞时，则使血流量明显减少。

3. 针刺拔罐发泡疗法具有利胆作用　可促进胆汁的分泌与排泄。取穴胆囊，发现用"针刺拔罐发泡疗法"治疗 30 分钟，胆总管造瘘患者胆汁流量即明显增加，作用高峰在治疗 50 分钟左右。应用 X 线观察或超声波探测可看到，选好穴位用"针刺拔罐发泡疗法"治疗后，大部分受试者的胆囊影响或胆囊平段有不同程度的缩小，说明可促进胆囊运动和排空。

4. 针刺拔罐发泡疗法对肠功能的作用　大量临床事实证明"针刺拔罐发泡疗法"对高张力、运动亢进的肠管具有抑制作用，可使肠管病理性痉挛获得解除；而对低张力肠管则有兴奋的作用，可促进肠管的运动。

5. 针刺拔罐发泡疗法对阑尾功能的作用　对阑尾功能的影响有二：一是促进阑尾运动和阑尾腔内潴留物的排空；二是促进防卫功能。经 X 线片的动态变化情况，可以看出：经使用"针刺拔罐发泡疗法"治疗后，阑尾蠕动明显增强，不少阑尾张力增高，管腔变小，阑尾弧度变化增大，分节气泡移动加快。

6. 针刺拔罐发泡疗法对呼吸功能的作用　如两侧呼吸不平衡时，针刺膈俞，可使患侧受限的呼吸功能增强，使健侧因代偿而增强的呼吸功能降低，使两侧不平衡的呼吸运动达到平衡。选用大杼、肺俞穴可使肺通气增加。从而有利于支气管痉挛的解除、支气管黏膜血管收缩、水肿减轻、通气功能改善。

7. 针刺拔罐发泡疗法对泌尿功能的作用　临床观察表明，针刺对肾功能有影响。对治疗肾炎病人，选取肾俞、气海、照海、列缺、太溪、飞扬、大椎、合谷，可使患者肾泌尿功能明显增强，酚红排出量也较针前增多，尿蛋白减少，高血压也下降。只要把水湿、痰饮、瘀血、沫，从出水泡穴位处拔尽了，高血压病可得到控制。

不同经脉、穴位和手法所产生的效应不完全相同。如健康人在水负荷下，取照海表现为利尿作用，取肾俞、复溜则表现为抗利尿作用，取足三里、解溪则效果较差。

"针刺拔罐发泡疗法"对膀胱储尿排尿功能的影响：调节能解除障碍造成的尿潴留、尿失禁（遗尿）或尿频严重者，疗效显著。如按温补脾肾之法取关元、三阴交、肾俞、脾俞治疗遗尿症（即尿失禁），有效率达96％，用于治疗神经性尿频，有效率达95％。

在探讨上述针刺拔罐发泡疗法效应的机制时，发现对膀胱张力有影响。如针刺膀胱神经支配正常的曲骨、中极、关元、膀胱俞、期门、足三里等穴，捻针时，加上拔罐（针在罐内），比一般针灸引起膀胱收缩，内压升高，捻针停止时，罐子取下时，膀胱变为松弛，内压下降。因神经系统疾患而伴有膀胱功能障碍的病人，取中极、曲骨、膀胱俞、肾俞、关元、三阴交、脾俞，可使大部分膀胱肌张力下降。少数松弛性膀胱，同样的穴位和手法却引起它的张力增高。取中脘、阴郄也有同样效应。

以上资料看，针刺拔罐发泡疗法对膀胱储尿、排尿功能的影响可能是通过神经反射途径实现的。由于针刺拔罐发泡疗法改变了交感和副交感神经对膀胱逼尿和内括约肌的影响，从而使膀胱的储尿，排尿功能得到调整。

8. 针刺拔罐发泡疗法对血液循环功能的作用　对心脏活动的影响：对心率、心律和心脏本身营养过程的调整作用，已经作了广泛的观察和研究。在疾病情况下，"针刺拔罐发泡疗法"对心率的影响效应特别明显，一般规律是，治疗前心率较快者，经治疗后大多心率迅速减慢，而治疗前心率越快，治疗后减慢越明显。效应的出现十分迅速，常常伴随着针感的出现，心率开始减慢，在治疗约 30 分钟时（针在罐内拔了 30 分钟时）效应最强（临床症状明显改善）。临床上用于治疗心律失常、阵发性心动过速或心动过缓，见效迅速。取双内关、合谷、足三里、三阴交穴位，针拔在罐内的穴位取神藏、膺窗、神封、孔根、膻中，常在治疗 3～5 分钟，心率即可由 40～60 次/分增至 70～80 次/分。不同手法和刺激方法，对针效也有影响，补法多引起心率减慢，而泻法引起心率加快。

对血管淋巴管功能的影响：根据不同的病，选取不同的穴位，用一定的手法针刺，可使病人脑、肢血流图和指端容积脉搏发生变化，显示"针刺拔罐发泡疗法"可降低血管的紧张性，改善动脉血管弹性，提高搏动性血流供应强度。可改善急性心肌梗死病人的微循环，使微动脉和微静脉扩张，血流速度改善。对脑出血患者有促进脑出血的吸收，使血肿减少至消失作用。对颈动脉的剧烈扩张所引起的血管性头痛，应用此法治疗 100 例，痊愈率达 72%，总有效率达 97%。病人经"针刺拔罐发泡疗法"治疗后，脑血流图有明显改善，说明有改善血管弹性，增加血流量，促进脑血管侧支循环及早建立的作用。

对血压的影响：对治疗高血压、低血压都有很好的治疗作用。对继发性高血压病人血压下降明显，临床症状改善明显。根据发生高血压不同的原因，不同的年限，使用"针刺拔罐发泡疗法"治疗取穴也不同，手法也不同，治疗时间也不同，对继发性低血压病人血压上升也明显，临床症状迅速改善。

对内分泌功能的影响：对甲状腺功能的影响，即治疗甲状腺功能亢进，又可治疗甲状腺功能低下。取双侧合谷、廉泉；只拔火罐不针天突和双侧人迎穴，可使甲状腺机能亢进患者的甲状腺体缩小，症状消失，基础代谢明显降低。对治疗地方性甲状腺肿，有效率达 95％，治疗后颈围缩小，症状减轻或消失，尿中排碘量明显降低，甲状腺对碘的吸聚和利用能力提高。

对神经系统功能的影响：对周围神经功能有很好的治疗作用。对各种病因使周围神经病损导致感觉、运动或自主神经功能障碍时，此法治疗收效迅速，特别是对治疗周围性面神经麻痹、面肌痉挛、三叉神经痛、肋间神经痛、坐骨神经痛、周围神经损伤、视神经萎缩、聋哑和内耳眩晕等都有不同程度的疗效。

9. 针刺拔罐发泡疗法治疗各部位骨质增生发挥的作用

有很多骨质增生病人没有临床症状，但经 X 线检查确诊骨质增生病变，被很多人忽视了治疗，一旦出现了临床症状，治疗就很难；有些病人临床症状很严重，但经 X 线检查无增生病改变，如不按增生病治疗，经其他治疗久治无效，甚至导致病情更严重。所以，作者把 X 片检查在临床中只有作为参考，只要有临床症状就必须按照增生病治疗。如同时患有冠心病、高血压、糖尿病、胃炎、肺气肿、肾炎，无论是中、西药治疗增生病对以上这几种疾病都有很大影响，结果会出现增生病没治好，反而加重了病情。针刺拔罐发泡疗法治疗痹证病及疑难病，特别是治疗骨质增生，是标本同治的有效治疗法。疏通脉络、止痛止麻，解除增生处肌肉痉挛，以减轻神经根及突出物的充血水肿。增大椎间隙及椎间孔，减轻其对神经根的压迫，纠正椎体滑脱。松解神经根及软组织粘连，减少椎间盘的压迫，有利于已经突出的纤维组织消肿或回缩，消除临床症状。

对于治疗瘫痪肢体，可以减少肌肉萎缩，改善血液循环，使瘫痪时间短的肢体恢复正常，使瘫痪时间长的肢体防止关节僵直和关节畸形，减轻钩椎关节骨刺对神经根及椎动脉的刺激，达到恢复瘫痪肢体的目的。治疗各部位骨质增生病变，只要患病局部拔得上火罐并且拔出水泡，患骨质增生病局部压迫产生的各种临床症状，就会全部消失。在治疗中只要水湿、痰饮、瘀血、沫拔尽了，治愈后不易复发。减少增生组织对周围血管的刺激和压迫，减少颈脊神经根、椎动脉、交感神经和食管的压迫，恢复颈椎内外平衡的失调，改善颈部肌群，使颈椎保持稳定，为外平衡；韧带、关节和椎间盘连结为内平衡。外平衡可以补偿内平衡。把致病的病理产物——水湿、痰饮、瘀血、沫，排出体外后，经脉畅通，使骨失所养而致的骨质变形而得养，恢复脏腑功能，肝肾不亏，气血充足，减少多发性痹证病的发生，减轻病人的疼痛，减轻社会、家庭的负担。

10. 针刺拔罐发泡疗法治疗五脏、六腑疾病的作用　五脏、六腑出现各种不同的病变，临床症状很严重，很多病人经现代化仪器检查一切正常（现代医学称"亚健康"；中医称"治未病"），这时就需要临床医生（中医大夫）运用"四诊"和"八纲"进行辨证分析，用"针刺拔罐发泡治疗"按照经络取穴、神经分布取穴、经验取穴、辨证取穴，内病外治，将有病的穴位、有病的脏腑、有病的经络、有病的肌肉、有病的关节，根据不同的病，选用不同的针刺（毫针、皮肤针、三棱针）拔罐发泡治疗，使各脏、各腑的病变消除。如治疗乳腺增生、前列腺增生、胃痹、肺痹、肝痹、心痹、脾痹、肾痹、胆痹、大肠痹、小肠痹、膀胱痹、女子胞痹病（子宫肌瘤、卵巢囊肿）、骨关节病、各种结石病，可以免除手术。治疗各科各种五脏、六腑痹证病的临床经验病案，可见后面有关篇章。

第二节　针刺拔罐发泡疗法的缺点

"针刺拔罐发泡疗法"是一种创面局部性治疗法，出水泡时，表皮出现象灼热一样疼痛的感觉，但体内有病的地方很舒服。尽管皮肤出现象灼热一样疼痛的感觉，也一定要坚持每天继续由水泡处拔出水湿、痰饮、瘀血、沫，出得越多、越快，病才见效快。有病的局部水湿和痰饮出的再多，也不会导致病人脱水或其他疾病的发生，再热的天气拔火罐出水泡处也不会发生红肿。出水泡处如果中断治疗，出水泡处出现痒，属正常现象，可用75％酒精经常涂擦出水泡处，千万不要用其他药物涂擦出水泡处。出水泡处一定不要中断治疗，不中断治疗的出水泡处，不需用75％酒精经常涂擦。出水泡处尽可能要继续治疗，如在治疗中病人受不了疼痛，出水泡处可以交叉拔罐治疗。

交叉治疗有两种方法：第一种交叉治疗方法是，今天拔这几个出水泡处的穴位，明天拔另外几个出水泡处的穴位，没有拔罐（交叉）的出水泡处要用75％酒精经常涂擦，按医生的疗程治疗（10次治疗为1个疗程），在治疗期间不要中断治疗。第一个疗程治完了，还在出水湿、痰饮、瘀血、沫，接着治疗第二个疗程，一直拔到水湿、痰饮、瘀血、沫，出尽为止，如病人擅自中断治疗，未经医生同意中断治疗，本来水湿、痰饮、瘀血、沫，从深部往外出，还正在出水，突然中断拔罐，这时的出水泡处水湿、痰饮、瘀血、沫，往外出不来，往里（回到原处）回不去，很容易出现出水泡处发生红肿、发炎。第二种交叉治疗方法是，在同时治疗时，选几个穴位先针刺拔罐发泡治疗，取针取罐的时间到了，然后再选没有治疗的穴位进行针刺拔罐发泡治疗。

第一种交叉拔罐，（这样病痊愈较慢，就会延长治愈时间），就不会出现出水泡处发生红肿、发炎。如果病人能很好配合，忍受疼痛力很强，出水泡处就继续针刺拔罐发泡治疗，留针留罐的时间，可以随时根据病人忍受疼痛的能力而增减，但一定要告诉病人，留针留罐的时间越长，治疗的效果就更佳。节假日要求不停止治疗。第二种交叉治疗方法的效果，要比第一种交叉治疗方法的效果显著。

一般重病（病程时间长）偏瘫的病人开始第一个疗程，病人都能接受1.5小时甚至2个小时留针留罐的时间，因水湿、痰饮、瘀血、沫，长时间稽留在体内，阻止了体内气血、津液的正常运行，造成全身、或半身、或四肢麻木不仁，中风、偏瘫或截瘫，罐留时间长也不觉得疼痛。水湿、痰饮、瘀血、沫，越出越多了，肢体有知觉感了，留罐的时间就没有规定了，就会出现一个疗程比一个疗程留针留罐时间就得缩短。留针留罐时间完全是随着病人忍受疼痛的耐力来改变。但一定要告诉病人，留针留罐时间越长，效果越好，留罐时间越长就缩短治愈时间，就会减少治疗费用。

确定水湿、痰饮、瘀血、沫，拔尽了没有的一般规律，就是在治疗末尾的一个疗程的最后3天，出水泡处在这3天中不再出新水泡了，才算得上是水湿、痰饮、瘀血、沫，拔尽了。只要水湿、痰饮、瘀血、沫，拔尽了，病就会治愈。只要水泡处的水湿、痰饮、瘀血、沫，拔尽了，治愈后多年不见复发（笔者有亲身体会，对病人跟踪随访得出证明）。拔过火罐出过水泡的穴位处，有火罐印子，有些病人很快就消失（出过水泡的痕迹），有些病人的皮肤要过一个夏天才能恢复，有些病人的皮肤要过两个夏天才能恢复，这种情况很少。有些病人的皮肤2～3个月就恢复了正常，这种情况不算很多。有些病人的皮肤3～4个月就恢复了正常，这种情况比较多。总而言之，皮肤出过水泡的穴位，不会留下瘢痕。

出水湿、痰饮、瘀血、沫的规律：一般第一个疗程开始2、3天出的少，到了4、5天就开始出多了，从少到多，又从多到少，水湿、痰饮、瘀血、沫，出得多时，正是病减轻明显见效的时候，千万别停止治疗。正在出水湿、痰饮、瘀血、沫多时，根据不同年龄、不同病情、不同患病时间、不同病人的承受能力，灵活选用以下 4 种不同的临床操作治疗法。

第一种临床操作治疗法：有病的穴位、有病的脏腑、有病的经络、有病的肌肉、有病的关节，用经络取穴、神经分布取穴、经验取穴、辨证取穴，这 4 种取穴法选好穴位后用 75％酒精消毒，根据不同（胖瘦）病人选穴位、选用毫针的长短尺寸，将毫针刺入穴位得气后选用不同的手法（补法、泻法、平补平泻法）进行调针，再根据不同病程时间的长短、身体的强弱，选用主穴位上的针拔入罐内，留针留罐 40 或 50 分钟就会出水泡，重病一定要达到留针留罐 1 小时或 1.5 小时。也就是说在治疗前医生一定要告诉病人，留针留罐时间越长，水泡出的越多，效果越显著。相反，无病的穴位、无病的脏腑、无病的经络、无病的肌肉、无病的关节，留针留罐 2～3 个小时，或者说更长时间都不会出水泡。取下针和罐，用针刺破水泡，让水湿、痰饮、瘀血、沫，流出体外，用消毒棉花盖上，在消毒棉花上面再盖上一层纱布，用胶布粘贴固定上，防止衣裤摩擦出水泡处，增加病人的疼痛感，第一次治疗完成。第二次治疗用 0.9％氯化钠注射液浸泡伤口上的棉花和纱布，揭开纱布和棉花，在出水泡处继续用 75％酒精消毒针刺，拔罐时用的罐号要比第一次治疗的大，目的就是减轻病人伤口的疼痛，尽量把出水泡处拔入罐内，治疗 10 次为 1 个疗程，疑难重病，最好选择 1 日 2 次治疗。第 1 个疗程治疗完后，还在继续出水湿、痰饮、瘀血、沫，再接着治疗第 2 个疗程，以此类推，以水泡处治疗最后三次不再出水泡，不再出水湿、痰饮、瘀血、沫，为痊愈标准。

第二种临床操作治疗法：前面的其他操作同上。第二次治疗用 0.9％氯化钠注射液浸泡伤口上的纱布，只揭开纱布，病人怕痛，就不再揭开伤口上的棉花，在出水泡处的棉花上继续用 75％酒精消毒针刺，拔罐时用的罐号要比第一次治疗的大，目的就是减轻病人伤口的疼痛，尽量把出水泡处拔入罐内，治

疗 10 次为 1 个疗程，疑难重病，最好选择 1 日 2 次治疗。第 1
个疗程治疗完后，还在继续出水湿、痰饮、瘀血、沫，再接着
治疗第 2 个疗程，以此类推，以水泡处治疗最后三次不再出水
泡，不再出水湿、痰饮、瘀血、沫，为痊愈标准。

　　第三种临床操作治疗法：前面的其他操作同上。第二次治
疗用 0.9%氯化钠注射液浸泡伤口上的纱布，只揭开纱布，病
人怕痛，就不再揭开伤口上的棉花，可以选择暂时不在继续用
针刺，而是直接在伤口盖上的棉花上选继续拔罐治疗，拔罐时
用的罐号要比第一次治疗的大，目的就是减轻病人伤口的疼
痛，尽量把出水泡处拔入罐内，10 次治疗为 1 个疗程，疑难
重病，最好选择 1 日 2 次治疗。第 1 个疗程治疗完后，还在继
续出水湿、痰饮、瘀血、沫，再接着治疗第 2 个疗程，以此类
推，以水泡处治疗最后三次不再出水泡，不再出水湿、痰饮、
瘀血、沫，为痊愈标准。等水湿、痰饮、瘀血、沫，出尽后再
针刺治疗也可以。

　　第四种临床操作治疗法：如果治疗严重疼痛、严重肿胀、
病程时间长的病人，必须选择 1 日 2 次治疗，疗效才会立竿见
影。如 1 日 2 次治疗的患者，出水泡处就不必用消毒棉花和纱
布盖上了，就用消毒棉花经常擦去出水泡处流出的水湿、痰
饮、瘀血、沫，就行了，第一次治疗完成。第二次治疗就在出
水泡处用 75%酒精消毒针刺，如果出水泡处不好（因有伤口）
针刺，继续针刺会在伤口处增加病人疼痛，可以选择暂时不再
继续针刺，选择在出水泡处只拔罐，用的罐号要比第一次治疗
的大，目的就是减轻病人伤口的疼痛，尽量把出水泡处拔入罐
内，治疗 10 次（5 天）为 1 个疗程，第 1 个疗程治疗完后，
还在继续出水湿、痰饮、瘀血、沫，再接着治疗第 2 个疗程，
以此类推，以水泡处治疗最后三次不再出水泡，不再出水湿、
痰饮、瘀血、沫，为痊愈标准。第 2 个疗程（5 天，1 日 2 次）
如病人承受不了 1 日 2 次治疗，就可以改为 1 日 1 次治疗。

　　以上 4 种方法：医生一定要做到随时观察病人的病情，根据病人的病情和每一位不同病人的承受能力，随时选用 1 日 1 次治疗或者 1 日 2 次治疗，还有 1 日 3 次治疗（只拔重点出水泡处），灵活选用。留针留罐时间的长短，根据病人的病情随时选用。要求节假日不能停止治疗，一直拔到水湿、痰饮、瘀血、沫，出尽为止。

第八章 怎样才能当好一名针刺拔罐发泡疗法的临床医生

做"针刺拔罐发泡疗法"这项工作的临床医生，比干一般的针灸临床医生工作付出的辛劳多几倍。因为能够前来接受"针刺拔罐发泡疗法"治疗的病人，有两种情况：第一种，是有了现代化检测手段确诊依据，但经中医（中药、牵引、理疗、一般针灸、按摩）和现代化（西药、手术）各种治疗手段久治无效的各科疑难重病。第二种，是临床症状很严重，但经现代化各种检测手段检查不到病因，诊断不出病名的"亚健康"者，中医称"治未病"。

以上两种情况的患者，才会来接受此法的治疗。作为一名干"针刺拔罐发泡疗法"这项工作的临床医生，肩负起的责任有多么重。反过来说，以上两种情况的患者，能来接受此法的治疗，也是病人对医生最大的信任。治愈了以上两种情况的病人，也会使做"针刺拔罐发泡疗法"这项工作的临床医生，感到有一种最大的成就感！也是一种最大的安慰！最大的幸福感！但是，做"针刺拔罐发泡疗法"这项工作，是一般人干不好的工作！更是一般人干不了的工作！

也可以说，做"针刺拔罐发泡疗法"这项工作的临床医生，必须在具备胆大心细的前提下，还要特别具备很好的耐心、细心、关心和同情心，还要有不怕脏、不怕累的精神。因水泡刺破流出的水湿、痰饮、瘀血、沫，特别有腥臭气味，让人感到特别难闻。闻到后要出现恶心、呕吐、很长时间出现反胃。有些穴位（踝关节、委中）上的火罐很难拔上，一会儿掉，一会儿又掉。如果不继续拔上火罐，将直接影响到病人的整个（如小腿脚严重疼痛、肿胀、行走困难）治疗效果。这时的医生别无选择，再累（需要医生跪在地上）也要想尽办法（这种火罐不行，就用另外一种火罐接着拔出水泡处）为病人拔上最好效果的火罐，让出泡处的穴位，尽快出完水湿、痰饮、瘀血、沫，让病人早日康复。因为治疗小腿脚严重疼痛、严重肿胀、行走困难的病，小腿穴位上的多个穴位需要同时针刺拔罐治疗，效果才会更显著。医生不能因踝关节的火罐不好拔，就分开治疗，让病人睡在床上或者单独抬高小腿拔踝关节的穴位。治疗小腿的病，病人必须坐着姿势取穴位治疗，取踝关节穴位火罐，医生不是跪在地上，就要蹲在地上、或者说坐在地上，才能拔踝关节穴位的火罐。所以，需要医生有很好的耐心和同情心，把病人的病当作自己的病，把病人当成像自己的亲人一样来治疗，经常关心病人和体贴病人，特别要表现在正在治疗的过程中，医生要做到取针取火罐，手要轻；刺破水泡时，手要轻；一边刺破水泡，一边用嘴吹，这样做能够让病人体会到有减轻疼痛的感觉（体现出医生人性化治疗法）；边治疗边多鼓励病人要坚强，鼓足勇气，克服治疗时暂时的疼痛困难，坚持到出水泡处水湿、痰饮、瘀血、沫拔尽，不服任何药物，再重的病自然痊愈。

医生要特别做到有很强的责任感，因为能怀着对"针刺拔罐发泡疗法"治疗有效唯一希望的病人才会来接受此法的治疗。这时就需要医生具有奉献精神，才能干得好、干得了"针刺拔罐发泡疗法"这项工作。医生一定要做到尽职尽责，全心全意为前来接受治疗各科疑难病患者服务好。

在接待病人时，要多向病人介绍"针刺拔罐发泡疗法"治疗各种疑难病的优点和缺点，要向病人多做解释，并且叫病人在"针刺拔罐发泡疗法安全责任书"上签名，才能接受此法的治疗。将"针刺拔罐发泡疗法安全责任书"字打大，粘贴在针灸科办公室门前，让前来接受治疗的病人，一目了然。

针刺拔罐发泡疗法医疗安全责任书内容

"针刺拔罐发泡疗法"是西南交通大学峨眉校区医院中医、针灸科刘一儒医师研究出来的中医新理论，独特、新颖、非药物针灸新技术、非仪器诊断法（有病的穴位出水泡，无病的穴位留罐2、3个小时都不会出水泡），是一种局部创伤性治疗法。为了规范诊疗行为和避免医疗纠纷事故的发生，特制定出以下"针刺拔罐发泡疗法"的操作规程和医疗安全责任书。

一、操作规程

1. 选定穴位用75％酒精消毒；

2. 不同的病选用不同针（毫针、皮肤针、三棱针）在所选穴位上进针，根据不同的病情选用不同的手法（补法、泻法、平补平泻法）进行调针；

3. 得气后将主穴位上的针拔入罐内，留针留罐1个小时左右，重病1.5小时，要根据病人的承受能力，随时增减留针留罐时间。医生一定要告诉病人留针留罐时间越长，效果越好；

4. 达到出水泡为止；

5. 取下罐和针，用针刺破水泡，让水湿、痰饮、瘀血、沫流出体外。水泡出得越多，病情见效越迅速；

6. 在出水泡处盖上很薄的消毒棉花，再在棉花上面盖上纱布，用胶布固定上，防止衣裤摩擦伤口，增加病人的疼痛。第一次治疗完成；

7. 第二次治疗只揭开胶布和纱布，第二次治疗的火罐要比第一次治疗的火罐大，将水泡上面盖的棉花拔入罐内，这样会减少病人疼痛；

8. 将出水泡处的水湿、痰饮、瘀血、沫拔尽，最后 3 次治疗不再出水湿、痰饮、瘀血、沫为痊愈标准。过一段时间再拔出水泡处，不会再出水泡。此法治病排毒，能分清"敌我"。也就是只拔出体内无用的"垃圾"——水湿、痰饮、瘀血、沫；

9. 如果说病人承受能力差，可交叉先选 5 个穴位治疗，到时间取下罐后再拔其他没有治疗的穴位。出水泡处有发痒是正常现象，病人不用担心，不能用其他药物涂擦，只能用 75% 的酒精涂擦；

10. 病人不能擅自停止拔罐治疗，如正在出水泡停止拔罐，容易导致水湿、痰饮、瘀血、沫排出体外难，回到体内也难。这时出水泡处就容易发生红肿（发生炎症）。如果病人能够很好配合治疗，出水泡处不用作任何处理。出水泡处不会留下瘢痕，不同皮肤，分半年、1 年、2 年，恢复正常。

二、疗　　程

根据不同的病分 1 日 1 次治疗，1 日 2 次治疗，罕见的严重疼痛、肿胀的病，需 1 日 3 次治疗。10 次治疗为一个疗程。如病人不能配合治疗的，擅自中断治疗的，导致的一切后果，由病员负责。

三、接受针刺拔罐发泡疗法治疗的注意事项

1. 病人治疗前要求先进食，进食量和营养品，如牛奶要比平时多。

2. 接受治疗时应有足够的心理准备和承受能力，预防发生晕针现象。

3. 要求病人卧床取穴接受治疗。不同的病治疗也各有不

同的姿势取穴位治疗。

　　4. 病人走急了、走累了不能及时接受治疗，应先休息。

　　5. 病人在接受治疗期间，不能擅自停止治疗。

　　6. 水湿、痰饮、瘀血、沫，出得多的病人，每次治疗完后，要注意多休息。

　　请患者详细阅读此责任书，同意并签全名。

　　医生签名：　　　　　　　　患者签名：

　　　年　月　日　　　　　　　　年　月　日

第九章 针刺拔罐发泡疗法在保健方面的作用

第一节 针刺拔罐发泡疗法用于保健的 9 个重要穴位

合　谷

又名虎口，因位于第一、二掌骨之间，二骨相合，形如峡谷，又似虎口，故而得名。是手阳明经脉所过为原的原穴；为回阳九针之一。

本穴善治急性发热、外感表证、神志病，是治疗气虚病证的常用穴。从经络所通的作用上循经取穴，它治疗手阳明经循行通路上的体表病变。为治头、面、眼、口、鼻疾患要穴。也就是美貌、保健之要穴。

（一）治疗范围

1. 肺卫、气分证候　肺与大肠相表里。肺属卫外合皮毛，风邪外袭，肺卫首当其冲；手太阴经属里、属阴，手阳明经属表、属阳。合谷是手阳明大肠经的原穴，能贯通表里二经。施用泻法有清肺、疏卫、清宣阳明等功效。因此，外邪侵袭肺或肺卫所致的病证，可取施本穴。温病中的邪在卫分及热在气分的证候，伤寒病中的阳明经证，均属本穴的治疗范围。

2. 经脉通路上的病证　依据手阳明经脉、经别的循行，针感的走向和本穴祛风散邪、清宣阳明经邪热的功能，采用辨证取穴和循经取穴，合谷治疗本经经脉、经别循行处的指腕、肘臂、肩、颈项、喉咙、面颊、齿、鼻、口唇疾患。所以，前人把它列为四总穴之一和天星十二穴之一；《杂病穴法歌》说："头面耳目鼻病，曲池、合谷为主"。《玉龙歌》说："头面纵有诸般证，一针合谷效通神"等。

3. 气虚诸证　肺主气司呼吸，为气机出入升降之枢。肺与大肠相表里，取补大肠经的原穴合谷，有补益肺气的作用。因此，凡因肺气虚亏所致的病证，都可取施本穴。本穴又有补气（宗气）的作用，凡因气虚所导致的病变都可配补本穴。

4. 脱证和阳实闭郁之证　补气可以固脱，益气可以回阳，行气可以散滞启闭，清热可以开窍醒志。具有补气、行气、清热作用的合谷穴，有补气固脱，益气回阳、行气散滞、开窍醒志的功效。可广泛用于脱证、闭证、厥证以及现代医学中的一些精神、神经性疾患。所以，历代医家把它列为回阳九针穴之一，用于急救。凡因气虚、肺气不足、风寒、风热、气机阻滞、阳明热盛所导致的病证以及闭、厥之证、面口诸疾等都是本穴的主治范围。

（二）辨证取穴

1. 用泻法　疏风解表、清热宣肺、清气分热邪。

2. 用泻法或用强刺激　通关启闭、开窍醒志。

3. 用补法　能补气固表，益气固脱，益气升阳，益气摄血、行血、生血。

（三）循经取穴

用泻法配透天凉，清宣阳明经气。

（四）局部取穴

1. 用泻法　舒筋活络。

2. 用补法　有壮筋补虚之效。

曲　　池

因位于肘部屈曲凹陷处,其形状如池;又因位处肘部屈曲处,是手阳明脉气入合处,比喻池,故而得名。又名阳泽、鬼洼。"合治内腑"(《灵枢·邪气脏腑病形》);"邪在腑取之合"(《灵枢·四时气》)。本穴是大肠合穴,应治大肠腑病,然而长期临床实践证明;对于大肠腑病,取其下合穴巨虚上廉奏效较佳。因此,《灵枢·邪气脏腑病形》指出:"大肠合于巨虚上廉"。曲池主治皮肤病、外感表证、头面咽喉病和手阳经循行通路上的肘、臂、肩、颈项疾患以及现代医学的某些过敏性疾病,是驱除周身之风的常用主要穴位。

(一) 治疗范围

1. 风病、外感表证　"病在阳之阳者,刺阳之合"(《灵枢·寿夭刚柔》)。肺属卫主表,外合皮毛,风邪外袭首犯皮毛,肺卫首当其冲;阳明主肌肉,联系肌表皮肤。皮肤病变多由风邪夹寒、夹湿、夹热等客于肌表,闭郁经气,壅滞气血所致。本穴有祛邪透表和驱逐周身风邪的特殊作用,主治外感表风邪夹寒、夹热、夹湿引起的皮肤病和风寒、风热、阳明热盛引起的病变或伴有风湿、风热、高热症状,以及病在卫、气的病证都属本穴的治疗范围。

2. 经脉通路上的病症　依其经脉循行、针感走向、穴位所在,用于患部和循经取穴,曲池治疗手阳明经脉循行所过处的指、腕、肘、臂、肩、颈项、面颊、鼻、齿疾患和穴位所在处的经筋病。对于上肢疾患,不仅有通经活络、宣通气血的作用,还有祛风散邪的功效;对于面颊、鼻、齿疾患,能收宣通经气和祛风散邪的双重功效。

(二) 辨证取穴

1. 用泻法　祛风散邪、清热透表。

2. 用平补法泻法　祛风散邪、湿经散寒。

（三）局部取穴

1. 用泻法　舒筋活络，宣通气血。

2. 用补法　壮筋补虚。

内　关

因位于腕臂内侧，手厥阴之络脉由此别出，沿本经通过肘关节、肩关节上行系于心包络，故而得名。本穴是手厥阴心包络经的腧穴、络穴，通于阴维脉，主治本经经病和胃、心、心包络疾患以及与情志失和、气机阻滞有关的脏腑、器官、肢体病变。本穴和间使穴功能相近，都有理气散滞，通畅心络的作用。间使穴（临床应用）中的一些病证，也是内关穴的治疗范围。

（一）治疗范围

1. 络脉病　"手心主之别，名曰内关。去腕二寸，出于两筋之间，循经以上，系于心包络。心系实则心痛，虚则头强（《甲乙经》作烦心）。取之两筋间也"（《灵枢·经脉》）。对于邪气盛而实的心痛和正气衰而虚的烦心，可取本穴施治。

2. 神志病和血脉病　心主血脉，又主神明。心包与心本同一体，其气相通。心脏的喜乐由心包透露出来。心包为心之外膜，络为膜外气血通行的道路，心包络是心脏所主的经脉，心不受邪，由心包代心受邪而为病。风邪犯心包，影响心脏，出现的神志病和气滞脉中，心络瘀阻所致的病证，都可取施本穴。

3. 气机阻滞的病证　因思虑恼怒，情志失和，气机阻滞，而气机升降失调，产生气逆，出现的肺气上逆、胃气上逆，以及气滞脉络、气滞则瘀等病证，都属本穴的主治范围。使用补法（如大补气血、温补脾肾、补益脾胃等），恐峻补滞寒、中满，影响气机的通畅，或欲佐以理气散滞之法者，都可以配泻本穴。

4. 阴维为病 内关通于阴维脉，而阴维脉联系着足太阴、少阴和厥阴经，并会于任脉，还与足阳明经脉相合，这些经脉都循行于胸脘胁腹，所以"阴维为病苦心痛"（《难经·二十九难》）。内关穴善治胸痛、胁痛、胃痛、心痛、反胃、胸脘满闷胁下支满、腹中结块以及疟疾等。正如《玉龙歌》中说："腹中气块痛难当，穴法宜向内关防，八法有名阴维穴，腹中之疾永安康"。《标幽赋》中说："胸腹满痛则内关"和《八脉交会八穴位主治歌》所说的："中满心胸痞胀，肠鸣泄泻脱肛，食难下膈酒来伤，积块坚横胁撑；妇女胁疼心痛，结胸里急难当，伤寒不解结胸膛，疟疾内关独当"。

5. 经脉通路上的病证 依其针感的走向、穴位的所在、经脉络脉的循行和经筋的分布，内关还治疗本经经脉、络脉循行处的胸、胁、乳、腋下、膈、中焦（特别是胃）腕臂、掌指疾患。"胸胁若有病，还与内关谋"，"胸中之疾内关担"。对有胸胁部疾病，即能用于循经取穴，通经活络，又可用于辨证取穴，行气散滞。

（二）辨证取穴

用泻法，理气散滞、通畅心络、安心神、和胃止呕、截疟。

（三）循经取穴

用泻法，通经活络、祛邪散滞（均用于本经经脉病）。

（四）局部取穴

1. 用泻法 舒筋活络。

2. 用补法 有壮筋补虚之效。

足 三 里

因能治理（古里与理通）腹部上中下三部诸证而知名；又名下陵、鬼邪、中俞髎；是足阳明之脉所入为合的合土穴，土经中之土穴；为回阳九针穴之一；是强壮要穴和肚腹疾病的常

用要穴。"合治内府"（《灵枢·邪气脏腑病形》）。胃经合穴足
三里，是主治胃之腑病、经病、气化病和同胃有关的脏腑器官
病变的常用要穴，对改善胃腑功能，消除胃功能失常所产生的
病理证候，具有一定的功效。本穴具有补中气、健脾胃的作
用，因此，还治疗与脾虚有关的肚腹疾病。

（一）治疗范围

1. 肚腹病　胃与心、脾、肺、肝、胆、大肠、小肠、膈
之间，有着经络上的密切联系，它们之间互相影响，如胃病能
影响肠、脾，脾病能影响胃、肠、肝、胆；肠有病能影响脾、
胃；肝有病能影响脾、胃、胆；胆有病能影响肝、胃。治胃有
益于肠、脾；治脾有益于胃、肠、肝、胆；治肝可以安胃、益
脾、利胆；治胆有益于肝、胃等。胃经之合土穴足三里，既有
和胃、健胃和通肠导滞的作用，又有健脾益气的功效。因此，
凡脾与胃、肝、胆、肠相互影响，互为因果的病证和同胃有关
的脾、肝、胆、大小肠的肚腹腔病，都可取施本穴。所谓"肚
腹三里留"之意就在于此。与胃有关的心、肺、膈病证，伤寒
病中的阳明腑证，太阳证和厥阴证的寒热错杂型，温病中气分
证的热结肠道型和肠伤寒的湿热蕴阻型，都属本穴的治疗
范围。

2. 同脾胃有关的虚证

（1）脾胃为后天之本，气血生化之源：因脾胃纳运功能失
常，生化气血之源不足，气血亏虚出现的脏腑、器官、肢体病
证，取本穴调理脾胃以治其本。病后体虚，调养脾胃，亦常取
本穴。脾主统血，脾气虚弱，统摄无权所出现的一些出血性疾
病，可取补本穴益脾摄血。

（2）调理脾胃："胃者，五脏六腑之海也，水谷皆入于胃，
五脏六腑皆禀气于胃。"（《灵枢·五味》）金·李东垣也提出内
伤脾胃，百病由生的病机学说，并指出："脾胃之气既伤，元
气也不能充，而诸病之由生也"。因此，临床应重视调理和健

壮脾胃，凡使用调理和健壮脾胃之法者，均可配取本穴，脾胃健壮，诸病则不由脾胃虚衰而复生。

（3）虚脱证：本穴有补中气的作用，补气能回阳固脱，因此，前人把它列为回阳九针穴之要穴。凡久病元气衰亡，急病阳气暴脱和中气不足引起的病证，都属本穴的治疗范围。

（4）痰湿证："或针痰，先针中脘、三里间"（《行针指要歌》）。水、饮、痰三者的产生，与脾、肺、肾三脏关系密切，痰湿生于脾者，取补本穴健脾祛湿以止痰；痰湿聚于胃者，取泻本穴和胃行湿而降痰。"土旺能制湿，土气坚凝，则水湿亦自澄清。"足三里有健脾祛湿和祛湿益脾的作用，有益于控制湿和痰的产生，因痰或痰湿引起的病证，如痰饮、痫证、狂证、癫证、哮证等，都可配取本穴。

（5）经脉通路上的病证：本穴还治疗本经循行处之足跗、膝胫、股、腹疾患和所在处之经筋病。

（二）辨证取穴

1. 用补法　健脾养胃、补中益气。

2. 用泻法　和胃通肠，祛痰导滞。

3. 用平补平泻法　温胃导滞、温化寒湿。

4. 单独用艾条灸　隔日或五、六日用艾条灸一次，每次10到30分钟。长期用艾条灸，能湿运中焦、养益后天、防病抗疫，健体益寿。

（三）局部取穴

1. 用泻法　驱邪散滞。

2. 用补法　强壮筋脉。

三　阴　交

因是足三阴经之会穴而得名；又名太阴、下三里、承命；是足太阴脾经的小腿部腧穴。因本穴是足太阴脾经的腧穴，肝脾肾三经的交会穴，故为治男女泌尿生殖系病、血证和妇科病的常用穴。对肝脾肾脏三脏的气化功能失常所产生的病理证候，具有一定的功效。本穴治疗范围较广，涉及诸科疾病，尤其适应于妇科病中的胎、产、经、带等肝脾肾脏和心及胞宫等脏腑经的综合病变。但临床必须详辨其证，恰配其穴，方收良效。

（一）治疗范围

1. 妇科病　妇科病中的经、带、胎、产诸疾，与冲、任、带脉关系密切。冲为血海，任主胞胎，带脉约束诸脉，此三脉与肝脾肾关系密切。脾胃化源不足，肝肾精血亏少，则冲、任、带脉无此充盈，经无生成之源，胎无营养之本，必致胎、产、经、带诸痰丛生。凡因肝脾肾三脏功能失常，影响冲任带脉而病者，都可取本穴。

2. 血证　肝主藏血，有调节血量之职；脾主统血，有生化气血之职；肾主藏精，精血相生。本穴是治疗血证的常用要穴，凡脾气统摄、肝不藏血、肝血亏虚、精血亏损等所致的病证，都可取施本穴。本穴有摄血、凉血、补益全身血分之亏虚及通畅全身血液运行的作用，故自原因引起的血虚、瘀血、血热等病证，均可取治本穴。温病中的营分证候和血分证候的虚热型、实热型，也属本穴治疗范围。

3. 同肝脾肾有关的生殖、泌尿系病和经脉病　足三阴经脉中起于足，交会于三阴交穴，复从三阴交穴分行于少腹，结于阴器，交于任脉，会于曲骨、中极、关元，又分行于腹、胸、脘、胁等处。依其足三阴经的循行和肝脾肾三脏的生理、病理、三阴交不仅治疗肝脾肾三脏功能失常为因的男女生殖、泌尿系疾病，循经取穴，还治疗足三阴经脉循行通路上的上肢、阴器、腹、胸、胁、肋等处的病变。

4. 经筋病证　本穴所在处经筋拘急或弛缓所出现的经筋病，如足内翻和足内翻合并足下垂等，可取本穴施治。本穴是治疗妇科病、血证和同肝、脾、肾有关的男女生殖、泌尿系疾病的常用要穴。

（二）辨证取穴

1. 用补法　健脾摄血、补血、育阴。

2. 用泻法　活血祛瘀、疏肝、行湿。

3. 用平补平泻法　还需配透天凉，能凉血。用先泻后补法，能活血，祛瘀生新。

（三）局部取穴

1. 用泻法　舒筋活络。

2. 用补法　壮筋补虚。

大　椎

因位于最大的椎骨（第 7 颈椎）之下而得名；因它有治疗诸虚劳损的作用，故又名百劳。大椎位于第 7 颈椎和第 1 胸椎之间，是督脉经的腧穴，又是手足三阳、督脉的交会穴。为主治外感表证、疟疾和督脉病以及穴位所在处病变的常用要穴之一。

（一）治疗范围

1. 外感表证　督脉联系手足三阳经，是人体诸阳经脉的总汇，称为阳脉的督纲，具有统摄全身阳气的作用。太阳为开，主一身之表，其病恶寒发热；少阳为枢，主半表半里，其病往来寒热；阳明为合主里，其病但热不寒。全身阳经阳气都交会于督脉的在椎穴，大椎穴也就与手足三阳经有互通的关系。所以，大椎穴主治外感表证（表寒证、表热证、表虚证）和疟疾，以及高热不退和伤寒病中的太阳与少阳并病等，"或针劳，须向膏肓及百劳"（《行针指要歌》）。大椎穴又善于治疗骨蒸劳热、潮热盗汗、表虚自汗等病。

2. 督脉病　"督脉之为病，脊强而厥"（《素问·骨空论》）。"督脉为病，脊强反折"（《难经·二十九难》）。大椎治疗督脉为邪所侵出现的脊椎疼痛、项背强急，以及神志异常的癫、狂、痫等证。

3. 局部病　本穴还治疗穴位所在处的局部病变，及针感走行处的肩背和上臂疾患（偏向患侧方向斜刺）。

（二）辨证取穴

1. 用泻法（或配透天凉）　退热解表、驱邪除蒸、通督解痉。

2. 用平补平泻法　宣阳解表，解表散寒、温阳通督。

3. 用补法　振奋阳气、益阳固表。

（三）局部取穴

用泻法，祛邪法络止痛。

长　强

又名龟尾、尾闾、尾翠骨、穷骨、骨骶、厥骨，是依穴位所在处的部位命名的。是督脉的起始穴，督脉、足少阴经的交会穴；又是督脉之络穴，别走任脉（又有别走任脉、足少阴之说）；位于肛门部；具有消散肛门部郁热、约束肛门和通畅督脉的作用；治疗脊柱强直、角弓反张以及痫证等病，为主治肛门疾患的常用穴，也是配合其他穴位强身、保健常用要穴之一。

（一）治疗范围

1. 督脉疾患　"督脉者，起于下极之俞，并于脊里，入于脑"（《难经·二十八难》）"督脉为病，脊强反折"（《素问·骨空论》）；"督之为病，脊强而厥"（《难经·二十九难》）。因此，督脉为邪所侵出现的病证，都属本穴的治疗范围。

2. 络脉病证　依其络脉的循行，络脉经气阻滞所出现的项背强急、脊柱强痛等证，都可取施本穴。

3. 肛门疾病　本位于尾骨端与肛门之间，沿尾骨和直肠之间刺入，其针感扩散在肛门部。采取患部取穴直达病所的局部疗法，本穴是治疗痔疾、肛门裂、脱肛、便血等病的常用穴。

（二）局部取穴

1. 用泻法或点刺出血　消散郁热、消壅散结。

2. 用补法　有约束肛门之效。

（三）循经取穴

用泻法，通畅督脉、舒筋活络

命　门

又名精宫、属累、竹杖，《备急千金要方》说："惟此处骨虚怯，以手拍之可立死，故曰命门"。本穴是督脉经的腰部腧穴，位于第 2 腰椎之下两肾俞之间，具有补肾培元，温阳益脾和益火生土的作用。主治男女生殖、泌尿和脾胃疾病，以及督脉为病的腰部疾患等。命门是补肾阳壮命门火的常用穴。临床多用补法和艾灸，或二者并用。对于治疗男妇泌尿生殖系疾病，如能使针感走达小腹，则收效更显著。

（一）治疗范围

1. 真阳虚衰病证

（1）有补肾阳壮命门的作用：命门，乃"生之根"，"主命之门"；生气之源，精神之所舍，元气之所系；男子以藏精，女子以系胞；五脏六腑之本，十二经之根，三焦气化之源。命门附于肾，在两肾之间，真气通于肾，命门真火的功能与肾阳作用有密切关系。肾阳一衰，人体各种功能活动就会出现一系列衰退现象，诸病丛生。故肾阳虚衰的病证，如阴器、胞宫、脑、心、脐、腰背部疾患，都可取施本穴。

（2）命门真火与脾胃的关系密切：后天脾的运化，胃的腐熟，依赖先天真火的温煦。严用和说："肾气若壮，丹田火经上蒸脾土，脾土温和，中焦自治"。张景岳说："命门为精血之海，脾胃为水谷之海，均为五脏六腑之本。然，命门为元气之根，……而脾胃以中州之土，非此不能生"。命门之火式微，火不生土，以致脾阳虚弱或脾肾阳虚为病证，都属本穴的治疗范围。

2. 督脉病　"督脉者，起于下极之俞，并于脊里，上至风府，入于脑"（《难经·二十八难》）。凡督脉为邪所侵出现的脊柱强直、角弓反张、项背强痛、脊柱疼痛等病变，均可取本穴施治。本穴还治疗穴位所在局部病痛，如腰痛等症。

（二）辨证取穴

1. 用补法　补肾培元、温阳益脾、壮腰补虚。

2. 用泻法　通畅督脉经气，能温通督脉。

3. 单用艾条灸　温阳补虚。

（三）局部取穴

1. 用泻法　能通畅督脉经气、祛邪散滞，温阳散邪。

2. 单用艾条灸　温阳散寒以消阴霾。

中　　脘

因位于胃脘部，上、下脘之间而得名；又名胃脘、太仓、中管、上纪；为任脉经的上腹部腧穴，任脉、手太阳、手少阳、足阳明经的交会穴；位于脐上四寸，穴下内部是胃腑约当幽门部；乃胃经经气聚集之处，为胃之募穴；又为六腑之会穴，中焦的气会穴。胃腑病，多在此募穴出现压痛或异常反应，检查该穴，有助于鉴别胃腑病的虚实寒热等。依其穴下脏器、胃之募穴、腑之会穴、针感走向、穴位所在、胃腑功能和胃同它腑的关系，中脘主治胃、上腹和中焦气机失常，以及在病理上与胃有关的病证。对改善胃腑功能，消除胃功能失常所产生的病理证候，具有一定的功效。

（一）治疗范围

1. 胃和同胃有关的病证　手太阳经脉"还循胃口"；足阳明经脉"下膈属胃络脾"，其经别"属胃，散之脾，上通于心"；足太阳经脉"属脾络胃，复从胃，别上膈，注心中"，其络脉"入络肠胃";手太阳经脉"抵胃属小肠";足厥阴经脉"夹胃属肝络胃"。由于经脉的循行和属络,胃同脾、心、肺、肝、胆、大肠、小肠的关系密切。因此,凡胃与脾、肝、胆、肠、食管相互影响,互为因果的病证,以及寒凉伤胃、饮食停积、痰湿停胃、寒湿内停、湿热蕴结和气滞血瘀等因引起的胃腑病证,都属胃募中脘的主治范围。与心有关的癫、狂、痫、不寐等,亦属本穴的治疗范围。伤寒病中的厥阴证寒热错杂型和伤寒太阴证及阳明证,都可取本穴。

2. 治疗腑病 中脘为腑之会穴,是六腑之气聚会之处。《难经》说:"腑会太仓"。滑伯仁说:"太仓一名中脘,在脐上四寸,六腑取禀于胃;故为腑会"。六腑病,特别是肠、胃、胆腑和胰腺病,配取腑之会穴中脘施治,更为适宜。中焦气机失常或气虚引起的病证,亦可取中焦之气会穴中脘,理气、益气建中。

3. 同胃腑有关的虚证 胃腑功能失常,生化气血之源不足,以致气血亏虚出现的脏腑、器官病证,都可取本穴以治其本。"胃者,五脏六腑之海也,水谷皆入于胃,五脏六腑皆禀于胃"(《灵枢·五味》)。胃功能失常能导致很多疾病的发生,影响身体健康,易于造成未老先衰。因此,前人认为"人以胃气为本,有胃气则生,无胃气则死。"临床应重视调理脾胃,中脘为调胃之常用要穴之一。

4. 痰病和穴位所在处的局部病 "或针痰,先针中脘三里间"(《行针指要歌》)。"一切痰饮,取丰隆、中脘"(《医学纲目》)。中脘是治痰要穴之一。因痰或痰湿、痰火留聚于胃出现的病证,以及与痰有关的其他病证,均可取施本穴。中脘还治疗穴位所在处的局部病,如腹痛、积聚和经筋病变等。

(二)辨证取穴

1. 用泻法 和胃导滞,祛痰消积。

2. 用补法 能暖胃逐邪、温通腑气。

3. 用平补平泻法　清胃散邪。

4. 单独用艾条灸　温阳益胃、暖胃散邪。

以上 9 个穴位并非每次全取，多交叉使用，其中合谷、内关只针不拔入火罐，命门又只拔火罐不针。针刺入穴位得气后，根据不同年龄，不同的身体情况，选用不同的手法进行调针，然后将穴位上的针拔入罐内，留针留罐 1 个小时，达到出水泡为止。

第二节　针刺拔罐发泡疗法在女性保健方面分间歇期使用

针刺拔罐发泡疗法在保健方面选择 9 个穴位，但不是每次都需要取 9 个穴位，宜根据不同的身体状况而取穴。女性 1 季度使用一个疗程（身体很好的），使用时在月经干净 3 天后。身体不好的妇女，两个月可以使用一个疗程，要根据出水情况而定时间（疗程），出水泡处继续出水湿、痰饮、瘀血、沫，就要继续拔出水泡处，出水泡处针刺拔罐拔的时间，定不下来是 10 天出完呢还是 5 天出完，甚至有些还不出水泡，只出现发紫、发黑，这种情况拔罐子拔到火罐内的皮肤颜色与没有拔罐的皮肤颜色一样就行了，次数没规定。9 个穴位可以交叉使用，隔 1 季度或 2 个月又再接着用上法。妊娠期、行经期间停止使用。

针刺拔罐发泡疗法用于女性保健，可防治各种损容疾病，推迟容颜衰老、防止很多疾病的产生。

第三节　针刺拔罐发泡疗法在男性保健方面不分间歇期使用

针刺拔罐发泡疗法在男性保健方面选择 9 个穴位，不是每次都需要取 9 个穴位，应根据不同的身体状况而取穴。身体很好的可 1 季度用 1 个疗程，保健没有时间规定，治疗 5 次也可以，治疗 10 次也可以，根据出水泡情况或不出水泡情况来决定使用针刺拔罐发泡疗法的次数。可防治各种损容疾病，推迟容颜衰老，防止很多疾病的产生。

特别注明：本疗法可以使用辨证取穴、局部取穴、循经络取穴，在穴位上可以单独使用火罐拔罐发泡疗法（罐内无针，也就是只拔罐不针刺），操作的方法和出水泡的处理以及留罐的时间与针刺拔罐发泡疗法（罐内有针）一样。单独使用火罐拔罐发泡疗法，只是在临床收效上有不同的差异，不如"针刺拔罐发泡疗法"（穴位上的针拔在罐内）。单独使用火罐拔罐发泡疗法也可以适用对有些怕针刺痛的病人。

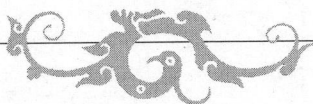

下 篇

治疗

第一章 治疗儿科疾病

第一节 治疗儿科常见病

治疗儿科疾病，首先要了解和掌握好儿科的生理特点和病理特点。

生理特点：包括脏腑娇嫩，形气未充；生机蓬勃，发育迅速。

病理特点：易于感触，易于传变；易虚易实，易寒易热，脏气清灵，易趋康复。

肺 炎

一、毫针针刺法

用于 10 岁以下患儿肺炎。

二、取 穴

主穴：大椎、风门、定喘、合谷、肺俞。配穴：风邪闭肺，加风池；痰热闭肺，加丰隆。每次选用主穴 2～3 个。若患儿伴有发热头痛，可加刺风池、列缺、少商。手法（补法，泻法，平补平泻法）要根据病人病情决定选用手法；若患儿有咳嗽痰多，可加刺丰隆，留针 15 ～ 20 分钟，每日一次，10 次为 1 个疗程。

注意：风门、肺俞宜向下、向内斜刺，不可直刺过深，也不可向外斜刺，以免造成气胸。

三、治疗方法

针刺拔罐发泡疗法，用于 10 岁以上患儿肺炎。

主穴：大椎、风门、定喘、合谷、肺俞；配穴：风邪闭肺，加风池；痰热闭肺，加丰隆。病重每次选主穴 4 个穴位。若患儿伴有发热头痛，可加刺风池、列缺、少商，针刺入穴位后，根据不同的病情，选用不同的手法（补法、泻法、平补平泻法）进行调针，若患儿伴有咳嗽痰多，可加刺丰隆，将大椎、定喘、风池、丰隆、肺俞穴位上的针刺拔入罐内，留针留罐的时间要根据患儿的配合情况而决定，要求是不少于 1 小时，达到出水泡为止。取下罐和针，用针刺破水泡，让水湿、痰饮、瘀血、沫，排出体外（用注射器将出水泡刺破流出的水湿、痰饮、瘀血、沫，吸起来放入量杯里统计出的量，作临床病案资料）。用棉花盖住出水泡处，第二天用同样的方法拔出水泡处，一直拔到水泡处水湿、痰饮、瘀血、沫，出尽为止，病自然痊愈。每日 1 次，10 天为 1 个疗程。

腹　泻

本病是指由不同原因引起，以腹泻为主的胃肠道紊乱综合征。以夏秋季发病率最高，多见于 2 岁以内小儿。属中医学"泄泻"的范畴。

一、诊断要点

分期：急性腹泻，病程在 2 周以内；迁延性腹泻、病程在 2 月以内；慢性腹泻长于 2 月。

（一）分类

1. 感染性腹泻　见于任何年龄小儿。可由细菌、病毒、真菌及寄生虫引起。细菌性者大便镜检有较多白细胞或红细胞，培养可有致病性大肠杆菌、空肠弯曲菌等；疑病毒感染者，电镜检查病毒颗粒或酶联免疫吸附试验为阳性。

2. **非感染性腹性腹泻** 多见于婴幼儿，有喂养不当史或肠外感染，或因吸收不良，慢性消化功能紊乱等，大便多含不消化食物，脂肪球，偶见白细胞，粪糖原阳性。

（二）分型

1. **轻型** 腹泻每日少于 10 次，或粪便量每次小于 10ml，恶心呕吐不重，无中毒症状或只伴有轻度脱水。

2. **重型** 腹泻每日多于 10 次或粪便量每次多于 10ml，呕吐严重，高热，烦躁，精神萎靡或意识障碍，甚至昏迷，惊厥，伴有中度以上脱水及电解质紊乱。

3. **粪便镜检** 可见红细胞、白细胞，或消化不良的脂肪球等，培养可有致病细菌，真菌，或电镜检查可见病毒颗粒；电解质紊乱可有钾、钠、氯及酸碱的变化。

二、中医分型

（一）伤食泻

腹胀腹痛，痛则欲泻，泻后痛减，大便酸臭，状如败卵，口臭，纳呆，嗳气酸腐，矢后味臭。苔厚腻，脉滑。

（二）风寒泻

便稀多沫，臭气不甚，色淡，肠鸣腹痛，可兼发热恶寒，咳嗽流清涕，口不渴，苔白润，脉浮。

（三）湿热泻

大便如水样，色黄而臭，或有少许黏液，日频数，肛门灼热发红，腹痛阵发，食欲不振，口渴，苔黄腻，脉数。

（四）脾虚泻

大便稀溏，时泻时止，多食后作泻，色淡不臭，面黄神疲，睡时露睛，舌淡苔白，脉沉无力。

（五）阳虚泻

久泻不止，甚或脱肛，食入即泻，粪质清稀，完谷不化，形寒肢冷，面白形瘦，神疲，舌淡苔白，脉细微。

三、治疗方法

毫针针刺法（10 岁以下患儿）

主穴：天枢、合谷、内关、足三里。配穴：伤食泻，加中脘；风寒泻，加公孙；湿热泻，加大肠俞；脾虚泻，加脾俞；阳虚泻，加关元。

每次取主穴 2～3 个，配穴：如有腹痛，引起睡觉不好，加三阴交，针刺入穴位后，根据不同的病选用不同的手法（补法、泻法、平补平泻法）进行调针，留针 30 分钟，10 天为 1 个疗程（治疗小儿腹泻一般 2 次就愈）

10 岁以上患儿，长期脾胃功能失调，造成慢性腹泻，最好选用针刺拔罐发泡疗法治疗。

（一）取穴

主穴：天枢、合谷、内关、足三里。配穴：伤食泻，加中脘、胃俞；风寒泻，加公孙；湿热加大肠俞；脾虚泻，加脾俞；阳虚泻，加关元。

（二）方法

每次取主穴 2～3 个，配穴：伤食泻，加中脘；风寒泻，加公孙；湿热泻，加大肠俞；脾虚泻，加脾俞；阳虚泻，加关元。如有腹痛较重，引起睡觉不好，加针刺三阴交。针刺入穴位主穴，得气后根据不同的病选用不同的手法（补法、泻法、平补平泻法）进行调针，留 1 小时针，中脘、大肠俞、脾俞、关元。

配穴可根据患儿能否配合情况，可以在配穴上直接拔罐（也就是配穴上不用毫针刺入）发泡，留罐 1 小时。这样的效果更好。取下罐，取下针，用针刺破水泡，让水湿、痰饮、瘀血、沫，流出体外。第二天用同样的方法继续拔出水泡处，一直拔到水湿、痰饮、瘀血、沫，出尽为止，病自然痊愈。

惊　　风

惊风又称"惊厥"，民间亦称"抽风"。临床上以抽搐、痉挛或伴神昏为其特征，见于多种疾病。一般以 1～5 岁婴幼儿为多见，年龄越小，发病率越高，6 岁以上则逐渐减少。

一、诊断要点

临床上有急惊风与慢惊风之别。急惊风：起病急剧，神智昏迷，两目窜视，牙关紧闭，颈项强直，四肢抽搐。发作前一般有呕吐、发热、摇头弄舌等先兆症状。脉浮紧，指纹浮而青紫。慢惊风：除抽风、昏迷等与急惊风的共同症状外，病儿形神疲惫，嗜睡，面色㿠白或萎黄，体温低下，四肢厥冷，呼吸微弱，囟门低陷，摇头拭目，似搐非搐，脉沉细无力。

二、中医分型

（一）急惊风

1. 外感惊风

（1）感受风邪：发热咽红，头痛咳嗽，流涕烦躁神昏，伴四肢拘紧，目睛上视，牙关紧闭，苔薄黄，脉浮。

（2）感受暑邪：壮热多汗，头痛项强，恶心呕吐，烦躁昏睡，惊厥不已，四肢抽搐，苔薄腻而黄，脉滑数。

（3）感受疫邪：起病急骤，壮热口渴，烦躁谵妄，神昏，惊厥不已，反复抽搐，伴呕吐腹痛，大便腥臭，舌绛苔黄糙或黄腻，脉数有力。

2. 痰食惊风　先见纳呆，呕吐，腹痛，便秘等，继而发热神昏，迅即昏迷，惊厥，喉间痰鸣，呼吸气粗，苔黄厚而腻，脉弦滑。

3. 惊恐惊风　面色时青时赤，频作惊惕，甚则惊厥，偶有发热，大便色青，苔薄脉沉。

（二）慢惊风

1. **脾阳虚弱**　精神萎靡，嗜睡露睛，面色萎黄，大便稀薄，四肢不温，时或抽搐，舌苔白，舌质淡，脉象沉弱。

2. **脾肾阳衰**　精神萎弱，面色苍白，额汗津津，四肢冰冷，沉睡昏迷，手足蠕动，舌苔薄白，舌质淡，脉沉微。

3. **肾阴亏**　虚烦疲惫，面色潮红，身热消瘦，手足心热，肢体拘挛或强直，时或抽搐，大便干结，舌光无苔，质红而干，脉象细沉而数。

三、治 疗 方 法

（一）毫针针刺法

用于 10 岁以下患儿。

（二）取穴

人中、合谷、内关、太冲、涌泉、百合、印堂为主穴。牙关紧闭加下关、颊车；高热加曲池、大椎、十宣（放血）；痰鸣加丰隆。外感惊风加风池、风府；痰食惊风加丰隆，惊恐惊风加神门、三阴交。配穴脾俞、丰隆、足三里，必须用。正在发病，中强刺激，不留针。主穴取 3～4 个。1 日 1 次，10 天为 1 个疗程，未发病时也要治疗，这种病很顽固，千万别等发病才治疗。

（三）毫针针刺拔罐发泡疗法

用于 10 岁以上患儿。

1. **急惊风**

取穴：人中、合谷、内关、太冲、涌泉、百合、印堂为主穴。牙关紧闭加下关、颊车；高热加曲池、大椎、十宣（放血）；痰鸣加丰隆。外感惊风加风池、风府；痰食惊风加丰隆，惊恐惊风加神门；三阴交。配穴脾俞、丰隆、足三里，必须用。

方法：病程时间长，经常复发，最好选用毫针针刺拔罐发泡疗法治疗，用此法治疗痊愈后，不易复发。主穴取 3～4 个。配穴：必须选的有丰隆，（怪病多痰饮、水湿）、脾俞（痰饮、水湿，来源于脾）、足三里、三阴交、大椎。毫针刺入穴位后，根据不同的病选用不同的手法（补法、泻法、平补平泻法）进行调针，然后丰隆、足三里、大椎、脾俞穴位上的针拔入罐内，留 1 小时左右，达到出水泡为止。取下罐和针，用针刺破水泡，让痰饮、水湿，流出体外，第二天用同样的方法继续拔出水泡处，一直拔到水泡痰饮、水湿，出尽为止，病自然痊愈。

2. 慢惊风

治疗方法：毫针针刺法（10 岁以上患儿）。脾阳虚弱或脾肾阳虚的出现合谷、内关、肾俞、脾俞。肝肾阴亏者取曲池、内关、合谷、承山、太溪、太冲。配穴加足三里、三阴交、丰隆。

毫针刺入穴位得气后，全用补法进行调针，留针 60 分钟，将主穴上的肾俞、脾俞、曲池、配穴上的足三里、丰隆穴位上的针拔入罐内，留 1 小时，达到出水泡为止，取下罐和针，用针破水泡，第二天用同样的方法进行治疗，继续拔出水泡处，一直拔到痰饮、水湿，出尽为止，病自然痊愈。

夜　啼

本病是指婴儿每至夜间，间歇性的高声啼哭甚至通宵不已，而白天如正常小儿一样。属中医学之"夜啼"范畴。

一、中医分型

（一）脾脏虚寒

哭声低弱，睡喜伏卧，屈腰，肢冷，腹喜摩按，食少便溏，吮乳无力，面青唇舌淡白，苔薄白，脉沉细，指纹青红。

（二）心经有热

哭声较响，见灯光啼哭加重，烦躁不安，唇红面赤，便秘溲赤，舌尖红苔白，脉数有力。指纹青紫。

（三）暴受惊恐

哭声突发，似见异物状，哭声不已，精神不安，睡中易惊，唇面时青时白，紧偎母怀，舌苔多无变化，脉弦数。

二、治疗方法

（一）毫针针刺法（10岁以下儿童）

主穴：印堂。脾脏虚寒，加足三里；心经有热，暴受惊恐，加神门。配穴：合谷、内关、三阴交、脾俞、胃俞、肝俞。

毫针刺入主穴和配穴得气后，根据患儿不同情况，选用手法（补法、泻法、平补平泻法）进行调针，留针20分钟。

（二）毫针针刺法拔罐发泡疗法（10岁以上的儿童）

主穴：印堂。脾脏虚寒，消化不良，长时间影响小儿睡眠，经常做噩梦，半夜啼哭、惊叫，久久不能入睡，一到晚上，就出现恐惧感，足三里、神门、合谷、内关、三阴交、心俞、肝俞、脾俞、胃俞。

取主穴印堂，取配穴5～7个穴位，毫针刺入穴位后，全用补法进行调针，然后将穴位上的针拔入罐内，留1个小时，达到出水泡为止，取下罐和针，用针刺破水泡，让水湿、痰饮，流出体外，第二天用同样的方法继续拔出水泡处，一直拔到水湿、痰饮出尽为止，病自然痊愈。

遗　尿

本病是指5岁以后夜间或白昼仍不能自主控制排尿者。属中医学"遗属"范畴。

一、诊断要点

（一）一般分器质性和功能性遗尿两类

后者占绝大多数，器质性以脊柱裂为常见。

（二）临床症状为不自主的排尿

常发生于夜间。轻者数夜 1 次，重者 1 夜数次。若精神负担过重者可形成顽固性遗尿症。

二、中医分型

（一）下元虚寒

每于睡中遗尿，多则一夜数次，醒后方觉，神疲乏力，面色苍白，智力迟钝，腰膝无力，形寒肢冷，小便清长，舌淡苔白，脉迟无力。

（二）肝经湿热

睡中遗尿，小便黄臊，烦急或夜间龄齿，面赤唇红，苔薄黄，脉弦滑。

（三）脾肺气虚

睡中遗尿，少气懒言，神疲乏力，面色苍白，纳呆，便溏，自汗出，舌淡苔白，脉缓或沉细 。

三、治疗方法

（一）毫针针刺法（10 岁以下的儿童）

主穴：关元、气海、三阴交、中极、百会、肾俞。配穴：脾肺气虚，加足三里、太白、肝经湿热，加合谷、太冲。

刺关元，针感应扩散到阴部，主穴和配穴每次选 3～4 个穴位，毫针刺入穴位后，全用补法进行调针，然后留针 20 分钟。1 日 1 次，10 次为 1 个疗程

（二）针刺拔罐发泡疗法（10 岁以上的儿童）

主穴：关元、气海、三阴交、中极、百会、肾俞。配穴：

脾肺气虚，加足三里、太白、肝经湿热，加合谷、太冲。

刺关元，针感应扩散到阴部、主穴和配穴每次选 3～4 个穴位，毫针刺入穴位得气后，全用补法进行调针，然后将关元、气海、中极、肾俞穴位上的针拔入罐内，留 1 小时左右，达到出水泡为止，取下罐和针，用针刺破水泡，让水湿、痰饮，排出体外，用棉花盖在出水泡处，第二天用同样的方法继续拔出水泡处，一直拔到水湿、痰饮，出尽为止。1 日 1 次，10 天为 1 个疗程，笔者治疗有一位男孩 12 岁，从小一直遗尿，经 4 个疗程治疗痊愈。

营 养 不 良

本病是指由于摄食不足或食物不能充分吸收利用，以致不能维持正常代谢，迫使肌体消耗自身组织，出现体重不增或减轻，生长发育停滞，脂肪消失，肌肉萎缩的一种慢性营养缺乏症。属中医学"疳证"、"厌食"等范畴。

一、诊 断 要 点

（一）消瘦

体重不增或减轻，皮下脂肪减少或消失，甚至肌肉萎缩，生长发育停滞，免疫功能降低。可有浮肿，头发干燥，稀少，皮肤苍白，腹泻等。

（二）皮下脂肪消减程度

Ⅰ°营养不良：皮下脂肪 0.8～0.4cm；Ⅱ°营养不良：皮下脂肪 0.4cm 以下；Ⅲ°营养不良：皮下脂肪完全消失。

（三）血红蛋白

低于 100g/L，红细胞计数降低，血清总蛋白，白蛋白低，血氨基酸总量不变，非必须氨基酸比率增加。血糖偏低，胆固醇含量低。

二、中医分型

(一)疳气

形体消瘦，面色萎黄少华，毛发稍稀，厌食易怒，便秘或溏，苔薄白，脉细滑。多见于疳证初起。

(二)疳积

较疳气重。体瘦腹胀，面黄无华，毛发稀黄，神疲纳呆，或多吃多便，动作异常，苔白，舌质淡，脉濡。多见于疳气中期。

(三)干疳

为疳气重症。极变消瘦，皮肤干瘪起皱，大肉已脱，皮包骨头，精神萎靡，毛发干枯，腹凹如舟，不思饮食，便秘或溏，时有低热，舌淡苔少，见于疳气晚期。

三、治疗方法

(一)毫针针刺法（10 岁以下的患儿）

主穴：中脘、天枢、足三里、合谷、内关。配穴：建里、气海、脾俞、胃俞、胆俞、腰俞。

每次治疗选主穴全选。腹泻者加刺建里、气海、腰俞、手法为补法；完谷不化者加脾俞、胃俞、手法为补法，留针 20 分钟，每日 1 次，10 次 1 个疗程。

(二)毫针针刺拔罐发泡疗法（10 岁以上的患儿）

主穴：中脘、足三里、内关、脾俞、胃俞。配穴：胆俞、气海、合谷。

每次治疗主穴全选。配穴全选。毫针刺入穴位得气后，全部选用补法进行调针，然后将中脘、脾俞、胃俞、胆俞、气海穴位上的针，拔入罐内留 1 小时左右，达到出水泡为止，取下罐和针，用针刺破水泡，让水湿、痰饮排出体外，然后用消毒后的棉花或卫生纸盖在出水泡处，第二天用同样的方法继续拔出水泡处，一直拔到水湿、痰饮，出尽为止，病自然痊愈。治疗"疳症"、"厌食"见效特别明显，治疗 3 次即可增加患儿食欲。

第二节　放血疗法治疗小儿顽症

顽症：指难治或久治不愈的病症，不分年龄大小，都可以使用。

顽 症 高 热

（一）治疗方法

毫针放血法。

（二）取穴

主穴：十宣。配穴：大椎、涌泉。

常规消毒好主穴和配穴，医生用左手拇指、示指捏紧每个主穴和配穴，这样能减轻患儿疼痛感觉，使患儿少动，以免穴位刺不准，针刺不留针，用拇指和示指挤压刺过的穴位，病重出血是黑色，每天 1 次，刺到穴位出的血是红色就可以了，不规定刺几次，体温恢复正常为止。

顽 症 咳 嗽

（一）治疗方法

毫针放血法。

（二）取穴

主穴：十宣、少商。配穴：大椎、定喘。

常规消毒好主穴和配穴，医生用左手拇指，示指捏紧每一个主穴和配穴，这样能减轻患儿疼痛感觉，使患儿少动，以免穴位刺不准，影响效果。针刺不留针，用拇指和示指挤压刺过的穴位，病重出血是黑色，每天一次，刺到穴位出的血是红色就可以了，不规定刺几次，体温恢复正常为止。

顽症扁桃体肿大

（一）治疗方法

毫针放血法。

（二）取穴

主穴：十宣、少商；配穴：大椎、行间、合谷。

常规消毒好主穴和配穴，医生用左手拇指、示指捏紧每一个主穴和配穴，这样能减轻患儿疼痛感觉，使患儿少动，以免穴位刺不准，影响效果。针刺不留针，用拇指和示指挤压刺过的穴位，病重出黑血，每天1次，刺到穴位出的是红色就可以了，不规定刺几次，体温恢复正常为止。

第三节　推拿、捏脊、按摩

一、推　拿

让小孩（不分年龄）俯卧在床上，医生用双手大拇指，沿着小孩背部督脉从颈部开始往下推拿15下至长强穴位，双手拇指用力不轻不重，在推拿合谷、内关、足三里，每日1次，10次为1个疗程，或每隔1日1次都可以。

二、捏　脊

推拿完成后，再沿着小孩背部督脉从尾部长强穴位上开始，用双手拇指、示指、中指用巧力往上捏提皮肤，达到有响声为准，每隔一段捏提一下，一直到达颈部大椎穴，每3日1次，10次为1个疗程。

三、按　　摩

在推拿、捏脊以上顺序工作完成后，再在推拿、捏脊过的部位进行按摩，每日1次，10次为1个疗程，或每隔1日1次都可以。

1981年以来，笔者采用捏脊、针灸治疗小儿寒热、热型、虚型腹泻320例。男性176例，女性144例。

（一）治疗分型

1. **寒型**　腹泻兼发热，针刺合谷，少商（双手）出血为止，不出血挤压出血；刺大椎，不留针；然后按压合谷，内关，足三里（双侧）分别5分钟，严重可用灸合谷，关元、足三里。

2. **热型**　发热用针刺合谷、少商、内关（双侧）出血为止，大椎不留针。

3. **虚型**　发热刺合谷、大椎、少泽（双侧）不留针，不发热用灸合谷、大椎、少泽、关元、足三里、三阴交，分别灸5分钟。

（二）治疗3型腹泻用捏脊、提拉手法

令患儿取俯卧位，暴露尾骶部，于患儿腰骨端向下缘沿着尾骨椎按（医生用自己双手大拇指轻微用力）15下，然后将小儿背部放平，用双手五指并拢，用双手拇指、示指自长强穴沿督脉向上轻轻提捏皮肤至胃脘下俞、肾俞、胆俞、胃俞、脾俞穴位处用力往上提拉几次肌肤。

结果：治疗后1天大便次数明显减少，治愈时间短者1天，重者3天。

第二章 治疗妇科疾病

妇科疾病的治法，着重对整体的调治。当病变局限而全身证候不明显时，可以采用局部治疗或整体治疗。由于妇女有经、带、胎、产、乳等特有的生理，故其治法除遵循辨证施治的原则外，尚应结合妇女不同年龄阶段和月经周期中不同时期的生理变化规律，以及孕期、产褥期、哺乳期、更年期的生理病理特点，正确选用毫针针刺拔罐发泡疗法，皮针针刺拔罐发泡疗法，三棱针针刺拔罐发泡疗法，毫针、皮针（同时使用）针刺拔罐发泡疗法。

痛　　经

本病是指月经周期伴有痉挛性腹痛的症状，分为原发性与继发性两种，原发性痛经指生殖器官无明显器质性病变的月经疼痛，又称功能性痛经，属中医学的"痛经"或"经行腹痛"范畴。

一、诊断要点

（一）排除内膜异位、子宫肌瘤、盆腔粘连、感染等盆腔疾病

（二）小腹痛是主要症状

疼痛多数位于小腹中线或放射至腰骶部、外阴与肛门。可伴有下背痛、面色苍白、恶心、呕吐、头晕，严重者可发生虚

脱。疼痛时按压小腹可稍缓，热敷后更感舒服，月经通畅后疼痛即缓解。

二、中医分型

(一) 气滞血瘀

经前或经期小腹胀痛，经量不定，色红或紫，经行不畅，经下瘀块则痛减，伴乳房胀满，胸闷，心烦易怒，苔白，脉弦。

(二) 寒湿凝滞

经前或经期小腹冷痛、绞痛、喜暖拒按，便溏、形寒肢冷，经量少，色黯，常伴不孕，苔白，脉沉紧。

(三) 湿热下注

经前小腹疼痛拒按，有灼热感，腰骶酸痛，经期腰腹痛加重，伴低热、溲黄、带下黄稠、苔黄腻，脉滑数。

(四) 阳虚内寒

经期小腹冷痛，喜按喜暖，经量少，色黯，神疲肢肿，腰酸腿软，形寒肢冷，小便清长，苔白润，脉沉。

(五) 气血亏虚

经期及经后一、二日小腹隐痛，喜按，经量少，色淡，伴心悸气短、纳少、乏力、舌淡苔白，脉沉细弱。

(六) 肝肾两虚

经期小腹空痛，经色淡，量少，质稀，伴腰酸痛，下肢乏力，耳鸣眩晕，苔薄白，脉细弱。

三、治疗方法

毫针针刺拔罐发泡疗法。

主穴：上脘、中脘、下脘、三阴交、气海、中极、足三里、肾俞。配穴：关元、归来、合谷、太冲。肝肾虚，加肝俞；寒凝，加血海；湿热，加阴陵泉。

　　在月经期间不能施治。在月经前 5 天或者是月经干净后 3 天才开始用毫针针刺拔罐发泡，每日 1 次，要根据出水湿、痰饮、瘀血、沫的情况来决定治疗时间。血瘀者和寒凝者，针刺入穴位得气后，选用泻法进行调针；血虚、气虚者，针刺入穴位得气后，选用补法进行调针。然后将主穴上脘、中脘、下脘、三阴交、气海、中极、关元、肝俞、血海、足三里穴位上的针拔入罐内，留针留罐 1 小时左右，如果是多年痛经，久治不愈的顽症痛经病，可留针留罐 1.5 小时，达到出水泡为止。取下罐和针，用针刺破水泡，让水湿、痰饮、瘀血（出得多）、沫（出的少），排出体外，用消毒后的棉花盖在出水泡处，再在棉花上面盖上一层纱布，用胶布固定上，第一次治疗完成。这种对出水泡处的处理，是防止衣裤摩擦出水泡处，增加病人的疼痛。如天气不冷时治疗，出水泡处可以不做任何处理，就用棉花经常擦出水泡处流出的水湿、痰饮、瘀血、沫，第一次治疗完成。第二次用同样的方法治疗。病重选 1 日 2 次治疗，10 次为 1 个疗程。病轻可选 1 日 1 次治疗，10 天为 1 个疗程。以水湿、痰饮、瘀血、沫，出尽为痊愈标准。

闭　　经

　　本病分原发性和继发性两种。凡年过 18 岁仍未行经者称为原发性闭经；在月经初潮以后，正常绝经以前的任何时间内（妊娠和哺乳期除外），月经闭经超过 6 个月者称继发性闭经。属中医学"经闭"范畴。

一、诊 断 要 点

(一) 原发性闭经

1. 体态、智力和第二性征正常或异常。

2. 可有腹痛　阴道盲端、阴道粘连，甚至无阴道。

3. 子宫病　若子宫、阴道发育不全或患子宫内膜结核者则性激素测定正常，染色体测定常为 46XX，碘油造影可明确诊断。

4. 其他　若因性激素紊乱或染色体异常者，血睾酮、血雌激素、促性腺激素及染色体组型均为不正常。

（二）继发性闭经

1. 面部颜色　潮红，出汗，烦躁，性交困难，性欲减退或消失，乏力，怕冷，毛发脱落，反应迟钝等。

2. 体检检查　可有子宫萎缩，宫颈内口瘢痕化，女性特征减退，乳房及生殖器官萎缩，心动过缓，血压降低等。

3. 触诊检查　若有肿瘤压迫视神经，可出现视力障碍；腹腔肿物触诊可扪及。

4. 染色体、激素检查　染色体正常，血中雌激素、促性腺激素不正常。

5. X 线摄片检查　颅 X 线摄片有意义。

二、中 医 分 型

（一）痰湿阻滞

体胖多痰，心悸乏力，月经由少而无，多不孕，带下多白，苔白脉滑。

（二）气滞血瘀

精神抑郁，烦躁易怒，乳房胀痛，两胁胀满，少腹胀痛拒按。舌暗有瘀点，脉沉弦。

（三）寒湿凝滞

少腹冷痛，腰酸背困，喜热畏冷，苔白脉沉紧。

（四）肝肾阴虚

五心烦热，面黄颧赤，潮热头晕，盗汗，舌红苔少，脉细。

（五）脾肾阳虚

面白足肿，心悸气短，汗出，肢冷，畏寒喜暖，食少便溏，消瘦，舌淡苔白，脉沉细。

三、治 疗 方 法

毫针针刺拔罐发泡疗法。

主穴：足三里、上脘、中脘、下脘、关元、肾俞、三阴交、血海。配穴：合谷、内关，痰湿阻滞，加丰隆；寒湿凝滞，加中极、地机；肝肾阴虚，加肝俞，脾肾阳虚，加天枢、脾俞。

毫针刺入穴位（主穴全选）得气后，如原发性闭经选用平补平泻法进行调针；如继发性闭经选用泻法进行调针，然后将关元、肾俞、三阴交、血海、丰隆、肝俞、脾俞穴位上的针拔入罐内，留针留罐 1 小时左右；原发性闭经留针留罐 1.5 小时，达到出水泡为止，取下罐和针，用针刺破水泡，水湿、痰饮、瘀血、沫（都出得多），排出体外，用消毒后的棉花盖在出水泡处，再在棉花上面盖上纱布，用胶布固定上，第一次治疗完成。这种对出水泡处的处理，是防止衣裤摩擦出水泡处，增加病人的疼痛。如天气不冷时治疗，出水泡处可以不做任何处理，就用棉花经常擦出水泡处流出的水湿、痰饮、瘀血、沫，第一次治疗完成。第二次用同样的方法治疗。病重选 1 日 2 次治疗，10 次为 1 个疗程。病轻可选 1 日 1 次治疗，10 天为 1 个疗程。以水湿、痰饮、瘀血、沫，出尽为痊愈标准。

功能性子宫出血

本病是一种常见的妇科疾病，是指无周身及生殖器官器质性病变，而由于神经内分泌功能障碍所致的子宫异常出血，分无排卵和排卵两大类。属中医"崩漏"、"月经过多"、"前后不定期"等范畴。

一、诊断要点

（一）子宫不规则出血

月经量多，经期延长，经血淋漓不断，月经先期，或先后不定期，经期间出血，连续发病3个周期以上。

（二）其他疾病

应除外生殖器官质性病变或全身性及血液系统疾病。

（三）卵巢功能检查

子宫内膜活检，阴道涂片，基础体温测定有助于鉴别无排卵性或排卵性子宫出血。

二、中医分型

（一）血热

1. **虚热**　经血非时突然而下，量多势急或量少淋漓，经来先期或正常，色鲜红而质稠，心烦潮热，耳鸣，舌红少苔，脉细数。

2. **实热**　经血非时忽然大下，或淋漓不净，色深红质稠，口渴烦热，便秘尿黄，舌红苔黄或黄腻，脉洪数。

（二）肾虚

1. **肾阳虚**　经来无期，出血量多或淋漓不净，色淡质稀，形寒肢冷，面色晦暗，腰酸腿软，舌淡苔白，脉沉细。

2. **肾阴虚**　经来无期，出血量多或淋漓不尽，色红质稠，头晕耳鸣，心烦，舌红苔少，脉细数。

（三）脾虚

经血非时而至，淋漓不净，血色淡，质稀，气短神疲，面白肢肿，手足不温，舌淡苔白，脉沉弱。

（四）血瘀

经血非时而下，时下时止，淋漓不净，色黑紫有块，小腹疼痛，块下痛减，舌质紫暗，边有瘀点，苔白，脉涩。

三、治疗方法

皮肤针、毫针针刺拔罐发泡疗法。

主穴：足三里、肾俞、上脘、中脘、下脘、关元、气海、三阴交。配穴：血热、血瘀，加膈俞、血海；肾阴虚，加肾俞、太溪；脾虚，加阴陵泉。

经血已尽治疗。用皮肤针针刺主穴（全选）和配穴，将刺过后的穴位用毫针刺入，将穴位上的针拔入罐内，对子宫不规则出血病人留 1.5 小时，其他病例留 1 小时，达到出水泡为止，取下罐和针，用针刺破水泡，让水湿、痰饮（出得多）、瘀血、沫（出得少），排出体外，用消毒后的棉花盖在出水泡处，再在棉花上面盖上一层纱布，用胶布固定上，第一次治疗完成。这种对出水泡处的处理，是防止衣裤摩擦出水泡处，增加病人的疼痛。如天气不冷时治疗，出水泡处可以不做任何处理，就用棉花经常擦出水泡处流出的水湿、痰饮、瘀血、沫，第一次治疗完成。第二次用同样的方法治疗。病重选 1 日 2 次治疗，10 次为 1 个疗程。病轻可选 1 日 1 次治疗，10 天为 1 个疗程。以水湿、痰饮、瘀血、沫，出尽为痊愈标准。

经前期紧张综合征

本病是指在月经来潮前数天的生理上、精神上以及行为上的改变。中医学中无此病名，分属于不同证中。

一、诊断要点

（一）月经来潮变化

一般月经来潮前 7～14 天出现症状，经前 2～3 天加重，月经来潮后症状随之消失。

（二）症状轻

症状轻者可以忍受，重者用药物治疗收效不佳。

（三）症状重

以头痛、口干、失眠、烦急、腹胀、乳胀痛、四肢肿胀等症状为多见，可有注意力不集中、健忘、判断失常、行为不协调。具有周期性发生的特点。

二、中医分型

（一）肝郁气滞

经前乳胀痛，胸闷呃逆，抑郁易怒，口苦，经行不畅，苔薄白，脉弦。

（二）脾胃虚弱

经前后脘腹胀满，纳呆乏力，面目浮肿，四肢不温，便溏，苔白，脉沉缓。

（三）阴虚火旺

经前头痛头晕、心烦易躁，失眠健忘，耳鸣，口苦，口疮鼻衄，五心烦热，舌红少苔，脉细数。

三、治疗方法

毫针针刺拔罐发泡疗法。

主穴：上脘、中脘、下脘、心俞、肾俞、子宫、足三里、合谷。配穴：肝郁气滞，加内关、太冲；脾胃虚弱，加关元、气海、三阴交；阴虚火旺，加太溪。

严重者主穴配穴全选，一般不很严重者主穴选3～4个，配穴选3～4个，毫针刺入穴位得气后，选用泻法进行调针，严重者强度刺激。然后将上脘、中脘、下脘、心俞、肾俞、子宫、关元、气海穴位上的针拔入罐内，严重病人留1.5小时，病情轻者留1小时达到出水泡为止。取下罐和针，用针刺破水泡，让水湿、痰饮（出得多）、瘀血、沫（出得少），排出体外，用消毒后的棉花盖在出水泡处，再在棉花上面上盖一层纱布，用胶布固定上，第一次治疗完成。这种对出水泡处的处理，是防止衣裤摩擦出水泡处，增加病人的疼痛。如天气不冷时治疗，出水泡处可以不做任何处理，就用棉花经常擦出水泡处流出的水湿、痰饮、瘀血、沫，第一次治疗完成。第二次用同样的方法治疗。病重选 1 日 2 次治疗，10 次为 1 个疗程。病轻可选 1 日 1 次治疗，10 天为 1 个疗程。以水湿、痰饮、瘀血、沫，出尽为痊愈标准。

不　孕　症

本病是指女子结婚后夫妇同居并未避孕而经过 2 年以上未能受孕者，属中医学中"无子"、"全不产"的范畴。

一、诊断要点

(一) 问诊

应详细询问有关病史，特别是月经史、分娩史、流产史和生殖器炎症史、性生活情况等。

(二) 全身检查

应注意第二性征发育情况。妇科检查需排除生殖系统的先天性生理缺陷和畸形。

二、分　类

(一) 排卵功能障碍

可分布无排卵与黄体不健两类。无排卵：基础体温连续记录单性 3 个月以上，阴道脱落细胞涂片检查无周期变化，宫颈黏液结晶检查无椭圆体出现，月经前 6 天子宫内膜检查无典型分泌期变化。黄体不健：基础体温双相，经前期子宫内膜呈分泌期变化，黄体期卵巢 B 超显像见黄体表现而不孕，基础体温后期上升少于 12 天，分泌期子宫内膜反应与正常月经周期的反应相比相差两天以上；排卵后 6 天尿孕二醇量 $<5\mu g/20h$ 或 2 次血孕酮量 $<10\mu g/ml$。

（二）子宫内膜异位症

（三）输卵管炎

子宫输卵管造影证实输卵管不畅、阻塞或积水；腹腔镜下做输卵管通液可证实。

（四）子宫肌腺病

子宫增大、质硬，腹腔镜证实非子宫内膜异位症引起的痛经，子宫输卵管造影、B超除外黏膜下肌瘤引起的痛经。

（五）宫腔粘连

有宫腔炎症和刮宫史，痛经或周期性下腹痛而闭经或经量少；子宫输卵管造影或宫腔镜证实宫腔粘连。

（六）免疫性不孕

临床各项检查除外以上因素引起的不孕症；血清或宫颈黏液抗精子抗体阳性，或抗卵透明带抗体阳性；排卵前性交后 2 小时内，每高倍视野下宫颈黏液中有力前进的精子少于 5 个，和宫颈黏液接触面的精子"颤抖"、不活动或活动迟缓。

三、中医分型

（一）肾虚不孕

经量少色淡，经期后延，性欲减退，腰膝酸软，阳虚者形寒肢冷，小腹冷痛，舌淡苔白，脉沉迟无力。阴虚者五心烦热，头晕心悸，苔黄，脉弦。

（二）气血亏虚

经量不定，色淡，经期先后不定期，面黄疲倦，体瘦心悸，头晕，苔白质淡，脉沉细弱。

（三）肝郁气滞

经期先后不定，量多少不定，色紫夹瘀块，乳胀痛，胸胁胀满，心烦急躁易怒，喜太息，舌苔白，脉弦。

（四）痰湿郁阻

月经不调，量少色淡，或月经稀少、闭经。带下较大，色白质稀，体胖多毛，胸闷腹胀，口淡纳少，便溏，身重腿沉，舌胖大苔白腻，脉滑。

（五）宫寒血瘀

月经不调，经色紫暗，夹瘀块，经期小腹冷痛，苔白质暗，有瘀斑，脉沉。

（六）湿热内阻

少腹疼痛，临经尤甚，低热，黄带较多，月经淋漓，苔黄腻，脉滑数。

四、治 疗 方 法

毫针针刺拔罐发泡疗法。

主穴：上脘、中脘、下脘、关元、中极、子宫、血海、肾俞、三阴交、足三里。配穴：肾虚配俞门；气血亏虚配百会；肝郁气滞配内关、合谷；痰湿阻滞配丰隆、阴陵泉；宫寒血瘀配归来、膈俞；湿热内阻配阳陵泉。

如原发性不孕症主穴全部选用，如继发性不孕可选主穴4～6个，配穴可根据不同的病情选用。针刺入选好的穴位，得气后，原发性不孕症选关元、中极、子宫、肾俞用平补平泻法进行调针，其他穴位用泻法进行调针；如继发性不孕症可在上脘、中脘、下脘、关元、中极、子宫、肾俞选用泻法进行调针，其他穴位用平补平泻法进行调针。然后将上脘、中脘、下脘、关元、中极、子宫、肾俞穴位上的针拔入罐内，原发性不孕症留1.5小时，继发性不孕症留针留罐1小时，达到出水泡为止。取下罐和针，用针刺破水泡，让水湿、痰饮、瘀血、沫（都出得多），排出体外，用消毒后的棉花盖在出水泡处，再在棉花上盖一层纱布，用胶布固定上，第一次治疗完成。这种对出水泡处的处理，是防止衣裤摩擦出水泡处，增加病人的疼痛。如天气不冷时治疗，出水泡处可以不做任何处理，就用棉花经常擦出水泡处流出的水湿、痰饮、瘀血、沫，第一次治疗完成。第二次用同样的方法治疗。病重选 1 日 2 次治疗，10次为 1 个疗程。病轻可选 1 日 1 次治疗，10 天为 1 个疗程。以水湿、痰饮、瘀血、沫，出尽为痊愈标准。

附　论文简介

19 例不孕症用温针拔罐发泡疗法治疗从治疗肾痹入手

一、临床资料

本组年龄 28～35 岁 11 例；36～40 岁 8 例；4 年不孕症 8例，5 年不孕症 5 例，6 年不孕症 6 例，多数患者都有不同程度月经不规则，月经量或多或少，白带增多，月经来临时小腹胀痛，情绪不稳定，腰酸痛，失眠多梦。

二、辨证分型用药

（一）肾气不足型

症见脉虚细、舌质淡、用八珍汤去白术、茯苓加香附、红花、覆盆子、淫羊藿。

（二）精亏血少型

症见脉细数，舌质红。药用白芍、生地、地骨皮、玄参、麦冬、青蒿、枸杞、丹参、益母草，收效不佳。

（三）胞宫虚血型

脉多滑数，清经加车前子、瞿麦等，收效不佳。

（四）肝郁气滞型

脉沉弦，用得生丹加肉桂、香附，收效不佳。

三、针灸取穴

针前叫患者排尽小便，然后取子宫穴、三阴交、血海配合丰隆（怪病多于痰）、阴陵泉（双侧）；根据不同的年龄，病情的轻重、身体的强弱，选用不同的手法进行调针，将针拔入罐内，留针罐 1 小时左右，使该穴出水泡为止。配合合谷、内关、足三里（只针不拔罐），再配合只拔罐而不针刺的穴位肾俞、脾俞以出水泡为止。取下罐和针，用针刺破水泡，让水湿、痰饮、瘀血、沫（都出得多）排出体外，用消毒后的棉花盖在出水泡处，再在棉花上盖一层纱布，用胶布固定上，第一次治疗完成。这种对出水泡处的处理，是防止衣裤摩擦出水泡处，增加病人的疼痛。如天气不冷时治疗，出水泡处可以不做任何处理，就用棉花经常擦出水泡处流出的水湿、痰饮、瘀血、沫，第一次治疗完成。第二次用同样的方法治疗。病重选 1 日 2 次治疗，10 次为 1 个疗程。病轻可选 1 日 1 次治疗，10 天为 1 个疗程。以水湿、痰饮、瘀血、沫，出尽为痊愈标准。

四、治疗效果

本组 19 例中，17 例经治疗 20 天、30 天、40 天、50 天、60 天后怀孕；2 例身体虚弱、发育不良，经治疗无效。

胎 位 不 正

胎位不正是指胎儿娩出前位置不正。胎儿娩出前，以枕前位占绝大多数，枕先露为正常胎位。除此而外，枕后位、臀位、横位、臂位等均属胎位不正，多在经产妇或腹壁松弛的孕妇中发生。临床一般无自觉症状，多在产前检查时发现。

一、诊 断 要 点

（一）持续性枕横位与持续性枕后位

1. 分娩　宫颈口扩张及儿头下降缓慢，常腰酸难忍，并发宫缩乏力与产程延长及早破膜。

2. 腹部检查　胎儿先露部为头，胎背偏向母体侧方或后方。对侧腹壁可触及胎肢。胎心音多在母体腹壁外侧听得最清楚。

（二）臀位

1. 宫底部触及胎头　耻骨联合上方为胎臀，胎心音位置稍在脐上一侧。

2. 肛查　触及软而不规则之胎臀或胎儿下肢。

（三）横位

胎儿横卧或斜卧子宫内，子宫横径宽，胎儿头臀分别在母腹两侧扪及。肩前位时，宽大平坦的胎背在前，肩后位则小肢体在前。胎心音在脐周最清晰。

（四）颜面位

1. 颏前位者　腹前壁一侧可触及胎肢，同侧下腹部胎心音最响亮；颏后位者，耻骨联合上方可触及高出的胎枕。

2. 阴道检查　肛指或阴道检查，可触到高低不平，软硬不均之胎儿颜面。

（五）摄片检查

X线摄片或B超可协助诊断。

二、治疗方法

按摩、艾灸穴位治疗不分型。

第一组：按摩少泽、后溪、腕骨。艾灸：至阴穴灸5分钟。

第二组：按摩少商、鱼际、尺泽。艾灸：至阴穴灸5分钟。

第三组：按摩隐白、太白、三阴交。艾灸：至阴穴灸5分钟。

每次治疗选用一组穴位，交叉选用。

子宫脱垂

子宫脱垂即子宫从正常位置沿阴道下降，子宫颈外口达坐骨棘水平以下，甚至子宫全部脱出阴道口外的妇科疾病。常并发阴道前后壁膨出。属中医学中"阴挺"、"阴疝"、"阴茄"的范畴。

一、诊断要点

(一) 阴道内脱出块状物

轻度不易被注意，重度不能自行回纳，少数严重者可影响行动而卧床。

(二) 下坠感及腰背疼痛

尤以骶深部为甚，可伴有上腹部不适。急性脱垂时可引起下腹剧痛、恶心呕吐、冷汗等。

(三) 阴道分泌物增加

甚或呈脓性或血性，并可发生排尿困难、尿潴留、甚至引起尿频、尿急、尿痛。可有月经频发、过多，部分回纳不佳者可影响性交。

(四) 临床分度

重Ⅰ度：子宫颈已达处女膜缘，于阴道口即可见到。

轻Ⅱ度：子宫颈已脱出阴道外，但宫体尚在阴道内。

重Ⅱ度：宫颈及部分宫体已脱出阴道外。

Ⅲ度：子宫颈及子宫体全部脱垂出阴道外。

二、中医分型

(一) 气虚

子宫下移或脱出，劳则加重，小腹下坠，乏力少气懒言，面色无华，尿频，带下量多，质稀色白，舌淡苔白，脉虚细。

(二) 肾虚

子宫下垂，腰酸腿软，小腹坠胀，小便频数，夜尿较多，无白带，舌红，脉沉弱。

三、治疗方法

毫针针刺拔罐发泡法。

主穴：上脘、中脘、下脘、百会、气冲、子宫、维胞、俞门、关元、足三里、肾俞。配穴：气虚加气海、三阴交；肾虚加太溪、脾俞。

每次治疗取主穴全选，配穴 2～3 个，毫针刺入穴位得气后，轻Ⅰ度，主穴选用补法，配穴选用平补平泻法，重Ⅱ度：主穴和配穴全部选用补法进行调针，然后将上脘、中脘、下脘、关元、气海、肾俞、脾俞、三阴交穴位上的针拔入罐内，轻Ⅰ度留针留罐 1 小时，重Ⅰ度、重Ⅱ度留针留罐 1.5 小时，达到出水泡为止，取下罐和针，用针刺破水泡，让水湿、痰饮、沫（出得多）、瘀血（出得少），排出体外，用消毒后的棉花盖出水泡处，再在棉花上盖一层纱布，用胶布固定上，第一次治疗完成。这种对出水泡处的处理，是防止衣裤摩擦出水泡处，增加病人的疼痛。如天气不冷时治疗，出水泡处可以不做任何处理，就用棉花经常擦出水泡处流出的水湿、痰饮、瘀血、沫，第一次治疗完成。第二次用同样的方法治疗。病重选 1 日 2 次治疗，10 次为 1 个疗程。病轻可选 1 日 1 次治疗，10 天为 1 个疗程。以水湿、痰饮、瘀血、沫，出尽为痊愈标准。

注意：治疗前嘱病人排空小便，治疗期间不要过度劳累，不要担、抬、提、拉重物，最好休息治疗，禁房事。

外阴白色病变

本病系指一组女性外阴皮肤黏膜营养障碍而致的组织变性及色素改变的疾病。属中医学中的"阴痒"、"阴痛"等范畴。

一、诊断要点

（一）外阴症状

外阴奇痒为主要症状，瘙痒时间从病到治疗有 2～3 个月之内，也有达 20 年之久。

（二）外阴红肿

继则皮肤增厚、变白、弹性消失而变干枯，并有皲裂。

(三) 分为

1. 增生型营养不良。

2. 硬化苔藓型营养不良及混合型营养不良。

二、中 医 分 型

(一) 脏阴亏损

外阴萎缩，皮白干燥，薄脆或粗糙增厚，发痒，伴五心烦热，口苦咽干，苔薄黄，脉细数。

(二) 阳虚阴寒

外阴萎缩，瘙痒，皮肤变白而干燥，伴腰膝酸软，形寒肢冷，性冷淡，舌淡苔白，脉沉弱。

(三) 血虚化燥

外阴皮变白，干燥痒甚，夜间加重，伴全身瘙痒，口干，五心烦热，舌红苔薄，脉细或数。

(四) 湿热下注

外阴皮肤粗糙增厚，干硬发白，皲裂，周边红肿，瘙痒渗出，白带增多，困倦纳呆，口干不思饮，舌苔黄腻，脉弦数。

三、治 疗 方 法

针刺拔罐发泡疗法。

主穴：上脘、中脘、下脘、肾俞、合谷、内关、脾俞、血海、足三里。配穴：阴血虚者，加脾俞、三阴交、血海；阳虚者，加命门、关元；湿热下注，加横骨、蠡沟、白环俞、阴廉。主穴全选，配穴根据病情随时加减。主穴选用补法，配穴选用泻法，毫针刺入穴位得气后，将选好的手法进行调针，然后将肾俞、脾俞、血海、关元、足三里穴位上的针拔入罐内，病重留针留罐1.5小时，达到出水泡为止，取下罐和针，用针刺破水泡，让水湿、痰饮（出得多）、瘀血、沫（出得少），排出体外，用消毒后的棉花盖在出水泡处，再在棉花上盖一层纱布，用胶布固定上，第一次治疗完成。这种对出水泡处的处理，是防止衣裤摩擦出水泡处，增加病人的疼痛。如天气不冷时治疗，出水泡处可以不做任何处理，就用棉花经常擦出水泡处流出的水湿、痰饮、瘀血、沫，第一次治疗完成。第二次用同样的方法治疗。病重选 1 日 2 次治疗，10 次为 1 个疗程。病轻可选 1 日 1 次治疗，10 天为 1 个疗程。以水湿、痰饮、瘀血、沫，出尽为痊愈标准。

老年性阴道炎

本病是指发生在妇女绝经后，手术切除卵巢或盆腔放射治疗后，因卵巢功能衰退，雌激素缺乏，阴道黏膜变薄，萎缩，上皮细胞糖原减少，局部抵抗力减弱，受细菌感染引起的炎症。属中医学中的"阴痒"、"带下病"的范畴。

一、诊断要点

（一）白带检查

白带增多，多为黄水状，严重者白带可呈脓性，有臭味，伴外阴瘙痒、灼热、胀坠感。可出现尿频或尿失禁症状。

（二）阴道检查

阴道黏膜呈老年性改变，皱襞消失，上皮萎薄，黏膜充血，易伴出血，表面常有散在出血点或出血斑。严重时上皮脱落，形成浅表溃疡。慢性炎症或溃疡面可引起阴道粘连，严重时可导致阴道闭锁。炎性分泌物引流不畅形成阴道积脓。

二、中医分型

（一）湿热下注

阴部瘙痒，带下量多，色黄味臭，心烦少寐，口苦胸闷，苔黄腻脉弦数。

（二）肝肾阴虚

阴部干涩，灼热瘙痒，带下量多色黄，头晕目眩，烘热汗出，耳鸣腰酸，舌红少苔，脉细数无力。

（三）心肝郁火

外阴瘙痒，入晚尤甚，胸闷忧虑，失眠，苔黄，脉弦细数。

三、治疗方法

毫针针刺拔罐疗法。

主穴：上脘、中脘、下脘、关元、复溜、三阴交、合谷、足三里、肾俞。配穴：湿热、加带脉，曲骨，足临泣；肝肾阴虚，加血海，照海；心肝郁火，加内关、太冲。

每次治疗主穴全取，配穴根据不同病人的临床症状辨证选取。老年性阴道炎患者症状以腰痛及少腹下坠为主，配穴取肾俞、足临泣、带脉，毫针刺入穴位得气后，用补法进行调针；以阴痒、带下量多者，配穴取曲骨、照海。毫针刺入穴位得气后，选用泻法进行调针；有赤白带下症状者，配穴取血海，毫针刺入穴位得气后，选用泻法进行调针，辨证属于脾胃虚弱者，配穴取解溪大都。毫针刺入穴位得气后，选用补法进行调针，然后将关元、足三里、三阴交、血海、肾俞穴位上的针拔入罐内，病重留针留罐 1.5 小时，病轻留针留罐 1 小时，达到出水泡为止，取下罐和针，用针刺破水泡，让水湿、痰饮（出得多）、瘀血、沫（出得少），排出体外，用消毒后的棉花盖在出水泡处，再在棉花上盖一层纱布，用胶布固定上，第一次治疗完成。这种对出水泡处的处理，是防止衣裤摩擦出水泡处，增加病人的疼痛。如天气不冷时治疗，出水泡处可以不做任何处理，就用棉花经常擦出水泡处流出的水湿、痰饮、瘀血、沫，第一次治疗完成。第二次用同样的方法治疗。病重选 1 日 2 次治疗，10 次为 1 个疗程。病轻可选 1 日 1 次治疗，10 天为1个疗程。以水湿、痰饮、瘀血、沫，出尽为痊愈标准。

盆　腔　炎

本病是指盆腔生殖器官及周围结缔组织、盆腔腹膜发生的炎症。可分为急性、慢性及结核性3类。属中医学中"痛经"、"带下痛"、"癥瘕"等范畴。

一、诊断要点

（一）急性盆腔炎

1. 有流产、分娩，宫腔内不洁操作或月经期、产褥期性交史。

2. 高热寒战，下腹疼痛，白带增多，呈脓性，有臭味。

3. 下腹部肌紧张，压痛或反跳痛，肠鸣音减弱或消失。阴道内有大量脓性分泌物，阴道充血，后穹窿明显触痛。子宫颈充血、水肿，举痛明显。子宫体略大，有压痛，活动受限。

4. 白细胞总数及中性粒细胞增高。

5. 后穹窿穿刺可助确诊。

（二）慢性盆腔炎

1. 病程长，下腹部隐痛、下坠，腰骶部酸痛，性交痛，月经量多或经期延长，经前或经期疼痛加重，白带较多。

2. 子宫常呈后位，活动受限或固定。

3. 有急性盆腔炎及不孕病史。

（三）结核性盆腔炎

1. 有不孕、盆腔外结核病或慢性盆腔炎久治不愈的病史。

2. 病程久者可有月经量减少。

3. 可有外阴溃疡、宫颈乳头糜烂或菜花样生长。

4. 血淋巴细胞增高，血沉加快。

5. X线平片可见盆腔钙化点，碘油造影可见输卵管呈串珠样灌注缺陷，宫腔重度狭窄或变形，边缘呈锯齿状。

6. 内膜病理检查可找到结核结节，经血或内膜作结核菌培养或动物接种可证实。

二、中医分型

（一）湿热内蕴

低热，汗出不畅，小腹坠痛、刺痛，带下量多色黄，尿赤，舌红苔黄腻，脉滑数。

（二）邪毒炽盛

壮热恶寒，下腹疼痛拒按，带下量多，脓性，味臭，伴口干尿赤，便秘，舌红苔黄，脉弦数。

（三）肝肾阴亏

下腹隐痛，带下量多，色黄质稀，腰膝酸软，头晕，舌红少苔，脉沉。

（四）气血不足

少腹隐痛，面黄乏力，纳呆，月经后延，量少色淡，舌淡苔白，脉虚。

三、治疗方法

毫针针刺拔罐发泡疗法。

主穴：上脘、中脘、肾俞、下脘、关元、中极、气冲、三阴交、足三里、合谷，配穴：湿热内蕴，加上髎、阴陵泉、归来、蠡沟；肝肾阴亏，加肝俞；气血不足，加气海、血海、公孙。

毫针刺入主穴（全选），配穴根据不同病人的临床症状辨证选穴。毫针刺入穴位得气后，病程时间长，主穴选用平补平泻法，配穴选用泻法，如病程时间长，年龄在 40 岁以上，主穴和配穴都选用补法进行调针；气血不足，气海、血海任何针都不用，就用罐拔出水泡、留针留罐 1.5 小时（病重），病轻留针留罐 1 小时，达到出水泡为止，取下罐和针，用针刺破水泡，让水湿、痰饮、沫（出得多）、瘀血（出得少），排出体外，用消毒后的棉花盖在出水泡处，再在棉花上盖一层纱布，用胶布固定上，第一次治疗完成。这种对出水泡处的处理，是防止衣裤摩擦出水泡处，增加病人的疼痛。如天气不冷时治疗，出水泡处可以不做任何处理，就用棉花经常擦出水泡处流出的水湿、痰饮、瘀血、沫，第一次治疗完成。第二次用同样的方法治疗。病重选 1 日 2 次治疗，10 次为 1 个疗程。病轻可选 1 日 1 次治疗，10 天为 1 个疗程。以水湿、痰饮、瘀血、沫，出尽为痊愈标准。

慢性宫颈炎

本病是妇科常见疾病，为感染体潜伏于颈管内膜不易彻底清除引起的慢性宫颈炎症。属中医学"腹痛"、"带下病"的范畴。

一、诊断要点

（一）发生时间

多发生于分娩、流产或阴道手术后，临床常无急性过程的表现。

（二）临床症状

白带增多，呈乳白色，黏液状，或淡黄色脓性，时而带血。可有外阴瘙痒，腰骶部疼痛，小腹胀坠疼痛，还可引起性交痛及不孕。

二、分 类

（一）宫糜颈烂分度

Ⅰ度（轻度糜烂）：表面光滑，为单纯性糜烂，其范围小于宫颈的 1/3。

Ⅱ度（中度糜烂）：糜烂面积超过宫颈的 1/3，但小于宫颈的 1/2，或面积不够大但表面颗粒型或乳头型糜烂。

Ⅲ度（重度糜烂）：糜烂面积大于宫颈的 1/2，或糜烂小于宫颈的 1/2，但表面呈颗粒型或乳头型较重者。

（二）宫颈息肉

宫颈外口单个或多个带蒂鲜红色息肉，蒂多与宫颈管道相连，表面光滑、易出血。

（三）宫颈肥大

宫颈水肿，充血，呈不同程度肥大，表面可糜烂或光滑，宫颈质地变硬。

（四）宫颈腺囊肿

宫颈表面散在的小囊肿，光滑发亮，内含黄白色黏液，常伴有宫颈糜烂。

三、中医分型

（一）湿热下注

带下量多，色黄白，或呈脓性，或带下带血，腰酸腹胀，阴痒，口干苦。舌红苔黄腻，脉弦滑。

（二）脾胃虚弱

带下量多，色白或淡黄，质稀无臭，面色萎黄，脘腹时胀，纳呆，大便或溏，神疲乏力。舌淡，脉细。

（三）寒瘀留滞

带下质黏成块，色赤，似血非血，腥臭。小腹胀痛，精神抑郁，口干不喜饮；面色晦滞。舌淡青紫苔白，脉弦紧。

（四）肾阳虚衰

带下清冷，量多，质稀如水，淋漓不断，面色㿠白，四肢欠温，腰酸痛，小腹部有冷感，便溏溺清。舌淡苔白，脉沉迟。

四、治疗方法

毫针针刺拔罐发泡疗法。

主穴：足三里、上脘、中脘、下脘、关元、归来、三阴交、内关。配穴：湿热下注，配带脉；寒瘀留滞，配血海；脾胃虚弱，配穴脾俞、胃俞；肾阳虚衰，配肾俞、长强、心俞、大椎、合谷。

毫针刺入主穴全取，配穴根据不同病人的临床症状辨证取穴，得气后在根据不同的病情选用手法（补法、泻法、平补平泻法）进行调针，湿热下注、寒瘀留滞主穴和配穴都选用泻法调针；脾胃虚弱主穴和配穴都选用补法进行调针，肾阳虚主穴和配穴都选用补法进行调针，然后将足三里、上脘、中脘、下脘、关元、气海、血海、脾俞、胃俞、肾俞、长强、心俞、大椎穴位上的针拔入罐内，病重留针留罐1.5小时，达到出水泡为止，取下罐和针，用针刺破水泡，让水湿、痰饮、沫、瘀血（都出的多），排出体外，用消毒后的棉花盖在出水泡处，再在棉花上盖一层纱布，用胶布固定上，第一次治疗完成。这种对出水泡处的处理，是防止衣裤摩擦出水泡处，增加病人的疼痛。如天气不冷时治疗，出水泡处可以不做任何处理，就用棉花经常擦出水泡处流出的水湿、痰饮、瘀血、沫，第一次治疗完成。第二次用同样的方法治疗。病重选1日2次治疗，10次为1个疗程。病轻可选1日1次治疗，10天为1个疗程。以水湿、痰饮、瘀血、沫，出尽为痊愈标准。

更年期综合征

妇女更年期综合征是临床上常见的疑难病之一。本病发生在40～50岁左右的更年期妇女。主要症状表现在月经紊乱或闭经，以及自主神经系统、心血管系统、物质代谢等方面的改变。如阵发性颜面潮红、多汗、情绪为稳定、易激动、精神不集中、心慌及一过性血糖升高等。笔者将针刺拔罐发泡疗法应用于临床 10 多年治疗妇女更年期综合征 60 例，收到显著效果，特别对经多年治疗收效不佳者，收效更为显著。

一、中医分型

(一) 肾阴不足

月经推迟，稀发或闭经，阴道干涩。伴头晕耳鸣，失眠多梦，皮肤瘙痒，烘热汗出，五心烦热，哭笑无常，易怒健忘，舌红少苔，脉细数。

(二) 肾阳亏损

月经量多，崩漏或闭经。面黯神疲，腰膝酸软，形寒肢冷，肢体浮肿，便溏，尿频失禁，舌淡苔白，脉沉细无力。

二、治疗方法

(一) 肾阴不足

毫针针刺拔罐发泡疗法取穴：主穴：足三里、上脘、中脘、下脘、中极、子宫、关元、气海、膻中、肾俞、双侧日月。配穴：腹胀纳差者，配穴内关、合谷；面部烘热多汗者，配复溜；头昏、神疲、记忆力下降、睡眠差者，加列缺、神门、三阴交、太溪及行间等穴。食欲不振拔中脘。滋补养成肝肾，配穴选用肝俞、脾俞、肾俞、长强。

方法：毫针刺入主穴足三里、上脘、中脘、下脘、中极、子宫、关元、气海、膻中、双侧日月（主穴全选），配穴内关、合谷、复溜、列缺、神门、三阴交、太溪、行间、中脘、肝俞、脾俞、肾俞、长强（要根据不同的病人和不同的临床症状辨证取穴），得气后，长期选用补法进行调针，然后将足三里、上脘、中脘、下脘、中极、子宫、关元、长强、肝俞、脾俞、肾俞、膻中、双侧期门穴位上的针，拔入罐内，留针留罐 1 小时左右，达到出水泡为止，取下罐和针，用针刺破水泡，让水湿、痰饮、沫（出得多）、瘀血（出得少），排出体外，用消毒后的棉花盖在出水泡处，再在棉花上盖一层纱布，用胶布固定上，第一次治疗完成。这种对出水泡处的处理，是防止衣裤摩擦出水泡处，增加病人的疼痛。如天气不冷时治疗，出水泡处可以不做任何处理，就用棉花经常擦出水泡处流出的水湿、痰饮、瘀血、沫，第一次治疗完成。第二次用同样的方法治疗。病重选1日2次治疗，10次为1个疗程。病轻可选1日1次治疗，10天为1个疗程。以水湿、痰饮、瘀血、沫，出尽为痊愈标准。

（二）肾阳亏损

毫针针刺拔罐发泡疗法取穴：主穴：足三里、上脘、中脘、下脘、中极、子宫、关元、肝俞、肾俞、阳陵泉、膻中、双侧日月。腹胀纳差者，配穴内关、合谷；面部烘热多汗者，配复溜；头昏、神疲、记忆力下降、睡眠差者，加列缺、神门、三阴交、太溪及行间等穴。食欲不振拔中脘。

方法：毫针刺入主穴足三里、上脘、中脘、下脘、中极、子宫、关元、肝俞、肾俞、阳陵泉、膻中、双侧日月（主穴全选），配穴内关、合谷、复溜；头昏、列缺、神门、三阴交、太溪、行间、中脘（要根据不同的病人和不同的临床症状辨证取穴），得气后，选用补法进行调针，然后将足三里、上脘、中脘、下脘、中极、子宫、关元、肝俞、肾俞、阳陵泉、膻中、双侧日月穴位上的针拔入罐内，留针留罐1小时左右，达到出水泡为止，取下罐和针，用针刺破水泡，让水湿、痰饮、沫（出得多）、瘀血（出得少），排出体外，用消毒后的棉花盖在出水泡处，再在棉花盖上一层纱布，用胶布固定上，第一次治疗完成。这种对出水泡处的处理，是防止衣裤摩擦出水泡处，增加病人的疼痛。如天气不冷时治疗，出水泡处可以不做任何处理，就用棉花经常擦出水泡处流出的水湿、痰饮、瘀血、沫，第一次治疗完成。第二次用同样的方法治疗。病重选

1 日 2 次治疗，10 次为 1 个疗程。病轻可选 1 日 1 次治疗，10 天为 1 个疗程。以水湿、痰饮、瘀血、沫，出尽为痊愈标准。

三、病例介绍

程某，女，49 岁，工人，于 1998 年 10 月 22 日初诊。主诉：月经量多，崩漏或闭经。面黯神疲，腰膝酸软，形寒肢冷，肢体浮肿，便溏，尿上频失禁，舌淡苔白，脉沉细无力。心慌、口干咽燥，多汗、睡眠差 5 年，近年加重。患者 3 年前停经后出现胸闷、气短、全身酸痛、乏力咳嗽、痰多、心慌、口干、多汗、睡眠差等症状，伴双侧上肢胀痛不舒，腹胀，一天最少出现 3 次大便，纳差。一直依赖补中益气丸，安神补脑液，安定片方能入睡，症状好转药一停，病情如常，药量逐渐加大，仍不能正常入睡，病情还是出现与没服药前一样，遂来我科门诊求治。属肾阳亏损更年期综合征。

检查：病人面色晦暗，浮肿，情绪很不稳定，因经多方检查（心电图、B 超、验血、小便、大便、透视、拍片、CT 检查）均未发现异常。

治疗方法

治法：滋补肾阳。

主穴：足三里、上脘、中脘、下脘、中极、子宫、关元、肝俞、肾俞、阳陵泉、膻中、双侧日月。配穴：腹胀纳差者，配穴内关、合谷；面部烘热多汗者，配复溜；头昏、神疲、记忆力下降、睡眠差者加列缺、神门、三阴交、太溪及行间等穴。食欲不振拔中脘。

方法：毫针刺入主穴上脘、中脘、下脘、中极、子宫、关元、肝俞、肾俞、阳陵泉、膻中、足三里、双侧日月（主穴全选），配穴内关、合谷、复溜；头昏、神疲、列缺、神门、三阴交、太溪、行间、中脘（要根据不同病人的临床症状辨证取穴）。得气后，选用补法进行调针，然后将中极、子宫、关元、肝俞、肾俞、阳陵泉、中脘、膻中、双侧期门穴位上的针拔入罐内，留针留罐 1 小时左右，达到出水泡为止，取下罐和针，用针刺破水泡，让水湿、痰饮、沫（出得多）、瘀血（出得少）排出体外，用消毒后的棉花盖在出水泡处，再在棉花盖上一层纱布，用胶布固定上，第一次治疗完成。这种对出水泡处的处理，是防止衣裤摩擦出水泡处，增加病人的疼痛。如天气不冷时治疗，出水泡处可以不做任何处理，就用棉花经常擦出水泡处流出的水湿、痰饮、瘀血、沫，第一次治疗完成。第二次用同样的方法治疗。病重选 1 日 2 次治疗，10 次为 1 个疗程。病轻可选 1 日 1 次治疗，10 天为 1 个疗程。以水湿、痰饮、瘀血、沫，出尽为痊愈标准。经治疗 50 天，临床症状消失。共出水 1450ml，多年未见复发，没有服任何药。

体会：

冲脉为"五脏六腑之海"，任脉为"阴脉之海"，冲任"隶于肝肾"、"隶于阳明"。张景岳《景岳全书·妇人规》说："冲任之血又总阳明水谷之所化，故月经之本，所重在冲任，所重在胃气，所重在心脾生化源。"这说明冲任二脉的生理功能不仅受到脏腑功能盛衰的调解，同时，也影响着脏腑功能的盛衰。人到中年，肾气渐衰，天癸渐竭，若外加久病失养，七情所伤，饮食不节或外邪侵扰等因素，则可导致脏腑功能失和，进一步损伤冲任二脉，产生各种症状。中极为任脉、冲脉的交会点，膻中为气海，能补益气血，故以其为主穴，可达调理冲任的功效。女子以血为用，肝主藏血，而期门为肝经募穴在配合肝俞穴，可达到疏理肝气，调益肝血之功。子宫穴位于中极旁开 3 寸，是经外奇穴，针刺加上针在罐内加强调理冲任之力，主治妇科诸症，有奇效。随症配穴，可达到调和肝脾、镇静安神、滋养肝肾，不服任何药就能获效。

附 论 文 简 介

皮针、毫针同时使用拔罐发泡疗法治疗卵巢囊肿 120 例

作者根据临床实践病人的需要，从 1981～1994 年使用皮肤针（梅花针）、毫针同时使用拔罐发泡疗法治疗卵巢囊肿 120 例，5 年来未见复发，获效甚佳。

1. 临床资料

一般资料 本组 120 例，30～40 岁 46 例，占 35.65%；41～50 岁 74 例，占 64.35%。全部病案经 B 超多次检查确诊。经多家医院中医妇科、西医妇科久治，收效不佳或无效者，转入大连市金州区第三人民医院中医科、针灸科治疗。

2. 治疗方法

取穴位：子宫穴（双侧）用皮肤针每次针刺后，用罐将皮针刺后的子宫穴拔入罐内，病重留针留罐 1.5 小时左右，把罐拔紧，以出水泡为止，取下罐和针，用针刺破水泡，让水湿、痰饮、沫（出得多）、瘀血（出得少），排出体外，用消毒后的棉花盖在出水泡处，再在棉花盖上一层纱布，用胶布固定上，第一次治疗完成。这种对出水泡处的处理，是防止衣裤摩擦出水泡处，增加病人的疼痛。如天气不冷时治疗，出水泡处可以不做任何处理，就用棉花经常擦出水泡处流出的水湿、痰饮、瘀血、沫，第一次治疗完成。第二次用同样的方法治疗。病重选 1 日 2 次治疗，10 次为 1 个疗程。病轻可选 1 日 1 次治疗，10 天为 1 个疗程。以水湿、痰饮、瘀血、沫，出尽为痊愈标准。

3. 治疗标准

痊愈：B 超复查卵巢囊肿消除；好转：B 超复查卵巢囊肿明显变小；无效：B 超复查卵巢囊肿大、小无变化。

4. 治疗结果

本组 120 例中 B 超复查囊肿全部消失，65 例痊愈；B 超复查囊肿明显好转 55 例。经访 5 年无复发。

皮针、毫针同时使用针刺拔罐发泡疗法治疗子宫肌瘤 56

例

本病一般属于中医"癥瘕"、"月经量多"等病证范畴。气滞、血瘀、痰饮、水湿、沫，互结于胞宫，是其基本病因病理。人体内有 70％的水液存在，正常的水液应该是营养全身，周流不息，正常的水液运行到胞宫局部时，被内伤"七情"（喜、怒、忧、思、悲、恐、惊）受阻，于是就停止了运行，从而导致气滞、血瘀、痰饮、水湿内结胞宫，就会滞留在胞宫而形成肌瘤病变。肌瘤病变严重导致脏腑功能失调，病至后期，使病人正气往往大伤（气血亏虚，阴阳失衡）。早期宜活血理气、破瘀散结、清热消除痰饮、水湿、沫。此病由于长时间得不到有效的治疗，病人出血过多，正气大伤，则应攻补兼施，即活血化瘀、消除痰饮、水湿、沫。达到软坚散结之功效，适应用"皮针拔罐发泡疗法"治疗，可免除手术，可达到使邪去而正不伤的治疗目的，内病外治的目的。

一、临床资料

本组 56 例，全是门诊收治病人，35～45 岁 36 例，46～52 岁 20 例，发病时间最长 5 年，最短 1.5 年。临床症状：腹不疼痛，多数病人无症状，体检时才发现（B 超检查），平时出现月经过多，经期延长或不规则出血，严重者可出现继发性贫血；少数患者有腹痛及压迫症状（如排便或排尿困难），以及继发性不孕；体检下腹可触及包块，子宫增大、质硬、表面不平，结合 B 超检查确诊为子宫肌瘤。

二、治疗方法

皮肤针、毫针针刺拔罐发泡疗法。

主穴：肾俞、上脘、中脘、下脘、双侧子宫穴、三阴交、血海、丰隆、足三里、合谷，配穴根据不同病人的临床症状辨证取穴，若伴有气血虚弱者加气海、关元；湿热明显者加脾俞；血热较甚者加心俞、肝俞；肝郁或经前乳胀，小腹作胀者加内关、少商。

　　将毫针刺入（主穴全选）穴位得气后，气血虚弱者主穴选用补法进行调针；配穴选用平补平泻法进行调针；湿热明显者，血热较甚者，肝郁者，小腹作胀者，主穴和配穴全选用泻法进行调针。然后将气海、血海、丰隆、子宫穴、脾俞、心俞、肝俞、肾俞穴位上的针拔入罐内，病程时间长，留针留罐1.5小时，病程时间短留针留罐1小时，达到出水泡为止，取下罐和针，用针刺破水泡，让水湿、痰饮、瘀血（出得多）、沫（出得少），排出体外（皮针只刺子宫穴、关元、其他针用毫针刺），用消毒后的棉花盖在出水泡处，再在棉花盖上一层纱布，用胶布固定上，第一次治疗完成。这种对出水泡处的处理，是防止衣裤摩擦出水泡处，增加病人的疼痛。如天气不冷时治疗，出水泡处可以不做任何处理，就用棉花经常擦出水泡处流出的水湿、痰饮、瘀血、沫，第一次治疗完成。第二次用同样的方法治疗。病重选1日2次治疗，10次为1个疗程。病轻可选1日1次治疗，10天为1个疗程。以水湿、痰饮、瘀血、沫，出尽为痊愈标准。

三、治 疗 结 果

　　本组56例中，痊愈27例，占48.1%，显效29例，占51.9%，总有效率为100%。

经后期紧张综合征

　　本病是指出现在月经来潮前数天的生理上、精神上以及行为上的改变。中医学中无此病名，分属于不同证中。

一、诊 断 要 点

（一）月经来潮变化

一般月经来潮前 7～14 天出现症状，经前 2～3 天加重，月经来潮后症状随之消失。症状轻者可以忍受，重者必须用中药和针灸同时治疗。

（二）月经来潮症状

以头痛、口苦、食欲不振、失眠、烦急、腹胀、乳胀痛严重、四肢肿胀无力等症状为多见，可有注意力不集中、健忘、判断失常、行为不协调，具有周期性发生的特点。

二、中医分型

（一）肝郁气滞

经后乳胀痛，胸胁胀痛，胸闷呃逆，抑郁易怒，口苦、经行不畅，舌苔白，脉弦。

（二）脾胃虚弱

经前脘腹胀满，纳呆乏力，面目浮肿，四肢不温，便溏，苔白舌淡，脉沉缓。

（三）阴虚火旺

经前头痛头晕、心烦易躁，失眠健忘，耳鸣，口苦，口疮鼻衄，五心烦热，舌红少苔，脉细数。

三、治疗方法

毫针针刺拔罐发泡疗法。

主穴：上脘、中脘、下脘、合谷、内关、心俞、脾俞、肾俞、子宫、三阴交、足三里，配穴：肝郁气滞加太冲；脾胃虚弱加关元、气海；阴虚火旺加太溪、侠溪。

毫针刺入主穴（全取），配穴根据不同病人的临床辨证取穴，针刺入穴位得气后，肝郁气滞选用泻法调针；脾胃虚弱选用补法进行调针；阴虚火旺选用平补平泻法进行调针。然后将上脘、中脘、下脘、心俞、脾俞、肾俞、子宫、关元、气海、太溪穴位上的针拔入罐内，病重留针留罐 1.5 小时，病轻留针留罐1小时，达到出水泡为止，取下罐和针，用针刺破水泡，让水湿、痰饮、瘀血（出得少）、沫（出得多），排出体外，用消毒后的棉花盖在出水泡处，再在棉花盖上一层纱布，用胶布固定上，第一次治疗完成。这种对出水泡处的处理，是防止衣裤摩擦出水泡处，增加病人的疼痛。如天气不冷时治疗，出水泡处可以不做任何处理，就用棉花经常擦出水泡处流出的水湿、痰饮、瘀血、沫，第一次治疗完成。第二次用同样的方法治疗。病重选1日2次治疗，10次为1个疗程。病轻可选1日1次治疗，10天为1个疗程。以水湿、痰饮、瘀血、沫，出尽为痊愈标准。

附 件 炎

附件炎以妇女下腹双侧胀痛为主要症状，月经前后都出现胀痛感，经常出现小腹双侧不舒服感，遇上心情不愉快，胀痛不舒服感觉更为明显，有时也出现突然小腹双侧刺痛感。

一、中医分型

（一）寒湿凝滞型

小腹双侧经常出现冷痛，按之痛甚，重则连及腰背，得热痛减，苔白腻，脉沉紧。

（二）肝郁气滞型

小腹双侧经常胀痛，胀甚于痛，苔薄白，脉沉弦。

（三）肝肾亏损

小腹双侧经常胀痛，有时出现隐痛，按之痛减，腰膝酸软，头晕耳鸣，舌质淡，苔薄白，脉沉细。

二、治疗方法

毫针针刺拔罐发泡疗法。

主穴：上脘、中脘、下脘、归来、关元、命门、三阴交、足三里、脾俞、肾俞。配穴：寒湿凝滞型，加曲池、合谷；肝郁气滞型，加肝俞、内关；肝肾亏损，加肝俞。

　　毫针刺入主穴上脘、中脘、下脘、归来、关元、命门、三阴交、足三里、脾俞（主穴全选），配穴曲池、合谷、肝俞、内关、肾俞（根据不同病人的临床辨证取穴），针刺入穴位得气后，寒湿凝滞型、肝郁气滞型选用泻法进行调针；肝肾亏损选用补法进行调针。然后将归来、关元、命门、三阴交、足三里、脾俞、肝俞、肾俞、上脘、中脘、下脘穴位上的针拔入罐内，病重留针留罐 1.5 小时，病轻留针留罐 1 小时，达到出水泡为止，取下罐和针，用针刺破水泡，让水湿、痰饮、沫、瘀血（都出的多），排出体外，用消毒后的棉花盖在出水泡处，再在棉花盖上一层纱布，用胶布固定上，第一次治疗完成。这种对出水泡处的处理，是防止衣裤摩擦出水泡处，增加病人的疼痛。如天气不冷时治疗，出水泡处可以不做任何处理，就用棉花经常擦出水泡处流出的水湿、痰饮、瘀血、沫，第一次治疗完成。第二次用同样的方法治疗。病重选 1 日 2 次治疗，10 次为 1 个疗程。病轻可选 1 日 1 次治疗，10 天为 1 个疗程。以水湿、痰饮、瘀血、沫，出尽为痊愈标准。

第三章 治疗内分泌系统及代谢疾病

单纯性甲状腺肿

本病又称慢性甲状腺肿，是由于碘缺乏或代谢障碍所致的甲状腺代偿性增生肥大，一般不伴有甲状腺功能紊乱，属中医学"瘿瘤"的范畴。

一、诊断要点

（一）起病情况

起病缓慢，女性多于男性，青春期、妊娠期或绝经期发病或加重。早期常无自觉症状，或觉颈前增粗。甲状腺多呈两侧弥漫性肿大或以一侧为主，无压痛，质软，平滑或有结节。偶有震颤及血管杂音，甲状腺肿显著者，可引起压迫症状如咽部紧缩感，刺激性干咳，吞咽困难，声音嘶哑等。

（二）检查

基础代谢率和血浆蛋白结合碘均正常，甲状腺吸^{131}碘率散发者一般正常，地方性者可增高，但高峰不提高，可被甲状腺片或 T_3（三碘甲状腺原氨酸）抑制。甲状腺扫描可发现甲状腺弥漫性增大或多数温结节或冷结节。尿碘低于 $50\mu g/g\cdot$肌酐。

二、甲状腺肿大程度分类根据 WHO 分类可分为以下几类

（一）甲状腺看不到边也触不到

（二）OA

甲状腺看不到，但可触及甲状腺为正常大小，质地正常。

（三）OB

触诊时甲状腺轻微肿大，但颈部后倾时看不到。

（四）Ⅰ度

可触及甲状腺肿大，颈部后倾时也能见到。

（五）Ⅱ度

颈部保持正常位置甲状腺也能见到。

（六）Ⅲ度

巨大的甲状腺肿，在远距离即可见到。

三、中 医 分 型

（一）气郁痰阻

甲状腺肿大，质软不痛，弥漫光滑，伴情志不舒，胁痛乳胀，善太息，少腹胀痛，苔薄白脉弦。

（二）痰湿内阻

甲状腺肿大，质硬或有结节，经久不消，伴神疲肢困，胸闷纳呆，苔白腻，脉滑。

（三）肝火旺盛

甲状腺肿大，柔软光滑，伴心烦多汗，易怒口苦，面赤嫩热，舌红苔薄，脉弦数。

（四）心肝阴虚

甲状腺肿大，质软，伴心悸不宁，心烦少寐，眩晕倦怠，舌红苔白，脉弦细数。

四、治疗方法

皮肤针、毫针针刺拔罐发泡疗法。

主穴：上脘、中脘、下脘、阿是穴。配穴：气滞痰阻加合谷、列缺、天突、肩井；痰湿内阻，加足三里、丰隆、中渚、廉泉；肝火旺盛加肝俞、行间、太冲、阴陵泉；肝肾阴虚加神门、肾俞、肝俞、心俞、太溪。

阿是穴选用皮针刺、左手拇指、示指、中指用力把阿是穴捏起，用皮针刺，其他穴位用毫针刺入，得气后，气滞痰阻者选用泻法进行调针，痰湿内阻者和肝火旺盛者，选用平补平泻法进行调针，肝肾阴虚者选用补法进行调针；然后将阿是穴、肩井、足三里、丰隆、肝俞、肾俞、心俞穴位上的针拔入罐内，上脘、中脘、下脘、日月穴位只拔罐不针刺，病重留 1.5 小时，病轻留 1 小时，达到出水泡为止，用针刺破水泡，让水湿、痰饮、沫（出得多）、瘀血（出得少），排出体外，用消毒后的棉花盖在出水泡处，再在棉花盖上一层纱布，用胶布固定上，第一次治疗完成。这种对出水泡处的处理，是防止衣裤摩擦出水泡处，增加病人的疼痛。如天气不冷时治疗，出水泡处可以不做任何处理，就用棉花经常擦出水泡处流出的水湿、痰饮、瘀血、沫，第一次治疗完成。第二次用同样的方法治疗。病重选 1 日 2 次治疗，10 次为 1 个疗程。病轻可选 1 日 1 次治疗，10 天为 1 个疗程。以水湿、痰饮、瘀血、沫，出尽为痊愈标准。不用服任何药，病自然痊愈；痊愈后不易复发。

甲状腺功能亢进症

本病主要是由自身免疫引起下丘脑-垂体-甲状腺失调，形成甲状腺肿大，甲状腺激素分泌过多所致。属中医学"瘿瘤"、"消渴"、"心悸"等范畴。

一、诊断要点

（一）发病

女性多见，起病缓慢，呈进行性加重，每因精神刺激、感染、妊娠期、绝经期而恶化。

（二）典型临床表现

神经过敏，急躁易怒，甚则出现忧郁、妄想及精神分裂样反应，心率持续增快，怕热多汗，食欲亢进，大便频数，体重下降，手和舌震颤微细和快速，收缩压增高，舒张压正常，脉压差增大，可出现期前收缩和房颤等心律失常。甲状腺轻、中度弥漫性肿大，可有结节，常伴有震颤和血管性杂音。突眼，多为对称性，可伴有眼睑后缩、眼肌麻痹表现。

（三）不典型临床表现

多见于年龄大、病程长的患者，极度疲乏无力，淡漠少言，反应迟钝，皮肤干冷，心动过缓，甲状腺轻度肿大，可触及结节，肌肉消瘦，无明显突眼，脉率稍快，常伴有房颤。

（四）甲状腺功能检查

1. 基础代谢率（BuR）　正常值为$-10\%\sim+10\%$，甲亢者多为$+20\%\sim+80\%$或更高，诊断符合率仅$50\%\sim80\%$。

2. 甲状腺[131]碘率　正常值吸[131]碘$15\%\sim45\%$/24小时，甲亢者达$45\%\sim65\%$吸[131]碘高峰前提（3小时约吸[131]碘为24小时的80%以上）。

3. 测定总T_2（三碘甲腺原氨酸）对T_3型甲亢有较高特异性。

4. T_3、T_4（甲状腺素）、FT_4（游离甲状腺素）升高。

5. 甲状腺扫描　可发现甲状腺热结节及异位甲状腺。

二、中医分型

（一）气郁痰结

颈粗瘿肿，精神抑郁，或急躁易怒，胸闷不舒，烦躁失眠，舌质暗红，苔薄腻，脉弦滑。

(二) 肝火犯胃

瘿肿眼突，形体消瘦，性急易怒，面红烘热，怕热多汗，血压偏高，心悸烦躁，口干欲饮，消谷善饥，舌质红，苔薄黄，脉弦。

(三) 阴虚火旺

情绪激动，头晕目花，心悸失眠，怵惕不安，五心烦热，多汗善饥，面赤形瘦，瘿肿眼突，神疲力乏，两手震颤，舌质红少苔，脉弦细而数。

三、治疗方法

皮肤针、毫针针刺拔罐发泡疗法。

主穴：阿是穴（甲状腺轻、中度弥漫性肿大，可有结节），廉泉、人迎、足三里、合谷、间使、上脘、中脘、下脘。配穴：气郁痰结加肝俞、风池、天突、内关。肝火犯胃加太冲、风池、睛明、攒竹、瞳子髎；阴虚火旺加心俞、肾俞、肝俞、太冲、神门、三阴交、太溪。

阿是穴选用皮肤针刺，人迎、天突，只拔罐发泡，不针刺。其他穴位选用毫针刺入得气后，气郁痰结者和肝火犯胃者用泻法进行调针，然后将阿是穴和足三里、肝俞、风池、上脘、中脘、下脘、心俞、肾俞、三阴交穴位上的针拔入罐内，病重留针留罐 1.5 小时，病轻留针留罐 1 小时，达到出水泡为止，取下罐和针，用针刺破水泡，让水湿、痰饮、沫（出得多）、瘀血（出得少），排出体外，用消毒后的棉花盖在出水泡处，再在棉花盖上一层纱布，用胶布固定上，第一次治疗完成。这种对出水泡处的处理，是防止衣裤摩擦出水泡处，增加病人的疼痛。如天气不冷时治疗，出水泡处可以不做任何处理，就用棉花经常擦出水泡处流出的水湿、痰饮、瘀血、沫，第一次治疗完成。第二次用同样的方法治疗。病重选1日2次治疗，10次为1个疗程。病轻可选1日1次治疗，10天为1个疗程。以水湿、痰饮、瘀血、沫，出尽为痊愈标准。不用服任何药，病自然痊愈；痊愈后不易复发。

注意：睛明、攒竹、天突、瞳子髎四个穴位不选用手法调针，毫针刺入就行。天突也可以选用只拔罐不针刺。

甲状腺功能减退症

本病是由甲状腺激素合成或分泌不足所引起的疾病，其最严重的表现是黏液性水肿。由于本病起病时年龄不同，甲状腺功能减退程度不同，可导致各种病症，如呆小病（功能减退始于胎儿期或新生儿期），幼年甲状腺功能减退症（功能减退始于发育前儿童期）、甲状腺功能减退症（功能减退始于成人期），本书重点介绍甲状腺功能减退症。

一、诊断重点

（一）有引起甲状腺功能减退的病因存在

如手术、放射治疗、甲状腺炎症、创伤、肿瘤等。

（二）无其他原因可解释的症状

精神萎靡，表情淡漠，智力下降，反应迟钝，乏力，形寒肢冷，少汗，体重增加，皮肤干燥，脱毛，肌肉关节酸痛，食少，腹胀，贫血，性欲下降，心音低弱，血压低等。严重者颜面、下肢甚或全身出现非凹陷性水肿，皮肤增厚，粗糙，苍白，干冷，毛发稀少，爪甲厚脆，裂纹，典型黏液水肿性面容（两唇厚，苍白虚肿，表情呆板，喉音低，言语不清）。甚则心包、胸腹腔积液及精神失常，共济失调，心脏扩大等。甚至可有黏液水肿昏迷，体温低于35℃，呼吸减慢，心过缓，血压降低。

（三）检查

基础代谢率降低，一般在 20％以下。甲状腺吸^{131}碘率降低，24 小时在 10％以下。T_3、T_4 水平下降。血浆促甲状腺素显著增高，但继发于下丘脑及脑垂体患者降低，血胆固醇增高。中度贫血，为低色素小细胞或高色素大细胞型。

二、中医分型

（一）气血两虚

形寒肢冷，面白神疲，急躁腹胀，头晕健忘，阳痿，闭经，少尿便溏，舌淡苔白，脉沉细而缓。

（二）阳虚水泛

全身浮肿，按之不留凹痕，皮肤干燥，毛发稀枯，极度疲乏。性情淡漠，智力低下，畏寒肢冷，阳痿闭经，舌苔薄白体胖，脉沉缓无力。

三、治疗方法

毫针针刺拔罐发泡疗法。

主穴：气血两虚：脾俞、血海、气海、肾俞、命门、关元、阳陵泉、三阴交、上脘、中脘、下脘。配穴：阳虚水泛加气海、足三里、胃俞。狂躁，加风府；痰饮，加丰隆、脾俞、心俞；手足麻痛，加曲池、外关、合谷、阳陵泉、承山；心律不齐，加内关、神门、心俞。

毫针刺入主穴（上脘、中脘、下脘穴位必须选，另外再选其他 4～5 个主穴）和配穴，根据不同病人的临床辨证取穴。毫针刺入穴位得气后，气血两虚者选用补法进行调针。阳虚水泛者和痰饮者选用泻法进行调针，手足麻痛者选用平补平泻法，心律不齐者选用补法进行调针，然后将主穴（全选）和配穴胃俞、丰隆、心俞穴位上的针拔入罐内，病重留 1.5 小时，病轻留 1 小时，达到出水泡为止，取下罐和针，用针刺破水泡，让水湿、痰饮、沫，（出得多）、瘀血（出得少），排出体外，用消毒后的棉花盖在出水泡处，再在棉花盖上一层纱布，用胶布固定上，第一次治疗完成。这种对出水泡处的处理，是防止衣裤摩擦出水泡处，增加病人的疼痛。如天气不冷时治疗，出水泡处可以不做任何处理，就用棉花经常擦出水泡处流出的水湿、痰饮、瘀血、沫，第一次治疗完成。第二次用同样的方法治疗。病重选 1 日 2 次治疗，10 次为 1 个疗程。病轻可选 1 日 1 次治疗，10 天为 1 个疗程。以水湿、痰饮、瘀血、沫，出尽为痊愈标准。不用服任何药，病自然痊愈；痊愈后不易复发。

肥 胖 症

本病是指因脂肪沉积过多，导致体重超过正常体重 20%者。超过 10%称为超重，超过 20%称肥胖症。

一、诊断要点

（一）体重检查

体重超过正常体重 20%以上者。

（二）皮下脂肪

皮下脂肪厚，分布均匀，面颊、肩、胸乳部、腹壁皮下脂肪积聚显著。

二、中医分型

（一）脾胃俱旺

体质肥胖，上下匀称，肌肉坚实，食欲亢进，面色红润，畏热多汗，腹胀便秘，舌质正常或偏红，苔薄黄，脉滑有力。

（二）脾胃俱虚

体胖以面、颈部为甚，肌肉松弛，面色苍白，神疲乏力，形寒怕冷，纳呆腹胀，便秘，或尿少浮肿，舌淡苔薄白，脉沉细而迟。

（三）真元不足

肥胖以臀、大腿为最明显，肌肉松弛，神疲乏力，喜静恶动，面色苍白，纳谷正常或偏少，易畏寒，或伴尿少浮肿，舌淡有齿痕，苔薄白，脉沉细迟缓。

三、治疗方法

毫针针刺拔罐发泡疗法。

主穴：脾俞、胃俞、上脘、中脘、下脘、合谷、足三里。

配穴：脾胃俱旺，加曲池、天枢、三阴交。脾胃俱虚，加气海、关元、阴陵泉。真元不足，加肾俞、关元、命门、阴陵泉。

用毫针刺入主穴（全选取），配穴：根据不同病人的临床症状辨证取穴，毫针刺入穴位得气后，脾胃俱旺者，选用泻法进行调针，脾胃俱虚选用平补平泻法。真元不足者选用补法进行调针。然后将脾俞、胃俞、上脘、中脘、下脘、足三里、肾俞、关元、命门、阴陵泉，穴位上的针，拔入罐内，肥胖严重者留针留罐 1.5 小时，肥胖不算很严重者留针留罐 1 小时，达到出水泡为止，取下罐和针，用针刺破水泡，让水湿、痰饮、瘀血、沫（都出的多），排出体外，用消毒后的棉花盖在出水泡处，再在棉花盖上一层纱布，用胶布固定上，第一次治疗完成。这种对出水泡处的处理，是防止衣裤摩擦出水泡处，增加病人的疼痛。如天气不冷时治疗，出水泡处可以不做任何处理，就用棉花经常擦出水泡处流出的水湿、痰饮、瘀血、沫，第一次治疗完成。第二次用同样的方法治疗。病重选 1 日 2 次治疗，10 次为 1 个疗程。病轻可选 1 日 1 次治疗，10 天为 1 个疗程。以水湿、痰饮、瘀血、沫，出尽为痊愈标准。治疗 10 天后去称体重，明显下降。用此法治疗肥胖症，恢复正常体重后，不易反弹。

注意：晚饭不能吃过饱，尽量吃植物油，不要吃肥肉，尽量做到早晨吃好，中午吃饱，晚饭吃少有规律的生活。含淀粉的食品少吃。

糖 尿 病

本病是由于机体内胰岛素分泌相对或绝对不足，引起糖代谢紊乱所致的一种内分泌性代谢疾病。属于中医学"消渴"的范畴。

一、诊断要点

常因遗传、肥胖、多食、少动、精神刺激、妊娠、感染、创伤等诱发或加重。典型症状为三多（多饮、多食、多尿）一少（体重下降）。次要症状为全身瘙痒，四肢酸麻，腰背痛等。空腹血糖≥7.2mmol/L 或饭后 2 小时血糖在 11.1mmol/L 以上为诊断本病的重要依据。空腹血糖正常或偏高者，可做糖耐量试验。若血糖高峰超过 10.6mmol/L，并出现尿糖，服糖 2 小时后未恢复正常者可诊断。

二、中医分型

（一）肺胃蕴热

烦渴多饮，多食易饥，口干唇燥，尿频便秘，体瘦，苔黄脉数。

（二）胃热炽盛

多食易饥，形体消瘦，尿频便秘，苔黄燥，脉滑实有力。

（三）肾阴亏损

尿多而频，腰膝酸软，口干咽燥，五心烦热，舌红无苔，脉沉细。

（四）阴阳俱虚

腰膝酸软，小便清长，甚则饮一溲一，溺如膏脂，四肢不温，手足心热，面容憔悴，耳轮干枯，舌淡苔白而干，脉沉细无力。

三、治 疗 方 法

皮肤针、毫针针刺拔罐发泡疗法。

主穴：上脘、中脘、下脘、胃俞、脾俞、膈俞、胰俞、合谷、足三里、三阴交。配穴：肝俞、肺俞、关元、然谷、阴陵泉、肾俞。胃俞、脾俞、膈俞、胰俞、肝俞、肺俞、肾俞，主穴和配穴各选取 6～8 个（除上脘、中脘、下脘、足三里，这几个穴位必须选）。用皮针先刺这些穴位，然后再用毫针刺入这些穴位，将皮针刺过穴位上的针拔入罐内，其他配穴根据不同病的临床辨证取穴。肺胃蕴热者和胃热炽盛者，选用泻法进行调针。肾阴亏损者，用平补平泻法进行调针。阴阳俱虚者，选用补法进行调针，病重留针留罐 1.5 小时，病轻留 1 小时，达到出水泡为止，取下针和罐，用针刺破水泡，让水湿、痰饮（出得多）、瘀血、沫（出得少）排出体外，用消毒后的棉花盖在出水泡处，再在棉花盖上一层纱布，用胶布固定上，第一次治疗完成。这种对出水泡处的处理，是防止衣裤摩擦出水泡处，增加病人的疼痛。如天气不冷时治疗，出水泡处可以不做任何处理，就用棉花经常擦出水泡处流出的水湿、痰饮、瘀血、沫，第一次治疗完成。第二次用同样的方法治疗。病重选 1 日 2 次治疗，10 次为 1 个疗程。病轻可选 1 日 1 次治疗，10 天为 1 个疗程。以水湿、痰饮、瘀血、沫，出尽为痊愈标准。

第四章　治疗外科疾病

急性乳腺炎

本病是因细菌感染而引起的乳腺炎症，属中医学"乳痈"范畴。

一、诊断要点

（一）发病对象

多见于初产后哺乳的妇女，往往产后第 3～4 周发病。多以金黄色葡萄球菌感染为常见。链球菌少见。

（二）临床表现

病始有发热，寒战。患侧乳房局部有搏动性疼痛，哺乳时加重。

患侧乳房肿大，局部变硬，皮肤发红，有压痛，常在短期内软化，形成脓肿，患侧淋巴结肿大。

（三）白细胞总数增高

二、中医分型

（一）初期

乳房局部肿胀疼痛，皮肤微红或不红，乳房内可有或无肿块，乳汁分泌不畅，伴发热恶寒，头痛，舌苔薄黄或薄白腻，脉浮弦数。

（二）成脓期

乳房内肿块逐渐增大，疼痛加重，皮肤焮红，高热口渴思冷饮，舌苔黄，脉弦数，已有成脓趋势，若高热疼痛十余天不减退，肿块中央变软，按之有波动感，即已成脓。

（三）溃后期

破溃出脓，脓汁稠黄，热退肿消痛减，脓净疮愈；若破溃后脓出不畅，肿痛不减，发热不退，此为脓液波及他络之变；也有破溃后乳汁自创口漏出，形成乳漏；或脓汁稀薄，创面色暗，均愈合缓慢。

三、治疗方法

皮肤针、毫针针刺拔罐发泡疗法。

主穴：乳房肿大处（阿是穴）、肩井、天宗、合谷。配穴：十宣、内关、肾俞、足三里、曲池、膻中、上脘、中脘、下脘。乳头直接拔罐，使乳汁大量排出乳房，留10分钟取罐。毫针刺放十宣穴，挤压出血不留针，每日放一次，连放3天，毫针刺入其他穴位，得气后，选用泻法进行调针，然后留其他穴位上的针和罐1小时左右，重病留针留罐1.5小时，达到出水泡为止，取下罐和针，用针刺破水泡，让瘀血、脓液（出得多）、水湿、痰饮、沫（出得少），大量排出体外，用消毒后的棉花盖在出水泡处，再在棉花盖上一层纱布，用胶布固定上，第一次治疗完成。这种对出水泡处的处理，是防止衣裤摩擦出水泡处，增加病人的疼痛。如天气不冷时治疗，出水泡处可以不做任何处理，就用棉花经常擦出水泡处流出的水湿、痰饮、瘀血、沫、脓液，第一次治疗完成。第二次用同样的方法治疗。病重选1日2次治疗，10次为1个疗程。病轻可选1日1次治疗，10天为1个疗程。以水湿、痰饮、瘀血、沫、脓液，出尽为痊愈标准。

急、慢性胆囊炎

急性胆囊炎系由细菌感染，高度浓缩的胆汁或反流入胆囊的胰液的化学刺激所引起的胆囊炎性疾病，以发热、右上腹痛及压痛、呕吐，白细胞增高等为常见临床表现。属于中医"结胸发黄"、"黄症"、"胁痛"等范畴。慢性胆囊炎为临床最常见的胆囊疾病，有时为急性胆囊炎的遗患，但多数病例以往并无急性发作史，就诊即为慢性。

一、诊　　断

（一）急性胆囊炎

常有慢性胆囊炎伴多次胆绞痛发作的病史；上腹中部或右上腹剧烈疼痛，持续而常有阵发性加重；可放射至右肩和右背部，伴有发热、畏寒、恶心、呕吐；炎症明显可有轻度黄疸；有明显的压痛和反跳痛、痛觉过敏肌肉强直；血液白细胞计数可有轻度增高，但很少超过 15×10^9/ml；腹部 X 线平片有助于诊断。

（二）慢性胆囊炎

慢性胆囊炎缺少典型症状，若急性发作，不易确诊。

（三）诊断要点

有轻重不一的腹胀、上腹或右上腹不适感、持续性钝痛或右肩胛区疼痛、胃灼热、嗳气等消化不良症状，嗳气后或稍减轻；餐后加剧的消化不良症状非特异性；右上腹压痛及叩击痛为最可疑的体征；超声波检查可探出膨大或缩小的胆囊、胆囊收缩功能不良、较大的胆石等情况，可为诊断做参考；X 线腹部平片检查、胆囊造影及十二指肠引流等，是诊断的重要步骤。

二、中医分型

(一) 肝郁气滞，胆火内蕴

胁肋胀痛或绞痛，疼痛放射至肩背，口苦咽干；或寒热往来，脘腹胀满，恶心不欲食；或伴有黄疸，便秘，尿黄，苔黄，脉弦。

(二) 湿热内蕴

胁肋胀痛，脘满腹胀，恶心不欲食，身倦乏力，目黄或身黄，苔黄腻，脉滑数。

三、治疗方法

皮肤针、三棱针、毫针同时使用针刺拔罐发泡疗法。

主穴：三棱针刺放十宣穴（如刺1次严重疼痛得到缓解，就只刺1次），合谷、内关、三阴交、太冲、胆囊穴、阿是穴、至阳上脘、中脘、下脘、肾俞。配穴：气郁加行间、内关；湿热加足三里、阴陵泉；发热加大椎、曲池；胆绞痛加期门、章门；胸满者加膈俞、内关。

主穴全取，配穴根据不同病的临床症状辨证取穴，用皮肤针重扣主穴，然后用毫针强刺激主穴后，反复使用泻法进行调针，将用胆囊穴、足三里、大椎、膈俞、阿是穴位上的针拔入罐内，留针留罐1.5小时，达到出水泡为止，取下罐和针，用针刺破水泡，让瘀血、水湿、痰饮（出得多）、沫（出得少），排出体外，用消毒后的棉花盖在出水泡处，再在棉花盖上一层纱布，用胶布固定上，第一次治疗完成。这种对出水泡处的处理，是防止衣裤摩擦出水泡处，增加病人的疼痛。如天气不冷时治疗，出水泡处可以不做任何处理，就用棉花经常擦出水泡处流出的水湿、痰饮、瘀血、沫，第一次治疗完成。第二次用同样的方法治疗。病重选1日2次治疗，10次为1个疗程。病轻可选1日1次治疗，10天为1个疗程。以水湿、痰饮、瘀血、沫，出尽为痊愈标准。

胆 石 症

本病是胆汁中脂质代谢异常，胆固醇在胆囊及胆管系统中形成结石，为胆道系统中最常见的病变。属中医学"黄疸"、"胁痛"等范畴。

一、诊断要点

（一）胆囊结石

无症状的隐性结石不易诊断。较大结石有时可引起右上腹胀闷不舒或右胁隐痛；较小结石阻塞胆囊管时可引起胆绞痛，始为阵发，继而转为持续，伴阵发性加剧，多向右肩背部放射。右上腹明显的压痛和肌紧张。

（二）胆总管结石

发作期内表现是上腹部剧痛，寒战高热，黄疸，腹痛始为胀闷感，继而转为阵发性刀割样绞痛。剑突下明显压痛而腹肌紧张不显著。

（三）肝内胆管结石

可无腹痛，常有反复发作的肝区胀痛或叩击痛，伴畏寒、发热或黄疸，肝脏肿大有触痛。

（四）辅助检查

超声波检查，X线胆道造影，十二指肠引流有助于诊断。

二、中医分型

（一）气郁型

右胁隐痛，闷胀或窜痛连及肩背，纳呆，口苦咽干，苔薄白或微黄，脉弦紧。

（二）湿热型

身热恶寒，目黄胁痛，脘闷呃逆，便秘溲赤，舌红苔黄腻，脉弦滑数。

（三）气阴两伤

湿热未清，余热不退，口燥咽干，气短声弱，恶心呕吐，苔黄少津，脉弦细数。

三、治疗方法

皮肤针、三棱针、毫针针刺拔罐发泡疗法。

主穴：三棱针刺放十宣穴（如刺1次严重疼痛得到缓解，就只刺1次）、阿是穴、合谷、内关、胆俞、日月、上脘、中脘、下脘、肾俞、足三里。肝内胆管结石加太冲；气郁者加内关、支沟；湿热者加阴陵泉、曲池；气阴两伤者加三阴交。

均取右侧，毫针刺入胆俞、日月穴。均应避免刺伤内脏，也可用皮肤针针刺胆俞，皮肤针针刺日月、皮肤针针刺阿是穴、皮肤针针刺上脘、中脘、下脘、肾俞、足三里，立即将皮肤针针刺过的几个穴位用毫针刺入，拔入罐内，留罐1.5小时，达到出水泡为止。这种单独使用皮肤针针刺以上几个穴后就拔罐，不用毫针刺入，以防毫针的刺入深、浅度掌握不准容易刺伤内脏。但单独使用皮肤针针刺以上几个穴后就拔罐，治疗的效果不如皮肤针、毫针同时使用拔罐发泡疗法。阳陵泉，用泻法进行调针，使针感沿经上传至右少腹部或肝胆区则更佳。支沟穴用毫针直刺，得气后，使用泻法进行调针，使针提至皮下，针尖向上，使针感沿经上达前胸。余穴用常规刺法。将阿是穴、胆俞穴、三阴交穴位上的针拔入罐内，留针留罐1小时左右，治疗结石病，最好选用留针留罐1.5小时，达到出水泡为止，留针留罐时间越长，排石效果更佳，止痛效果更加，取下罐和针，用针刺破水泡，让水湿、痰饮（出得多）、瘀血、沫（出得少），排出体外，用消毒后的棉花盖在出水泡处，再在棉花盖上一层纱布，用胶布固定上，第一次治疗完成。这种对出水泡处的处理，是防止衣裤摩擦出水泡处，增加病人的疼痛。如天气不冷时治疗，出水泡处可以不做任何处理，就用棉花经常擦出水泡处流出的水湿、痰饮、瘀血、沫，第一次治疗完成。第二次用同样的方法治疗。病重选 1 日 2 次治疗，10 次为 1 个疗程。病轻可选 1 日 1 次治疗，10 天为 1 个疗程。以水湿、痰饮、瘀血、沫，出尽为痊愈标准。

泌尿系结石

本病为肾脏或输尿管之结石，可引起肾绞痛及血尿。属中医"石淋"、"血淋"范畴。

一、诊 断 要 点

（一）临床症状

结石小而固定时可无症状或轻微腰酸胀。运动或劳动后可使结石下移而发生肾绞痛，疼痛剧烈，向下腹、会阴、大腿内侧放射。

（二）检查

同侧肾区或肋脊角有压痛、叩击痛。肾绞痛时尿中红细胞阳性率 70%～90%，有时尿中可有砂石或晶体。B 超可见结石光团或腹平片可见结石阴影。肾图：输尿管结石梗阻时发现梗阻图像。

二、中 医 分 型

（一）气结不舒

腰隐胀、刺痛、钝痛或酸痛，牵引少腹，或伴血尿，小便淋漓，舌暗苔白，脉弦数。

（二）湿热下注

腰及下腹突发剧痛，部位固定，尿频、尿急痛、尿色混浊、发热心烦，可伴血尿，苔黄腻，脉弦数。

（三）肾虚失荣

腰腹隐痛或绞痛，遇劳加重，尿余沥不净，神疲乏力，面白无华，舌淡苔白，脉沉细无力。

三、治 疗 方 法

皮肤针、三棱针、毫针针刺拔罐发泡疗法。

主穴：三棱针刺放十宣穴（如刺1次严重疼痛得到缓解，就只刺1次，不能超过3次）、膀胱俞、天枢、归来、足三里、三阴交、阿是穴、合谷、上脘、中脘、下脘、肾俞。配穴：气结不舒加中极、血海、委中；湿热下注，加阳陵泉、阴陵泉；肾虚失荣加肾俞、气海、次髎、脾俞。

皮肤针先刺阿是穴、膀胱俞、上脘、中脘、下脘、足三里、肾俞，然后再用毫针刺入，其他穴位用毫针刺入，得气后，气结不舒者和湿热下注者都用泻法进行调针；肾虚失荣者选用补法进行调针，然后将阿是穴、膀胱俞穴位上的针拔入罐内，留针留罐1.5小时，留针留罐的时间越长，对排石止痛效果更佳。达到出水泡，取下罐和针，用针刺破水泡，让水湿、痰饮、瘀血（出得多）、沫（出得少）排出体外，用消毒后的棉花盖在出水泡处，再在棉花盖上一层纱布，用胶布固定上，第一次治疗完成。这种对出水泡处的处理，是防止衣裤摩擦出水泡处，增加病人的疼痛。如天气不冷时治疗，出水泡处可以不做任何处理，就用棉花经常擦出水泡处流出的水湿、痰饮、瘀血、沫，第一次治疗完成。第二次用同样的方法治疗。病重选1日2次治疗，10次为1个疗程。病轻可选1日1次治疗，10天为1个疗程。以水湿、痰饮、瘀血、沫，出尽为痊愈标准。

急性阑尾炎

本病是由于阑尾急性炎症所致的一种极常见的急腹症。属中医学"肠痈"范畴。

一、诊 断 要 点

（一）发病情况

发病较急，开始有上腹或脐周疼痛，经一定时间后转移到右下腹，疼痛部位一经固定，呈持续疼痛。伴恶心、发热等。

（二）体征

局限性右下腹压痛，或有反跳痛及肌紧张，腰大肌试验及闭孔肌试验阳性。

（三）白细胞总数升高

常在（10～20）$\times 10^9/ml$ 之间，中性白细胞占 90％以上。

二、中 医 分 型

（一）初期

腹痛开始于上腹部或绕脐周，随后转移至右下腹，呈持续性隐痛，右下腹有局限性压痛或拒按，可有不同程度的腹肌挛急，伴轻度身热，恶心，纳呆，便秘溲黄，苔白腻，脉弦滑或弦数。

（二）酿脓期

腹痛加重，右下腹明显压痛，拒按，有较重的腹肌挛急，有的可触及包块，伴高热，恶心呕吐，纳呆，便秘或泄泻，苔黄厚腻，脉洪数。

（三）溃脓期

腹痛弥漫全腹，腹肌挛急，全腹压痛明显，反跳痛，高热口渴，口干而臭，腹胀呕吐，便秘溲赤，舌红绛，苔黄燥，脉洪数。

三、治 疗 方 法

皮肤针、毫针、三棱针针刺拔罐发泡疗法。

主穴：肾俞、三棱针刺放十宣穴（如刺 1 次严重疼痛得到缓解，就只刺 1 次）、阑尾穴、阿是穴、足三里、合谷、上脘、中脘、下脘。配穴：恶心呕吐，加内关；发热加曲池、尺泽；腹胀加大肠俞、次髎、足三里、三阴交。

皮肤针针刺阑尾穴、阿是穴，三棱针刺尺泽穴、十宣穴，其他穴位用毫针刺入穴位，得气后，先用泻法进行调针，然后将阑尾穴、阿是穴、尺泽、大肠俞、上脘穴位上的针拔入罐内，留针留罐 1.5 小时，达到出水泡为止，取下罐和针，用针把水泡刺破，让水湿、痰饮、瘀血（出得多）、沫（出得少），排出体外，用消毒后的棉花盖在出水泡处，再在棉花盖上一层纱布，用胶布固定上，第一次治疗完成。这种对出水泡处的处理，是防止衣裤摩擦出水泡处，增加病人的疼痛。如天气不冷时治疗，出水泡处可以不做任何处理，就用棉花经常擦出水泡处流出的水湿、痰饮、瘀血、沫，第一次治疗完成。第二次用同样的方法治疗。病重选 1 日 2 次治疗，10 次为 1 个疗程。病轻可选 1 日 1 次治疗，10 天为 1 个疗程。以水湿、痰饮、瘀血、沫，出尽为痊愈标准。

急性肠梗阻

本病是由不同原因引起的一组临床症候群，它以肠内容物不能顺利通过肠道为特点，从而引起系列病理变化和临床症状，是常见急腹症之一。属中医学"关格"、"肠结"等范畴。

一、诊断要点

（一）临床症状

凡见阵发性腹部绞痛、呕吐、腹胀、无排气排便，并伴有鸣音亢进，腹部可见肠型及肠蠕动波，即可诊为肠梗阻。

（二）分型

1. 单纯机械性肠梗阻　阵发性腹绞痛，腹胀，恶心，呕吐，腹部可见肠型及肠蠕动波，有局限性压痛，肠鸣音阵发性亢进或有气过水声。常有电解质及酸碱失衡。

2. **绞窄性肠梗阻** 起病急，多继发于机械性肠梗阻及肠系膜血管栓塞，腹痛呈持续性并阵发性加重，心率增快，脉压差缩小，腹部压痛明显，反跳痛，肌紧张，可有移动性浊音，肠鸣音减弱或消失。

3. **麻痹性肠梗阻** 多继发于外伤、手术或神经损伤，腹胀明显，无明显绞痛，肠鸣音消失，多有反胃性呕吐，可有呼吸困难。

（三）腹部 X 片检查

在梗阻 4～6 小时后可见有充气的小肠肠袢，而结肠内气体减少。空肠充气时呈"鱼骨刺"样，晚期小肠肠袢内有多个液面出现，典型的呈阶梯状。

二、中医分型

（一）热结型

绞痛阵作，恶心腹胀，呕吐腐秽，腹皮微急拒按，无排便及排气，身热，口干口渴，饮水即吐，尿赤，舌苔黄燥质红，脉弦滑或洪数。

（二）寒结型

腹中隐痛，阵发加剧，得热可缓，遇寒加重，腹胀恶心，呕吐清水，腹凉拘急，无排便排气，苔白，脉弦紧。

（三）水结型

腹痛数日，阵发加剧，肠鸣辘辘，按之如囊裹水，恶心呕吐，口渴不欲饮，尿少，无排便排气，苔白厚，舌质淡胖，脉沉细数。

三、治疗方法

皮肤针、毫针、三棱针针刺拔罐发泡疗法。

主穴：三棱针刺放十宣穴（如刺 1 次严重疼痛得到缓解，

就只刺 1 次)、上脘、中脘、下脘、大横、天枢、足三里、大肠俞、关元、肾俞。配穴：呕吐加内关、合谷；腹胀加气海、次髎；发热加曲池；上腹痛加章门、内关、合谷；下腹痛加关元、气海；如热结者加内庭、曲池；寒结者加神阙、关元；小结者加水分。

每次治疗主穴选 6～8 个，配穴：根据不同病的临床辨证取穴，皮肤针针刺阿是穴、上脘、中脘、下脘、足三里、三阴交，然后在用毫针刺入皮肤针针刺过的穴位，得气后，主穴和配穴全选用泻法进行调针，然后将穴位上的针拔入罐内，并不是每个穴位上的针都要拔罐，要根据不同病人的情况来决定，病重留针留罐 1.5 小时，达到出水泡为止，取下罐和针，用针把水泡刺破，让水湿、痰饮、瘀血（出得多）、沫（出得少），排出体外，用消毒后的棉花盖在出水泡处，再在棉花盖上一层纱布，用胶布固定上，第一次治疗完成。这种对出水泡处的处理，是防止衣裤摩擦出水泡处，增加病人的疼痛。如天气不冷时治疗，出水泡处可以不做任何处理，就用棉花经常擦出水泡处流出的水湿、痰饮、瘀血、沫，第一次治疗完成。第二次用同样的方法治疗。病重选 1 日 2 次治疗，10 次为 1 个疗程。病轻可选 1 日 1 次治疗，10 天为 1 个疗程。以水湿、痰饮、瘀血、沫，出尽为痊愈标准。

痔

痔是肛门、直肠下端痔静脉曲张而形成一个或多个静脉团；或肛缘皮肤因多种原因而致肿胀、增生。位于肛门外括约肌内侧、齿线以上，表面覆盖黏膜或皮肤的为内痔。位于外括约肌外侧，齿线以下，表面覆盖皮肤的为外痔。内、外痔在同一方位连成一体者为混合痔。本病主要由痔静脉回流发生障碍及其他原因如炎症等引起的，怀孕、便秘、腹泻、久坐等人群中易发。成年人痔极为常见，但多数人无明显症状。

一、诊断要点

（一）内痔、混合痔临床症状

出血：是早期常见症状，多为鲜血，表现为手纸染血，大便带血、滴血、严重时出现喷射状出血；脱出：中、晚期内痔，每于排便时痔核脱出肛门外，轻则便后自行复位，重则需手推回，甚则走路、咳嗽、用力或站立时也会脱出，且难于回复，也有常年脱在外者；黏液溢出：多见于痔核脱出阶段；疼痛：平素无疼痛，若脱出未及时回复则会引起疼痛；肛门瘙痒：多由黏液分泌过多刺激皮肤所致。

（二）外痔临床症状

肛门外有皮赘样肿块，行走时肛门有异物感，若外痔红肿，可伴有疼痛，有的可在皮赘中触及硬结；发病前多有过食辛辣食物、饮酒、或用力排便、妊娠、劳累等过度病史。

二、中医分型

（一）湿热瘀滞

痔兼见口渴、便秘、溲赤、苔黄、舌红、脉滑数等。

（二）气虚下陷

痔兼见面色萎黄、痔核脱垂于肛门之外而不能回纳，肛门坠胀，短气懒言，食少乏力，舌淡，脉弱等。

三、治疗方法

皮肤针、毫针针刺拔罐发泡疗法。

主穴：足三里、合谷、承山、长强、百会、肾俞、大肠俞、气海、膀胱俞、三阴交、命门、委中、中脘、下脘。疼痛严重加大肠经郄穴温溜，再加刺十宣放血，1日1次。

皮肤针针刺中脘、下脘、长强、肾俞、大肠俞、气海、足三里，然后将皮针刺过的穴位用毫针刺入，其余穴位用毫针刺入，全用平补平泻法进行调针后，拔入罐内，留针留罐 1 小时左右，如病程时间长，病严重留针留罐达到 1.5 小时，达到出水泡为止，取下罐和针，用针刺破水泡，让水湿、痰饮（出得多）、瘀血、沫（出得少），排出体外，用消毒后的棉花盖在出水泡处，再在棉花上盖一层纱布，用胶布固定上，第一次治疗完成。这种对出水泡处的处理，是防止衣裤摩擦出水泡处，增加病人的疼痛。如天气不冷时治疗，出水泡处可以不做任何处理，就用棉花经常擦出水泡处流出的水湿、痰饮、瘀血、沫，第一次治疗完成。第二次用同样的方法治疗。病重选 1 日 2 次治疗，10 次为 1 个疗程。病轻可选 1 日 1 次治疗，10 天为 1 个疗程。以水湿、痰饮、瘀血、沫，出尽为痊愈标准。

血栓闭塞性脉管炎

本病是我国常见的周围动脉慢性闭塞性病之一。病变主要是累及四肢中、小动脉，以下肢血管为主。属中医学"脱疽"范畴。

一、诊断要点

（一）好发对象

好发于男性壮年，一般有受寒、潮湿及长期多量吸烟、外伤病史。

（二）根据肢体缺血程度，可分以下几期

局部缺血期：发病缓慢，患肢麻木、发凉、酸胀，间歇性跛行，患肢皮温稍低，皮色苍白，足背动脉搏动减弱。

营养障碍期：患肢麻木、发凉、酸胀加重，间歇性跛行明显，疼痛持续，夜间剧烈，患肢皮温显著降低，皮色苍白或出现紫斑，皮肤干燥，肌肉萎缩，趾甲增厚变形，足背动脉搏动消失。

组织坏死期：趾端发黑，干瘪，坏疽，溃疡，疼痛剧烈，

彻夜不寐，体力日衰，消瘦，贫血，亦可出现高热、烦躁等全身毒血症状。

（三）多普勒超声及血流测量

可显示病变动脉的形态、血流速度等。动脉造影检查：可明确患肢动脉阻塞情况。红外线热像图测定：可间接反映组织供血情况。

二、中医分型

（一）阳虚寒积型

患肢发凉发麻，皮色苍白，触之冰冷，间歇跛行，皮肤无泽，汗毛稀疏，时有抽痛，甚则肌肉酸痛，跌阳脉减弱或消失。

（二）血瘀热郁型

患肢疼痛加重，活动受限，短程行走即疼痛难忍，患肢皮肤紫红、暗红或青紫，活动后及小腿下垂时色更深暗，疼痛加重，足趾、足掌部有瘀血，舌质红或暗紫，脉沉细涩，患肢脉搏消失。

（三）阴虚湿毒型

面色晦暗，患肢剧痛昼轻夜重，喜冷怕热，外形枯槁，局部红肿，灼热，脓汁恶臭，舌红苔黄腻，脉滑数或弦滑。

三、治疗方法

皮肤针、毫针针刺拔罐发泡疗法。

下肢选穴：主穴：皮肤针针刺阿是穴、上脘、中脘、下脘、足三里、丰隆、肾俞，毫针刺昆仑、风市、委中、阳陵泉。配穴：病症在足背及二、三趾者加足三里、丰隆；病症在趾者加阴陵泉。根据不同病的临床症状辨证取穴，下肢加命门、太溪、环中、环跳。

上肢选穴：主穴：足三里、上脘、中脘、下脘、曲池、外关、手三里、肩髃、肩髎、臑俞、肘髎、肾俞。配穴：病拇指加手三里；病中指加内关；病无名指加外关；病小指加通里。同时还可根据不同病人的临床症状辨证取穴：阳虚寒积者上肢加大椎、血瘀热郁者加尺泽，阴虚湿毒者加中脘、天枢、曲池。

毫针刺入诸穴得气后，下肢：足三里、丰隆、昆仑、风市、上脘、中脘、下脘、委中、阳陵泉、阴陵泉、命门、太溪、环中、肾俞、环跳；上肢：上脘、中脘、下脘、曲池、肩髃、肩髎、臑俞、肘髎、手三里、内关、外关、通里、大椎、尺泽、天枢、肾俞。阳虚寒积者选平补平泻法，血瘀热郁者选泻法，阴虚湿毒者选用补法进行调针，然后将诸穴上的针拔入罐内，病重留针留罐 1.5 小时，病轻留 1 个小时，达到出水泡为止，取下罐和针，用针刺破水泡，让水湿、痰饮（出得多）、瘀血、沫（出得少），排出体外，用消毒后的棉花盖在出水泡处，再在棉花盖上一层纱布，用胶布固定上，第一次治疗完成。这种对出水泡处的处理，是防止衣裤摩擦出水泡处，增加病人的疼痛。如天气不冷时治疗，出水泡处可以不做任何处理，就用棉花经常擦出水泡处流出的水湿、痰饮、瘀血、沫，第一次治疗完成。第二次用同样的方法治疗。病重选 1 日 2 次治疗，10 次为 1 个疗程。病轻可选 1 日 1 次治疗，10 天为 1 个疗程。以水湿、痰饮、瘀血、沫，出尽为痊愈标准。

上肢和下肢同时有病者，同时治疗效果更佳、见效更快。病人如能配合时就可以同时治疗，如病人不能配合时，就可以在上肢和下肢穴位上少取几个穴位治疗，可以采取交叉治疗的办法，也可以先治上肢或者先治下肢，上肢和下肢同时有病者，不同时治疗收效不如同时治疗效果好。在治疗时一定首先要把这个道理讲给病人听，使病人明白这个同时治疗效果好的道理，便于病人能更好配合针灸医生治疗，便于病人能早日康复。

第五章 治疗骨伤科疾病

颈 椎 病

本病是因颈椎长期劳损，骨质增生、椎间盘突出、韧带增厚，压迫颈脊髓、神经根和血液循环功能障碍导致的综合征。在中医学"痹证"、"痿证"、"头痛"、"眩晕"等病中可找到类似描述。

一、诊 断 要 点

（一）神经根型

颈痛、僵硬、疼痛可放射至前臂、手及指，指尖有麻木感，常于夜间因双侧或一侧手麻木不适而醒，改变体位或活动上肢及手指可缓解。外伤、劳累或寒冷季节常可诱发；颈部后伸和向侧方旋转受限，下颈旁的斜方肌和菱形肌可有压痛。压颈试验和神经根牵拉试验阳性。尽量仰头及深吸气时上肢麻木和疼痛加重；X线，椎间隙狭窄，椎体前后缘骨质增生，钩椎关节骨赘形成，软骨下骨硬化，椎间也狭窄。屈伸侧位可出现节段性活动受限或正常弧度改变及椎体不稳。

（二）脊髓型

多发于 50 岁以上男性，首先为下肢远端逐渐软弱无力、麻木、可有性功能改变，同时有颈部疼痛、僵硬和手指疼痛；检查发现下肢肌肉痉挛、阵挛，反射亢进和 Babinski 征阳性。颈部活动受限；X线：颈 5、6 椎间盘狭窄和骨赘形成。亦可累及几个平面。脊髓腔造影可发现梗阻和压迹。

（三）椎动脉型

常有颈痛的病史，常于头部后仰或突然转向一侧时摔倒，意识常可自行恢复，可反复发作。轻者只感头痛、头晕而无意识丧失，有恶心、耳鸣、耳聋，视物不清；颈部压痛，活动受限；X线颈椎正位片：钩椎关节模糊、骨质硬化和骨赘形成。

二、治　疗　方　法

皮肤针、毫针针刺拔罐发泡疗法。

相应病变颈椎夹脊穴、大椎、风池、肩井、肩髃、外关、手三里、养老、合谷、曲池、加主穴上脘、中脘、下脘、足三里、肾俞。

先用皮肤针针刺上脘、中脘、下脘、颈椎夹脊穴、大椎、风池、肩井、肩髃、外关、手三里、足三里、肾俞，然后再将毫针刺入诸穴得气后，根据病程时间长短，身体强弱，选用手法进行调针。病程时间长，身体弱，选用补法进行调针；病程时间短，身体还可以，就用平补平泻法进行调针。然后将大椎、风池、肩井、肩髃、外关、手三里、曲池、上脘、中脘、下脘穴位上的针拔入罐内。病程时间长，病重留针留罐1.5小时，病程时间短留针留罐1小时，达到出水泡为止，取下罐和针，用针刺破水泡，让水湿、痰饮（出得多）、瘀血、沫（出得少），排出体外，用消毒后的棉花盖在出水泡处，再在棉花盖上一层纱布，用胶布固定上，第一次治疗完成。这种对出水泡处的处理，是防止衣裤摩擦出水泡处，增加病人的疼痛。如天气不冷时治疗，出水泡处可以不做任何处理，就用棉花经常擦出水泡处流出的水湿、痰饮、瘀血、沫，第一次治疗完成。第二次用同样的方法治疗。病重选1日2次治疗，10次为1个疗程。病轻可选1日1次治疗，10天为1个疗程。以水湿、痰饮、瘀血、沫，出尽为痊愈标准。

颈部肌筋膜炎

本病是指颈部筋膜、肌肉、肌腱、韧带等软组织的病变。属中医学"落枕"范畴。

一、诊断要点

（一）发病原因

可在睡后起床时受凉、晚上睡时被风吹后突然发病。

（二）临床症状

急性颈后部、肩部、两肩胛背之间疼痛，有肩部受压感，无固定的明显痛点；该处肌肉痉挛，有广泛压痛，颈部伸屈活动可受限，肩胛骨前后活动可有不适感。

二、治疗方法

皮肤针、毫针针刺拔罐发泡疗法。

主穴：大椎、天椎、风池、肩外俞、悬钟、条口透承山、后溪、合谷。配穴：不能前俯后仰加昆仑、列缺，不能左右加支正。

毫针刺入主穴（全取）先用皮肤针针刺，配穴：可根据不同病人的临床辨证取穴得气后，用泻法进行调针，然后将皮肤针针刺过的诸穴（除合谷外）位上的针拔入罐内，病重留针留罐1.5小时，病轻留针留罐1个小时，达到出水泡为止，取下罐和针，用针刺破水泡，让水湿、痰饮（出得多）、瘀血、沫（出得少），排出体外，用消毒后的棉花盖在出水泡处，再在棉花盖上一层纱布，用胶布固定上，第一次治疗完成。这种对出水泡处的处理，是防止衣裤摩擦出水泡处，增加病人的疼痛。如天气不冷时治疗，出水泡处可以不做任何处理，就用棉花经常擦出水泡处流出的水湿、痰饮、瘀血、沫，第一次治疗完成。第二次用同样的方法治疗。病重选1日2次治疗，10次为 1 个疗程。病轻可选 1 日 1 次治疗，10 天为 1 个疗程。以水湿、痰饮、瘀血、沫，出尽为痊愈标准。

肩关节周围炎

本病是发生于中老年的慢性肩部疾病，约发于 40～60 岁之间，女性多见。属中医学"漏肩风""肩凝风"范畴。

一、诊断要点

(一) 临床症状

肩部疼痛逐渐加重，夜间较重，常影响睡眠，不能睡于患侧，疼痛可牵涉到颈部、肩胛部、三角肌部、上臂和前背侧。提物无力，不能梳头及摸颈后和背部，穿衣困难；肩关节活动范围受限，特别是外展、上举、外旋和内旋，结间沟处有明显压痛，肩峰下可有压痛，重者可有冈上肌、冈下肌、三角肌萎缩和血管痉挛。

(二) 检查

X 线无特殊发现，后期有肱骨头上移；肩关节造影，关节腔囊明显缩小，腋窝的囊腔皱褶部分消失；关节镜检查，关节腔变小，关节滑膜与肱骨头之间有粘连，下方的关节囊皱褶部分因囊壁粘连而消失。

二、治疗方法

皮肤针、毫针针刺拔罐发泡疗法。

主穴：上脘、中脘、下脘、肩髃、天宗、肩髎、秉风、足三里、肾俞、肩后、曲池、合谷、巨骨。配穴：尺泽、太渊、四渎、阳池。

皮肤针针刺主穴（除合谷外）和配穴，然后再用毫针刺入主穴和配穴，得气后，选用泻法进行调针，然后将肩髃、肩髎、肩后、天宗、巨骨、尺泽、四渎、阳池、曲池、上脘、中脘、下脘、足三里、肾俞穴位上的针拔入罐内，病重留针留罐1.5小时，病轻留针留罐1小时，达到出水泡为止，取下罐和针，用针刺破水泡，让水湿、痰饮（出得多）、瘀血、沫（出得少），排出体外，用消毒后的棉花盖在出水泡处，再在棉花盖上一层纱布，用胶布固定上，第一次治疗完成。这种对出水泡处的处理，是防止衣裤摩擦出水泡处，增加病人的疼痛。如天气不冷时治疗，出水泡处可以不做任何处理，就用棉花经常擦出水泡处流出的水湿、痰饮、瘀血、沫，第一次治疗完成。第二次用同样的方法治疗。病重选1日2次治疗，10次为1个疗程。病轻可选1日1次治疗，10天为1个疗程。以水湿、痰饮、瘀血、沫，出尽为痊愈标准。

肱骨外上髁炎

本病是常见的肘部慢性损伤。

一、诊断要点

肘关节外侧疼痛，向前臂外侧放射。握物无力，易于撑落，握拳和拧毛巾时疼痛尤甚；检查时肘关节外观无红肿，肱骨外上髁，肱桡关节和桡骨小头与颈的区域有局限性压痛点，伸肌肌腱牵伸试验阳性。

二、治疗方法

三棱针、毫针针刺拔罐发泡疗法。

主穴：压痛点、合谷、手三里、曲池、外关。

三棱针刺压痛点，多刺几下，再用毫针刺入压痛点可用一针多向透刺，然后用泻法进行调针，再拔入罐内。手三里直刺1～2寸，用泻法进行调针，使产生酸胀感。曲池可直刺，透少海，选用泻法进行调针，深度2～2.5寸，使局部酸胀，有时可有触电感上至肩部，下至手指，亦可直刺，进针后微斜向远端，深1.5～2.5寸，得气后，用强度泻法进行调针，可向前臂扩散，有时可扩散至肩部。外关穴直刺1～1.5寸，或透内关，使用强度泻法进行调针，使局部发生酸胀。然后将压痛点、手三里、曲池、外关穴位上的针拔入罐内，病重留针留罐1.5小时，病轻留1小时，达到出水泡为止，取下罐和针，用针刺破水泡，让水湿、痰饮、瘀血（出得多）、沫（出得少），排出体外，用消毒后的棉花盖在出水泡处，再在棉花盖上一层纱布，用胶布固定上，第一次治疗完成。这种对出水泡处的处理，是防止衣裤摩擦出水泡处，增加病人的疼痛。如天气不冷时治疗，出水泡处可以不做任何处理，就用棉花经常擦出水泡处流出的水湿、痰饮、瘀血、沫，第一次治疗完成。第二次用同样的方法治疗。病重选1日2次治疗，10次为1个疗程。病轻可选1日1次治疗，10天为1个疗程。以水湿、痰饮、瘀血、沫，出尽为痊愈标准。

桡骨茎突部狭窄性腱鞘炎

本病是指拇短伸肌及拇长展肌肌腱因运动时受到摩擦，引起腱鞘水肿、增厚、硬度增加、所致的肌腱滑动障碍。

一、诊断要点

（一）临床症状

腕部桡骨茎突处慢性疼痛，进行性加重，可放射至全手、肩部及肘部。拇指无力，拇指及腕部活动障碍。桡骨茎突处轻度肿胀，局限性压痛，皮下可触及一豌豆大小如软骨样硬度之肿块，狭窄严重时于桡骨茎突处触及摩擦感，少数有弹响指，病久大鱼际有轻度萎缩。检查时令拇指外展或屈曲内收，置掌中心握拳，使腕部向尺侧倾斜，常引起剧烈疼痛。

（二）检查

X线：仅个别案例桡骨茎突处轻度脱钙或有钙质沉着现

象。

二、治疗方法

皮肤针、毫针针刺拔罐发泡疗法。

主穴：压痛点、阳溪、列缺、外关、曲池、上脘、中脘、下脘。

皮肤针针刺压痛点、外关、曲池、上脘、中脘、下脘，再将毫针刺入压痛点、阳溪、列缺、外关、曲池、上脘、中脘、下脘，用泻法进行调针。然后将压痛点、外关、曲池穴上的针拔入罐内，病重留针留罐 1.5 小时，病轻留针留罐 1 小时，达到出水泡为止，取下罐和针，用针刺破水泡，让水湿、痰饮、瘀血（出得多）、沫（出得少），排出体外，用消毒后的棉花盖在出水泡处，再在棉花盖上一层纱布，用胶布固定上，第一次治疗完成。这种对出水泡处的处理，是防止衣裤摩擦出水泡处，增加病人的疼痛。如天气不冷时治疗，出水泡处可以不做任何处理，就用棉花经常擦出水泡处流出的水湿、痰饮、瘀血、沫，第一次治疗完成。第二次用同样的方法治疗。病重选 1 日 2 次治疗，10 次为 1 个疗程。病轻可选 1 日 1 次治疗，10 天为 1 个疗程。以水湿、痰饮、瘀血、沫，出尽为痊愈标准。

腱 鞘 囊 肿

本病是指发生于关节和腱附近的囊肿，有单房性和多房性，囊内含澄清的胶动状液体（水湿和痰饮稽留而形成）。

一、诊断要点

逐渐发生关节或腱鞘附近的囊肿，或轻微外伤后突然发生局部隆起，肿块大小不一，多无症状。少数人有疼痛及局部无力感；外形光滑，触诊呈饱满感，有时有波动。

二、治疗方法

三棱针、毫针针刺拔罐发泡疗法。

主穴：囊肿最高点，曲池、外关、手三里。

皮肤常规消毒后，用三棱针从囊肿最高点刺入，多刺几下，刺破囊肿块，其他穴位用毫针刺入得气后，用泻法进行调针，将刺破囊肿处和其他诸穴上的针拔入罐内，留针留罐1.5小时，达到出水泡，并把囊肿液（水湿和痰饮）拔出来。取下罐和针，用针刺破水泡，如第一次刺破囊肿处排出物较少，每日可用此法治疗2次，达到排尽为止。其他诸穴治疗1次，如治疗一次囊肿物排尽，就治一次，然后用消毒后的纱布加压包扎刺破囊肿处3～5天，其他穴位如出水泡，就一直拔尽出水泡处，让水湿、痰饮（出得多）、瘀血、沫（出得少），排出体外，用消毒后的棉花盖在出水泡处，再在棉花盖上一层纱布，用胶布固定上，第一次治疗完成。这种对出水泡处的处理，是防止衣裤摩擦出水泡处，增加病人的疼痛。如天气不冷时治疗，出水泡处可以不做任何处理，就用棉花经常擦出水泡处流出的水湿、痰饮、瘀血、沫，第一次治疗完成。第二次用同样的方法治疗。病重选1日2次治疗，10次为1个疗程。病轻可选1日1次治疗，10天为1个疗程。以水湿、痰饮、瘀血、沫，出尽为痊愈标准。

腕管综合征

本病是指因局部骨折脱位，韧带增厚狭窄或腕管内的肌腱肿胀、膨大，引起腕管相对变窄，使正中神经受压导致的一组症候群。

一、诊断要点

（一）临床症状

患手桡侧三个半手指感觉异常、麻木或刺痛，夜间及手温增高时加重，偶向上放射至臂或肩部，冷天患手发冷，发绀，手指活动不便，拇指外展肌力差，严重时有鱼际萎缩，皮肤发亮，指甲增厚，患指溃疡。

（二）特殊体征

叩诊试验，正中神经分布区有放射性触电样刺痛感；屈腕试验阳性；压脉带试验，1分钟后患者症状加重；出汗试验，正中神经分布的手指出汗减少。

（三）肌电检查

大鱼际出现神经变性。

（四）X线检查

某些病例可存在肥大性关节炎，桡骨下端陈旧骨折，腕骨骨折脱位。

二、治 疗 方 法

三棱针、毫针针刺拔罐发泡疗法。

主穴：上脘、中脘、下脘、腕管肿胀、膨大处、大陵、内关、外关、足三里、肾俞。

用三棱针刺腕管肿胀、膨大处，其他诸穴用毫针刺入得气后，用泻法进行调针。然后将三棱针刺的局部和外关上的针拔入罐内，病重留针留罐1.5小时，病轻留针留罐1小时，把引起腕管肿胀、膨大的水湿、瘀血、痰饮、沫，拔出体外，肿胀、膨大很快消失，取下罐和针，用针刺破水泡，让水湿、瘀血、痰饮（出得多）、沫（出的少）排出体外，用消毒后的棉花盖在出水泡处，再在棉花盖上一层纱布，用胶布固定上，第一次治疗完成。这种对出水泡处的处理，是防止衣裤摩擦出水泡处，增加病人的疼痛。如天气不冷时治疗，出水泡处可以不做任何处理，就用棉花经常擦出水泡处流出的水湿、痰饮、瘀血、沫，第一次治疗完成。第二次用同样的方法治疗。病重选

1日2次治疗，10次为1个疗程。病轻可选1日1次治疗，10天为1个疗程。以水湿、痰饮、瘀血、沫，出尽为痊愈标准。

急性腰骶关节劳损

本病多是抬举重物姿势不当，或跌倒时背肌扭伤所致。属中医学"腰部扭挫伤"范畴。

一、诊断要点

(一) 临床症状

受伤后即感腰部不适，活动后痉挛加重，以致完全不能活动。疼痛常位于一侧，重时卧床不起，不能转侧。检查时一侧或椎旁肌肉僵硬，前屈受限，感觉和反射正常。

(二) X线检查

腰椎正常前凸消失。

二、治疗方法

三棱针、毫针针刺拔罐发泡疗法。

主穴：上脘、中脘、下脘、足三里、肾俞、志室、委中、腰阳关、人中、大肠俞、阿是穴。

三棱针刺肾俞、委中、腰阳关、阿是穴，在将毫针刺入三棱针刺过的肾俞、委中、腰阳关、阿是穴；其他穴位用毫针刺入，志室、人中、大肠俞、上脘、中脘、下脘、足三里，选用泻法进行调针，然后将诸穴（除人中穴）位上的针拔入罐内，其他穴位上的针全拔入罐内，如重病留针留罐1.5小时，不影响行走轻可以留针留罐1个小时，达到拔出瘀血和水泡为止（如及时治疗不会出水泡，如没有及时治疗就会出水泡）取下罐和针，用针刺破水泡，让水湿、痰饮（出得多）、瘀血、沫（出得少），排出体外，用消毒后的棉花盖在出水泡处，再在棉花盖上一层纱布，用胶布固定上，第一次治疗完成。这种对出水泡处的处理，是防止衣裤摩擦出水泡处，增加病人的疼痛。如天气不冷时治疗，出水泡处可以不做任何处理，就用棉花经常擦出水泡处流出的水湿、痰饮、瘀血、沫，第一次治疗完成。第二次用同样的方法治疗。病重选 1 日 2 次治疗，10 次为 1 个疗程。病轻可选 1 日 1 次治疗，10 天为 1 个疗程。以水湿、痰饮、瘀血、沫，出尽为痊愈标准。

慢性腰骶关节劳损

本病是指腰部肌肉、筋膜、韧带软组织慢性损伤。属中医学"腰部劳损"范畴。

一、诊断要点

（一）临床症状

持续性腰部隐痛，易感疲乏，即使卧床休息，亦有腰部疲乏感，经常反复急性发作；检查发现腰肌轻度痉挛，但活动很少受限，反复过伸或过屈将产生不适，局部有中度压痛。反射、感觉和直腿抬高试验均阴性。

（二）X 线检查

X 线检查阴性。

二、治疗方法

皮肤针、毫针针刺拔罐发泡疗法。

主穴：压痛点、委中、昆仑、三焦俞、足三里、肾俞、腰眼、上脘、中脘、下脘。

皮肤针针刺压痛点、多刺几下。毫针刺入压痛点、委中、昆仑、三焦俞、腰俞、肾俞、上脘、中脘、下脘、足三里、肾俞，选用平补平泻法进行调针，然后将穴位上的针拔入罐内，病重留针留罐 1.5 小时，病轻留针留罐 1 小时，达到把局部瘀血和水湿、痰饮、沫，排出体外（如劳损及时治疗了，就不会出水泡），达到出水泡，然后取下罐和针，用针刺破水泡，让水湿、痰饮、瘀血（出得多）、沫（出得少），排出体外，用消毒后的棉花盖在出水泡处，再在棉花盖上一层纱布，用胶布固定上，第一次治疗完成。这种对出水泡处的处理，是防止衣裤摩擦出水泡处，增加病人的疼痛。如天气不冷时治疗，出水泡处可以不做任何处理，就用棉花经常擦出水泡处流出的水湿、痰饮、瘀血、沫，第一次治疗完成。第二次用同样的方法治疗。病重选 1 日 2 次治疗，10 次为 1 个疗程。病轻可选 1 日 1 次治疗，10 天为 1 个疗程。以水湿、痰饮、瘀血、沫，出尽为痊愈标准。

腰椎间盘突出症

本病是指腰椎间盘纤维环的正常解剖形态变形，出现间盘膨出和间盘疝出。属中医学"腰痛"范畴。

一、诊断要点

（一）临床症状分型

表现为 4 种类型，单纯下背痛、单纯坐骨神经痛、下背痛与坐骨神经痛并存和马尾压迫症状。疼痛活动时加重，弯腰、下蹲、举物、咳嗽、打喷嚏、大便用力时均可加重，休息后减轻。感觉异常，多见于小腿及足部麻木感；脊椎一般倾斜至患侧，患侧髋与膝也微屈，行走时用手撑腰。利用髋部及骨盆仍可弯腰，但后伸受限，向患侧弯曲不受限，但向凸侧弯曲受限，一旦平卧，侧凸即消失；直腿抬高试验及弓弦试验阳性。腓肠肌压痛，胫前筋膜室压痛，股四头肌压痛，臀部外 1/4 区压痛。外踝下后方感觉减退，第一二趾间的趾蹼感觉减退，不能用足尖站立，足踇趾长伸肌无力；足踇趾长屈肌，臀大肌无力；股四头肌无力。踝反射减弱或消失；膝反射减弱或消失。

（二）X 线检查

主要作用是排除椎间盘突出以外的病损。

二、治疗方法

皮肤针、毫针针刺拔罐发泡疗法。

主穴：上脘、中脘、下脘、足三里、肾俞、环跳、阿是穴、承扶、殷门、委中、阳陵泉、风市、昆仑。配穴：腰2～5夹脊、上髎、次髎、秩边、承山、悬钟、足临泣。

每次选主穴5～7穴位（上脘、中脘、下脘必须选。除开这3个穴位，再选每次选主穴5～7穴位），配穴每次选3～5个穴位，用皮针刺阿是穴、环跳、足三里、肾俞，在用毫针刺入阿是穴、环跳、肾俞、上脘、中脘、下脘、2～5夹脊、上髎、次髎、秩边、承山、悬钟、足临泣得气后，根据不同病人的临床症状，选用不同的手法（泻法、平补平泻法、补法），进行调针，病程时间长，用平补平泻法进行调针，环跳穴位上的针，一定要调针到有针感像触电一样到脚下面。病程时间短可选用泻法调针，然后将阿是穴、环跳、肾俞、承扶、殷门、委中、阳陵泉、风市、腰2～5夹脊、上髎、次髎、秩边、上脘、中脘、下脘，穴位上的针拔入罐内、病重留针留罐1.5小时，病轻可留针留罐1小时，达到出水泡为止，取下罐和针，用针刺破水泡，让水湿、痰饮、瘀血（出得多）、沫（出得少），排出体外，用消毒后的棉花盖在出水泡处，再在棉花盖上一层纱布，用胶布固定上，第一次治疗完成。这种对出水泡处的处理，是防止衣裤摩擦出水泡处，增加病人的疼痛。如天气不冷时治疗，出水泡处可以不做任何处理，就用棉花经常擦出水泡处流出的水湿、痰饮、瘀血、沫，第一次治疗完成。第二次用同样的方法治疗。病重选1日2次治疗，10次为1个疗程。病轻可选1日1次治疗，10天为1个疗程。以水湿、痰饮、瘀血、沫，出尽为痊愈标准。

脊柱骨关节炎

本病是各种原因引起的脊柱关节软骨面损伤、增生造成的一系列症状的总称。

一、诊断要点

（一）发病对象

发病年龄多在 50 岁以上，女性稍多于男性。多见于活动度较大的颈椎和腰椎。

（二）临床症状

关节疼痛，或为持续钝痛，或为活动时突然刺痛，并有反射或放射性疼痛，甚至肌肉萎缩，感觉、运动和反射都可有改变。关节活动时常可感觉到碎裂样摩擦。

（三）X 线检查

可见椎间隙狭窄，软骨下骨板致密，关节边缘和关节内骨性结构尖锐，有刺形成。

二、治疗方法

皮肤针、毫针针刺拔罐发泡疗法。

主穴：上脘、中脘、下脘、风池、大椎、肩髃、臑俞、肩髎、陶道、身柱、秉风、大杼。配穴：曲池、手三里、外关、合谷、内关、足三里、肾俞。

先用皮肤针针刺风池、大椎、肩髃、臑俞、肩髎、陶道、身柱、秉风、大杼后，再用毫针刺入被皮肤针先刺过的穴位上；再用毫针刺入曲池、手三里、外关、合谷、内关、上脘、中脘、下脘、足三里、肾俞得气后，根据不同病人的临床症状，选用不同的手法（泻法、平补平泻法、补法），进行调针，病程时间长的，身体较虚弱、年龄偏大的用补法进行调针；病程时间短的，身体较好的、年龄偏大的，可用平补平泻法进行调针；病程时间短的（患病就及时治疗），不分年龄偏大小，可用泻法进行调针。然后将风池、大椎、肩髃、臑俞、肩髎、陶道、身柱、秉风、大杼、上脘、中脘、下脘、足三里、肾俞穴位上的针拔入罐内，病程时间长的，病重的留针留罐1.5小时，病不算很重的留针留罐1小时左右，达到出水泡为止，取下罐和针，用针刺破水泡，让水湿、痰饮、瘀血（出得多）、沫（出的少），排出体外，用消毒后的棉花盖在出水泡处，再在棉花盖上一层纱布，用胶布固定上，第一次治疗完成。这种对出水泡处的处理，是防止衣裤摩擦出水泡处，增加病人的疼痛。如天气不冷时治疗，出水泡处可以不做任何处理，就用棉花经常擦出水泡处流出的水湿、痰饮、瘀血、沫，第一次治疗完成。第二次用同样的方法治疗。病重选1日2次治疗，10次为1个疗程。病轻可选1日1次治疗，10天为1个疗程。以水湿、痰饮、瘀血、沫，出尽为痊愈标准。

冈上肌肌腱炎

本病是由于肩部反复遭受轻微外伤或过度活动而导致肌腱劳损、退变等慢性炎症疾病，偶可见钙质沉着。

一、诊断要点

（一）发病对象

多发于中年体力劳动者，男性较多，常有轻微外伤或受凉史。

（二）临床症状

肩外上部疼痛，可见颈部和上肢、肩部活动时疼痛加重；患侧肩峰与大结节间有局限压痛，轻者上臂外展受限，被动外展没有限制；重者肩部肌肉痉挛，不能活动；久病者肩部肌肉萎缩；疼痛点局部封闭后，症状立即缓解。

二、治疗方法

皮肤针、毫针针刺拔罐发泡疗法。

取穴：足三里、肾俞、上脘、中脘、下脘、手三里、在压痛处取阿是穴、巨骨、肩井、肩髎、曲池、肩髃、外关、合谷。

用皮肤针重刺阿是穴，毫针刺上脘、中脘、下脘、手三里、阿是穴、巨骨、曲池、肩髃、肩井、肩髎、合谷、外关、足三里、肾俞穴位得气后，病程时间长的，身体较虚弱、年龄偏大的用补法进行调针；病程时间短的，身体较好的、年龄偏大的，可用平补平泻法进行调针；病程时间短的（患病就及时治疗），不分年龄偏大小，可用泻法进行调针。然后将诸穴位上的针及阿是穴被皮针刺后全拔入罐内，留针留罐 1.5 小时，达到出水泡为止，取下罐和针，用针刺破水泡，让水湿、痰饮、瘀血（出得多，外伤造成）、沫（出得少），排出体外，用消毒后的棉花盖在出水泡处，再在棉花盖上一层纱布，用胶布固定上，第一次治疗完成。这种对出水泡处的处理，是防止衣裤摩擦出水泡处，增加病人的疼痛。如天气不冷时治疗，出水泡处可以不做任何处理，就用棉花经常擦出水泡处流出的水湿、痰饮、瘀血、沫，第一次治疗完成。第二次用同样的方法治疗。病重选 1 日 2 次治疗，10 次为 1 个疗程。病轻可选 1日 1 次治疗，10 天为 1 个疗程。以水湿、痰饮、瘀血、沫，出尽为痊愈标准。

梨状肌综合征

本病是指由于梨状肌的充血、水肿（水湿、痰饮、瘀血稽留而导致）、痉挛及肥厚等刺激或压迫坐骨神经引起臀部和坐骨神经痛等症候群。

一、诊断要点

（一）临床症状

臀部疼痛，伴坐骨神经痛，腿痛多表现在小腿外侧腓总神经分布区，发病时出现严重红肿，严重疼痛。风寒湿可使疼痛加剧。重者可影响活动和休息；腰部无明显畸形和运动障碍，梨状肌部位有压痛和放射痛，局部可有条索样隆起或弥漫性增厚，肌肉松软，沿坐骨神经可有压痛。

（二）检查试验

直腿抬高试验阳性，梨状肌紧张试验阳性，局部封闭后疼痛可缓解或消失。

二、治疗方法

皮肤针、毫针针刺拔罐发泡疗法。

取穴：上脘、中脘、下脘、阿是穴、环跳、秩边、承扶、殷门、委中、阳陵泉、风市、承山、悬钟、昆仑、肾俞、足三里。

先用皮肤针多次重扣小腿外侧腓总神经（阿是穴）分布区、环跳、秩边、风市、阳陵泉、足三里、肾俞后，再用毫针刺入被皮肤针针刺过的以上穴位和其他未刺的诸穴，得气后，病程时间长的，身体较虚弱、年龄偏大的用补法进行调针；病程时间短的，身体较好的、年龄偏大的，可用平补平泻法进行调针；病程时间短的（患病就及时治疗），不分年龄偏大小，可用泻法进行调针。将皮肤针针刺过（上脘、中脘、下脘只用皮肤针针刺，然后拔罐）后又用毫针针刺的穴位上的针（阿是穴、环跳、秩边、承扶、殷门、委中、阳陵泉、风市、承山、肾俞、足三里），拔入罐内，病重留针留罐 1.5 小时，病轻留针留罐 1 个小时，达到拔出瘀血和水泡为止，取下罐和针，用针刺破水泡，让水湿、痰饮、瘀血（出得多）、沫（出的少），排出体外，用消毒后的棉花盖在出水泡处，再在棉花盖上一层纱布，用胶布固定上，第一次治疗完成。这种对出水泡处的处理，是防止衣裤摩擦出水泡处，增加病人的疼痛。如天气不冷时治疗，出水泡处可以不做任何处理，就用棉花经常擦出水泡处流出的水湿、痰饮、瘀血、沫，第一次治疗完成。第二次用同样的方法治疗。病重选 1 日 2 次治疗，10 次为 1 个疗程。病轻可选 1 日 1 次治疗，10 天为 1 个疗程。以水湿、痰饮、瘀血、沫，出尽为痊愈标准。

膝关节增生性关节炎

本病是指各种原因引起的膝关节软骨面增生损伤造成的一系列症状的总称。

一、诊断要点

（一）发病对象
发病年龄在 40 岁以上，女性稍多于男性，肥胖者多见。

（二）临床症状
关节疼痛，活动时加重，有打软欲跌的感觉；长期停留一个位置，开始活动时有僵硬的疼痛和感觉，活动一段时间后减轻；关节骨性粗大，常可触及摩擦感，时有关节积液（水湿、痰饮、瘀血、沫，稽留而导致）。

（三）X 线检查
可明确诊断。

二、治疗方法

皮肤针、毫针针刺拔罐发泡疗法。

主穴：上脘、中脘、下脘、犊鼻、膝眼、委中、足三里、阳陵泉、阴陵泉、风市、肾俞。

先用皮肤针针刺上脘、中脘、下脘、犊鼻、膝眼、委中、足三里、阳陵泉、阴陵泉、风市、肾俞，然后再用毫针刺入犊鼻、膝眼、委中、足三里、阳陵泉、阴陵泉、风市、肾俞诸穴得气后，病程时间长的，身体较虚弱、年龄偏大的用补法进行调针；病程时间短的，身体较好的、年龄偏大的，可用平补平泻法进行调针；病程时间短的（患病就及时治疗），不分年龄偏大小，可用泻法进行调针。将皮肤针针刺过（上脘、中脘、下脘只用皮肤针针刺，然后拔罐）后的穴位又用毫针针刺，把诸穴位上的针拔入罐内，把用皮肤针针刺的穴位拔上罐子，病重留针留罐 1.5 小时，病轻留针留罐 1 小时，达到出水泡为止，取下罐和针，用针刺破水泡，让水湿、痰饮（出得多）、瘀血、沫（出的少），排出体外，用消毒后的棉花盖在出水泡处，再在棉花盖上一层纱布，用胶布固定上，第一次治疗完成。这种对出水泡处的处理，是防止衣裤摩擦出水泡处，增加病人的疼痛。如天气不冷时治疗，出水泡处可以不做任何处理，就用棉花经常擦出水泡处流出的水湿、痰饮、瘀血、沫，第一次治疗完成。第二次用同样的方法治疗。病重选 1 日 2 次治疗，10 次为 1 个疗程。病轻可选 1 日 1 次治疗，10 天为 1个疗程。以水湿、痰饮、瘀血、沫，出尽为痊愈标准。

跖筋膜劳损

本病是由于劳损或寒冷潮湿而引起的跖腱膜炎性病变。

一、诊断要点

足外翻者易患此病；跟下或足心疼痛，足底有紧张感；跟骨结节前缘压痛，牵扭跖腱膜可使疼痛加重。

二、治疗方法

三棱针、毫针针刺拔罐发泡疗法。

主穴：足三里、中脘、压痛点、承山、太溪、昆仑、肾俞。

用三棱针刺压痛点，再拔罐；中脘只拔罐；再用毫针刺入承山、太溪、昆仑、肾俞、足三里，得气后，用泻法进行调针，然后将诸穴位上的针拔入罐内，病重留针留罐 1.5 小时，病轻留针留罐 1 小时，达到出水泡为止，取下罐和针，用针刺破水泡，让水湿、痰饮、瘀血（出得多，外伤造成）、沫（出得少），排出体外，用消毒后的棉花盖在出水泡处，再在棉花盖上一层纱布，用胶布固定上，第一次治疗完成。这种对出水泡处的处理，是防止衣裤摩擦出水泡处，增加病人的疼痛。如天气不冷时治疗，出水泡处可以不做任何处理，就用棉花经常擦出水泡处流出的水湿、痰饮、瘀血、沫，第一次治疗完成。第二次用同样的方法治疗。病重选 1 日 2 次治疗，10 次为 1 个疗程。病轻可选 1 日 1 次治疗，10 天为 1 个疗程。以水湿、痰饮、瘀血、沫，出尽为痊愈标准。

附　学术论文简介

针刺拔罐发泡疗法治疗骨痹 90 例临床疗效总结

（北京中医，1979）

骨痹是发生于中老年人的一种常见病，目前中西医对此病的治疗尚不能令人十分满意，笔者临床中摸索出针刺拔罐发泡疗法治疗骨痹，方法简、便、验、廉，理总结报道如下：

一、临床资料

本组 90 例大部分是 1995 年门诊收治，少部分是前几年门诊收治患者，均符合国家中医药管理局发布的《中医病证诊断疗效标准》的骨痹诊断。其中男性 30 例，女性 60 例；年龄 21～30 岁 4 例，31～40 岁 21 例，41～50 岁 42 例，51 岁以上 23 例。病程 5 年以内 14 例，5～10 年 61 例，11～20 年 5 例，21 年以上 10 例。病变部位：颈椎 59 例，腰椎 68 例，膝关节

5例，肩关节3例，有部分病人是多个部位同时发病。中医辨证为外伤失治型（24例）、风寒湿滞型（41例）和肾虚气衰型（25例）。全部病例均经本院X线摄片提示有骨关节退行性改变。

二、治疗方法

采用局部病位阿是穴取穴与循经络取穴相结合，左右侧交叉治疗，循经络穴通常颈椎骨痹取穴风池、大椎、肩髎、臑俞、肩髃、陶道、身柱、秉风、大杼等，配合曲池、手三里、外关、合谷、内关等；腰椎骨痹主穴取悬枢、上髎、中髎、下髎、命门、腰俞、长强、腰阳关等，配穴取环跳、风市、殷门、承扶、委中、阳陵泉、膝眼、足三里、三阴交等。肩关节取穴肩髎、臑俞、肩髃、肩外俞、肩中俞、大杼、秉风、巨骨；膝关节取穴内膝眼、犊鼻、阳陵泉、委中。

选好穴位后，有些穴位用梅花针（又叫皮肤针，或叫皮针）刺，再将毫针刺入穴位后，再根据不同年龄、病情轻重，选用适当手法进行调针。然后将穴位上的针拔入罐内，留罐1～1.5小时，至出水泡为止。取下罐和针，用针刺破水泡；第二天用同样的方法继续拔出水泡处，坚持每日施治，至水出尽为止。个别不出水泡者，也可用梅花针刺阿是穴然后再拔罐，留罐1～1.5小时，达到出水泡为止。局部所出水泡，只要坚持天天拔罐，不需其他处理，取下罐和针后，用针刺破水泡，用可消毒纸放在出水局部，然后用电疗法按摩器按摩出水泡处，个别确需消毒者，可用75%酒精棉球擦涂。10天为一疗程，根据病情轻重采取1～3个疗程，1个疗程结束后局部仍出水泡者，可进行下1个疗程，以水湿出尽为止。疗程结束后复查X线，并以药物发泡疗法为对照组，认真填写观察记录，疗效分析。

三、疗 效 观 察

疗效判定标准：按国家中医药管理局发布的《中医病证诊断疗效标准》有关骨痹的诊断标准。治愈：关节疼痛、肿胀消失，活动功能恢复正常，实验室检查正常。好转：关节肿胀，疼痛减轻，活动功能好转。未愈：关节疼痛及肿胀无变化。

疗效分析：疗效与年龄、病程的关系见表1。

表1　骨痹病变与年龄、病程关系（有效率％）

	年龄（岁）				病程（年）			
	21～30	31～40	41～50	50 以上	5 以上	6～10	11～20	21 以上
轻	2 (2.22%)	10 (11.11%)	12 (13.33%)	5 (5.56%)	7 (7.78%)	12 (13.33%)	1 (1.11%)	2 (2.22%)
中	1 (1.11%)	8 (8.89%)	16 (17.78%)	8 (8.89%)	5 (5.56%)	31 (34.44%)	1 (1.11%)	3 (3.33%)
重	1 (1.11%)	3 (3.33%)	14 (15.56%)	10 (1.11%)	2 (0.22%)	18 (20%)	3 (3.33%)	5 (5.56%)
合计	4 (4.44%)	21 (23.33%)	42 (46.67%)	23 (25.56%)	14 (15.56%)	61 (67.78%)	5 (5.55%)	10 (11.11%)

从表1可以看出，90 例骨痹患者各组年龄中以 41～50 岁发病最多；疾病病程以 5～10 年为多。疗效以小于 40 岁者最佳，随着年龄增加则疗效也较差，病程多以 5 年以内疗效最好，6～10 年疗效次之，并随着年龄增加疗效渐减。

疗效与病变及部位的关系见表2

表2　骨痹病变与证型关系（有效率％）

	外伤失治型	风寒湿滞型	肾虚气衰型
轻	11 (12.22%)	14 (15.56%)	11 (12.22%)

续表

		外伤失治型	风寒湿滞型	肾虚气衰型
	中	8 (8.89%)	14 (15.56%)	7 (7.78%)
	重	5 (5.56%)	13 (14.44%)	7 (7.78%)
	合计	24 (26.67%)	41 (45.56%)	25 (27.77%)

从表2可以看出，以轻度增生疗效最好，中度次之，重度最差，骨痹可分外伤失治型、风寒湿滞型、肾虚气衰型三型。其病变程度可分轻、中、重三级。以风寒湿滞型居多，外伤失治型和肾虚气衰型都以分级轻度为主。

病变与部位及症状关系见表3。

表3　疗效与证型及疗程关系

病变分级	病变部位				病变症状	
	腰椎	颈椎	肩关节	膝关节	肢体麻木,疼痛,活动受限	头晕,耳鸣耳聋,恶心呕吐
轻	18 (13.33%)	13 (9.63%)	1 (0.74%)	1 (0.74%)	26 (19.23%)	8 (5.92%)
中	29 (21.48%)	27 (20%)	1 (0.74%)	1 (0.74%)	32 (23.70%)	14 (10.37%)
重	21 (15.55%)	19 (14.07%)	1 (0.74%)	3 (2.22%)	44 (32.59%)	11 (8.14%)
合计	68 (50.37%)	59 (43.70%)	3 (2.22%)	5 (3.70%)	102 (75.50%)	33 (24.44%)

从表3可以看出，病变部位以腰椎最多，颈椎次之，膝、肩关节最少，病变程度仍以腰、颈中度增生为主；病变的临床

症状以肢体疼痛，麻木不仁，活动不利（神经根型）为多，头晕目眩，耳鸣耳聋，恶心呕吐（椎动脉型）较少。

疗效与年龄、病程关系见表4。

表4　骨痹疗效与年龄病程关系

疗效	年龄（岁）				病程（年）			
	21～30	31～40	41～50	50以上	5～以上	6～10	11～20	21以上
痊愈	2 (50.00%)	10 (47.61%)	8 (23.56%)	6 (19.35%)	10 (71.43%)	10 (16.39%)	3 (50.00%)	3 (33.00%)
好转	2 (50.00%)	11 (52.38%)	22 (64.70%)	19 (61.29%)	3 (21.42%)	50 (81.96%)	2 (33.00%)	4 (44.00%)
无效	0	0	4 (11.76%)	6 (19.35%)	1 (7.14%)	1 (1.63%)	1 (16.6%)	2 (22.22%)
合计	4	21	34	31	14	61	6	9
总有效率	100.00%	100.00%	88.23%	80.64%	92.58%	98.36%	83.33%	77.77%

表5　骨痹疗效与病变程度、部位关系

疗效	骨质增生程度				病变部位			
	轻	中	重	腰椎	颈椎	肩关节	膝关节	
痊愈	17 (41.46%)	6 (21.43%)	3 (14.28%)	5 (7.30%)	8 (13.56%)	3 (100%)	0	
好转	24 (58.54%)	20 (71.43%)	15 (71.43%)	60 (88.24%)	49 (83.05%)	0	5 (100%)	
无效	0	2 (4.88%)	3 (14.29%)	3	2	0	0	
合计	41	28	21	68	59	3	5	
有效率	100.00%	92.86%	85.71%	95.54%	96.61%	100.00%	100.00%	

从表4可以看出疗效以小于40岁者最佳，随着年龄增加则疗效也较差，病程多以5年以内疗效最好，6～10年疗效次

之，并随着年龄增加疗效渐减。

疗效与病变程度、部位关系见表 5。

从表 5 可以看出，病变程度以轻度增生疗效最好，中度次之，重度最差；病变部位以肩、膝关节疗效较好，颈、腰椎疗效稍差。

疗效与证型及疗程关系见表 6。

表 6　疗效与证型及疗程关系

疗　效	外伤失治型	风寒湿滞型	肾虚气衰型	疗　程		
				20 天	30 天	40 天
痊　愈	4 (16.67%)	16 (39.02%)	6 (24.00%)	1 (5.88%)	5 (40.28%)	20 (52.63%)
好　转	18 (76.00%)	24 (58.56%)	17 (68.00%)	12 (70.59%)	29 (82.86%)	18 (47.37%)
无　效	2 (8.33%)	1 (2.44%)	2 (8.00%)	4 (23.53%)	1 (2.86%)	0
合　计	24	41	25	17	35	38
总有效率	91.66%	92.00%	92.00%	76.17%	97.14%	100.00%

从表 6 可以看出中医证型以风寒湿滞疗效最好，肾虚气衰型和外伤失治型稍差。

疗效与疗程关系表明疗程越长、疗效越好，治疗 4 个疗程时，治疗总有效率可达 100%。针刺拔罐发泡疗法与药物发泡疗法疗效比例见表 7。

表 7　针刺拔罐发泡疗法与药物发泡疗法疗效比例

分组	病例	痊愈	好转	无效	总有效率	P
针刺拔罐发泡疗法	90	26 (28.89%)	59 (65.56%)	5 (13.33%)	94.44%	$X^2 = 4.037$
药物发泡疗法	30	7 (23.33%)	17 (56.67%)	6 (20.00%)	80.00%	$P < 0.05$

从表 7 可知针刺拔罐发泡疗法总有效率可达 94.44%，而药物发泡疗法总有效率为 80.00%，故其疗效明显优于药物发泡疗法，经统计学处理有显著差异（$P<0.05$）。

典型病例

张某，女，58 岁，家住大连市，于 1995 年 2 月 7 日就诊，主诉：颈肩背疼、腰部酸痛，四肢麻木，活动不利、行走困难，于 1972 年发病后，曾到许多医院就诊，效果不显，随着年龄的增大，病情并逐渐加重。近年出现头晕目眩，血压低持续在 75/65mmHg 左右。摄片示：颈椎第 6～7 椎体增生，腰椎第 2～4 椎体增生，按骨痹施以针刺拔罐发泡疗法，左右侧交叉治疗，取穴：风池、大椎、肩髃、臑俞、肩髎、陶道、身柱、秉风、大杼、腰阳关、肾俞、命门、悬枢、上髎、中髎、下髎、长强、环跳、风市、殷门、承扶、委中、阳陵泉、足三里、昆仑穴位，针刺入穴位后用补法进行调针，然后将穴位上针拔入罐内（有的穴位只针不拔）留针留罐 1 小时左右，到水泡为止。取下罐和针，用针刺破水泡；第二天用同样的方法继续拔出水泡处，一直拔到水出尽为止。开始治疗 10 天，每天出水约 250ml，治疗 30 天时每天平均出水 100ml 左右，治疗期间共出水 7500ml，经过本疗法 30 天治疗，未配合其他任何药治疗，病人症状、体征消失，经 X 片复查颈椎骨痹痊愈，腰椎骨痹明显改善，血压亦恢复到 125/90mmHg。

四、随　访

对针刺拔罐发泡疗法与药物发泡疗法治疗病例进行了随访观察，随访日期自治疗结束后 2 月至 2 年不等，平均 10.3 月。

随访结果，针刺拔罐发泡疗法治疗有效的 85 例患者，有20 例进行随访，按随访标准判断有 15 例好转，3 例病情稳定，2 例复发，好转稳定率为 90%；药物发泡疗法 24 例有效病例中，随访 8 例，好转 4 例，稳定 2 例，复发 3 例，好转稳定率

75%，故可说明针刺拔罐发泡疗法较稳定。

五、讨　论

　　药物发泡疗法，是靠药物的局部刺激作用对病变皮肤而产生作用，其对正常皮肤也同样刺激产生水泡。而针刺拔罐发泡疗法，对病变部位刺激使其发泡。而对正常部位，不管留针留罐时间多长，也不会出水泡，这说明针刺拔罐发泡疗法能更有效的治疗因水湿、痰饮、瘀血、沫之邪或病变产生的疾病。病情越重，水出的就越多，其治疗效果也就越佳，没有病的局部和经络穴位上用同样的方法，无论拔多长时间都不会出水泡。

　　中医认为骨痹病因多为风寒湿邪阻滞经脉，气血不畅，骨失充养，"痹，湿病也"。这充分说明骨痹病因以水湿阻滞为主，针刺拔罐发泡疗法一方面通过针刺穴位以疏通经络，调和气血；另一方面通过拔罐使风、寒湿、瘀诸邪从毛孔及针刺皮肤驱邪外出，又因湿邪重浊缠绵黏滞，故拔罐时间长令皮肤发泡出水，使水湿瘀血排出体外，并反复拔罐排水，直至水出尽为止。针刺拔罐发泡疗法拔出的（清）水湿、（重浊缠绵黏滞）痰饮、瘀血、沫，不仅符合《黄帝内经》和《杂病广要》书中所说："流水不腐，户枢不蠹"、"通则不痛，痛则不通"、"怪病（疑难重病）责于痰，久病必有瘀"、"水湿、痰饮、瘀血、沫"。是致病的病理产物；也符合现代医学手术放出肿胀关节、胸腔、腹部等体内体液，现代医学称无菌性炎症。总之针刺拔罐发泡疗法能祛水湿，祛风散寒，化瘀生新，使经络疏通，气血流畅，骨得充养，诸证好转以至于痊愈。

　　温针拔罐发泡疗法治疗脊椎骨质增生 680 例

　　脊椎骨质增生是临床常见病，中医称"痹证"范畴。1981年以来，经作者治疗的脊椎骨质增生 680 例，取得了很好的疗效。现介绍如下：

临床资料

本组 680 例，男性 360 例，女性 320 例；30～40 岁的 260 例；40～58 岁的 420 例；病变部位：颈椎 160 例，腰椎 470 例，骶尾椎 50 例；全部病例均经 X 线摄片确诊为脊椎骨质增生病者。

(一) 外伤失治型

150 例。有受伤史，症状：腰痛如刺，转侧不利，按之加剧；舌质有瘀点，舌苔薄白，脉沉弦。X 片检查结果有增生病变。治疗宜活血去瘀，理气止痛。用皮肤针针刺阿是穴，然后将毫针刺入阿是穴位上，再将阿是穴上针拔入罐内，留针留罐 1 个小时左右，重病留针留罐 1.5 个小时左右，以出水泡为止。配合针委中、昆仑、阳陵泉、人中、合谷、内关、腰俞、次髎、腰眼、命门、足三里、中脘、肾俞（治百病，别忘了治脾胃病和肾为主），穴位得气后，用泻法进行调针，之后将委中、阳陵泉、腰俞、次髎、腰眼、命门、足三里、肾俞穴位上的针拔入罐内，留针留罐 1 个小时左右，重病留针留罐 1.5 个小时左右，以出水泡为止。然后才取下罐和针，用针刺破水泡，让水湿、痰饮、瘀血（出得多）、沫（出得少），排出体外，用消毒后的棉花盖在出水泡处，再在棉花盖上一层纱布，用胶布固定上，第一次治疗完成。这种对出水泡处的处理，是防止衣裤摩擦出水泡处，增加病人的疼痛。如天气不冷时治疗，出水泡处可以不做任何处理，就用棉花经常擦出水泡处流出的水湿、痰饮、瘀血、沫，第一次治疗完成。第二次用同样的方法治疗。病重选 1 日 2 次治疗，10 次为 1 个疗程。病轻可选 1 日 1 次治疗，10 天为 1 个疗程。以水湿、痰饮、瘀血、沫，出尽为痊愈标准。

(二) 风寒湿型

410 例。症状：局部冷痛，活动受阻，伴有四肢麻木，且与气候有关；舌苔白腻，脉濡缓，此病是中风偏瘫先兆。这类病人大部分患者 X 线摄片检查无增生改变，少部分患者 X 片检查有增生改变。治疗宜祛风散寒通络。针灸取穴，令患者卧床，上肢：上脘、中脘、下脘、合谷、内关、足三里、肾俞、双侧肩髃、肩髎、臑俞、肩外俞、下极俞、长强、腰俞、次髎、腰眼、命门诸穴可交叉使用。将针刺入穴位得气后，根据不同病人的病情运用不同的手法（补法、泻法、平补平泻法）进行调针。风寒湿型宜选用泻法进行调针，然后将上脘、中脘、下脘、足三里、肾俞、双侧肩髃、肩髎、臑俞、肩外俞、下极俞、长强、腰俞、次髎、腰眼、命门穴位上针拔入罐内，病重拔罐 1.5 小时左右，达到出水泡为止。然后才取下罐和针，用针刺破水泡，让水湿、痰饮、瘀血（出得多）、沫（出得少），排出体外，用消毒后的棉花盖在出水泡处，再在棉花盖上一层纱布，用胶布固定上，第一次治疗完成。这种对出水泡处的处理，是防止衣裤摩擦出水泡处，增加病人的疼痛。如天气不冷时治疗，出水泡处可以不做任何处理，就用棉花经常擦出水泡处流出的水湿、痰饮、瘀血、沫，第一次治疗完成。第二次用同样的方法治疗。病重选 1 日 2 次治疗，10 次为 1 个疗程。病轻可选 1 日 1 次治疗，10 天为 1 个疗程。以水湿、痰饮、瘀血、沫，出尽为痊愈标准。

（三）肾虚气衰型

120 例。症状：腰疼痛连绵不断，伴有下肢软弱无力，头晕目眩，舌红绛，脉细数或沉细无力。大部分患者 X 片检查有改变，少部分患者 X 片检查无改变。治疗宜温补肾阳。取主穴：上脘、中脘、下脘、合谷、内关、足三里、肾俞。如双腿软弱无力者，令卧床，取双腿下肢穴位，双侧环跳、风市、阳陵泉、委中、风池、足三里、肾俞、昆仑、合谷、内关。如单侧软弱无力，令侧身躺，取患病单侧环跳、风市、阳陵泉、委中、风池、长强、腰俞、次髎、腰眼、命门、足三里、肾俞、昆仑、合谷、内关，毫针刺入诸穴得气后，用补法进行调针，然后将环跳、风市、阳陵泉、委中、长强、腰俞、次髎、腰眼、风池、命门、肾俞、穴位上的针拔入罐内，病重留针1.5小时左右，上脘、中脘、下脘穴位，只拔罐不针刺，达到出水泡为止。取下罐和针，用针刺破水泡，让水湿、痰饮（出得多）、瘀血、沫（出得少），排出体外，用消毒后的棉花盖在出水泡处，再在棉花盖上一层纱布，用胶布固定上，第一次治疗完成。这种对出水泡处的处理，是防止衣裤摩擦出水泡处，增加病人的疼痛。如天气不冷时治疗，出水泡处可以不做任何处理，就用棉花经常擦出水泡处流出的水湿、痰饮、瘀血、沫，第一次治疗完成。第二次用同样的方法治疗。病重选1日2次治疗，10次为1个疗程。病轻可选1日1次治疗，10天为1个疗程。以水湿、痰饮、瘀血、沫，出尽为痊愈标准。

　　脊椎骨质增生属中医的"痹证"范畴，古老的《黄帝内经》和《杂病广要》中医理论书籍中详细记载了，各种痹证病是风寒湿导致而成的，特别是以湿（水）为主是致病因素。笔者从这两本古书深受启发："流水不腐，户枢不蠹"、"通则不痛，痛则不通"、"怪病（疑难重病）责于痰，久病必有瘀"和"水湿、痰饮、瘀血、沫"是致病的病理产物，其病因皆为人体正气虚弱，风寒邪内侵，加上体内调节功能（新陈代谢功能）失调。

　　笔者研究出的中医新理论是：人体有70%正常的水液，在运行受阻碍，导致水湿稽留于体内，形成了痰饮、瘀血、沫，闭阻了经脉，导致骨失所养，致骨质变形增生引起疼痛。根据"痛则不通、通则不痛"的治疗原则，采用针刺拔罐发泡疗法，能够起到祛风散寒，除湿、通络、活血、祛瘀、止痛的作用，拔罐除去了水湿、痰饮、瘀血、沫，经络通畅，气血运行正常，"通则不痛"瘀结消散、疼痛消除，病自然痊愈。

第六章　治疗眼科疾病

近　视

本病是指眼球在调节静止的状态下，来自 3 米以外的平行光线经过眼的屈光后，焦点落在视网膜前方的屈光不正。属中医学"近视不能"范畴。

一、诊断要点

（一）临床症状

远视模糊，视近物清晰，可有眼前黑影飘动；远视力减退，部分病人可有外隐斜或外斜视，高度近视者眼球突出，甚者可发生巩膜后葡萄肿。

（二）眼底检查

轻度近视（−3.00D 以下）呈近视性乳头弧形斑，高度近视眼底可有豹纹状，环视乳头脉络膜萎缩，多呈白色，边缘不规则，视乳头欠规则，色泽常较淡，散在脉络膜萎缩斑，周边部视网膜可呈囊样变性，玻璃体发生变化，黄斑区可出现色素增生及出血，导致中心视力严重破坏。

一、中医分型

（一）气虚神伤

视近清晰、视远模糊，面色㿠白，身倦乏力，心悸，舌淡苔白，脉弱。

（二）肝肾亏虚

视近清晰，视远不清，眼前出黑花，伴头晕耳鸣，多梦，腰膝酸软，脉细。

三、治疗方法

毫针针刺拔罐发泡疗法。

第一组：合谷、内关、心俞、神门、关元、睛明、承泣、攒竹、足三里、中脘、肾俞、脾俞、瞳子髎、上明、肝俞、光明。

第二组：风池、肾俞、肝俞、承泣、足三里、中脘、合谷、内关、脾俞、攒竹、睛明、承泣、瞳子髎。

气虚神伤的患者，选第一组的穴位，毫针刺入第一组穴位合谷、内关、心俞、神门、关元、睛明、承泣、攒竹、足三里、中脘、肾俞、脾俞、瞳子髎、上明、肝俞穴得气后，选用平补平泻法进行调针，其中攒竹、睛明、承泣、瞳子髎使用毫针刺，治疗所有眼疾病，效果显著。但是手法要轻，这4个穴位只使用毫针刺。一般针灸技术达不到很好的，最好不要选用毫针针刺这4个穴位。将心俞、关元、足三里、脾俞、肝俞、中脘、肾俞穴位上的针拔入罐内，病轻留针留罐1小时，病重留针留罐1.5小时，达到出水泡为止。取下罐和针，用针刺破水泡，让水湿、痰饮（出得多）、瘀血、沫（出得少），排出体外，用消毒后的棉花盖在出水泡处，再在棉花盖上一层纱布，用胶布固定上，第一次治疗完成。这种对出水泡处的处理，是防止衣裤摩擦出水泡处，增加病人的疼痛。如天气不冷时治疗，出水泡处可以不做任何处理，就用棉花经常擦出水泡处流出的水湿、痰饮、瘀血、沫，第一次治疗完成。第二次用同样的方法治疗。病重选1日2次治疗，10次为1个疗程。病轻可选1日1次治疗，10天为1个疗程。以水湿、痰饮、瘀血、沫，出尽为痊愈标准。

肝肾亏虚的患者，选第二组的穴位，毫针刺入穴位风池、肾俞、肝俞、承泣、足三里、中脘、合谷、内关、脾俞、攒竹、睛明、承泣、瞳子髎，选用平补平泻法进行调针。其中攒竹、睛明、承泣、瞳子髎4个穴位手法要轻，只选针刺。选用补法进行调针，将风池、肾俞、肝俞、足三里、脾俞穴位上的针拔入罐内，病轻留针留罐1小时，病重留针留罐1.5小时，达到出水泡为止，取下罐和针，用针刺破水泡，让水湿、痰饮（出得多）、瘀血、沫（出得少），排出体外，用消毒后的棉花盖在出水泡处，再在棉花上盖一层纱布，用胶布固定上，第一次治疗完成。这种对出水泡处的处理，是防止衣裤摩擦出水泡处，增加病人的疼痛。如天气不冷时治疗，出水泡处可以不做任何处理，就用棉花经常擦出水泡处流出的水湿、痰饮、瘀血、沫，第一次治疗完成。第二次用同样的方法治疗。病重选1日2次治疗，10次为1个疗程。病轻可选1日1次治疗，10天为1个疗程。以水湿、痰饮、瘀血、沫，出尽为痊愈标准。

注意：攒竹、睛明、承泣、瞳子髎、这4个穴位治疗近视眼和其他眼病，效果很好，但使用这几个穴位治疗近视眼和其他眼病，有很大的危险性，需要针灸医生高超的临床技术经验，才能针准、用准手法（手法要轻），希望针灸医生在临床使用这几个穴治疗近视眼和其他眼病时，一定要小心操作。

青 光 眼

本病是由于眼内压升高而引起的视乳头凹陷，视野缺损，视力损害，甚至导致失明的严重眼病。属中医学的"绿风内障"、"青风内障"的范畴。

一、诊断要点

(一) 临床症状

轻者可无自觉症状，或仅有一过性视物不清，头眼胀痛，经休息可缓解。或因情志刺激、疲劳等诱发头痛、眼病、视物不清、虹视等，反复发作。急性发作者突然剧烈头痛、眼痛，视力急剧下降，伴同侧鼻根酸痛，恶心，呕吐等；眼压高于22mmHg（3kPa），急性发作时眼压可达 80mmHg（约11kPa）。眼底视神经乳头生理凹陷扩大，加深，甚至整个乳头苍白。生理盲点扩大，高形暗点或阶梯状暗点等。重者有睫膜或混合充血。角膜水肿，前房浅，瞳孔散大等。

(二) 前房角检查

借助前房角镜对房角进行检查，以分开角、闭角之别。眼压描记：可以明确诊断。

二、中医分型

(一) 肝胆火炽

头痛如劈，眼球胀痛连及目眶，视力下降，抱轮红赤或白睛混赤，黑睛如雾，瞳神散大，眼珠硬，恶心呕吐，便秘，舌红苔黄，脉弦数。

(二) 心火内动

起病急，头痛剧烈，眼珠胀硬疼痛，伴身热面赤，心烦眩晕，溲黄便秘，舌红苔黄，脉弦滑数。

(三) 肝郁气滞

眼部主症俱备，伴情志不舒，胸闷嗳气，食少纳呆，口苦泛呕，舌红苔黄，脉数弦。

(四) 阴虚阳亢

头目胀痛，视物模糊，虹晕，眼珠硬，视物昏蒙，伴心烦失眠，眩晕耳鸣，咽干口燥，舌红少苔，脉弦细。

（五）肝肾不足

视力下降，视野缩窄，眼珠胀硬，视物昏花，伴头晕耳鸣，腰膝酸软，舌淡苔白脉细。

三、治疗方法

毫针针刺拔罐发泡疗法治疗。

主穴：足三里、肾俞、中脘、日月、内关、合谷、攒竹、睛明、承泣、瞳子髎。

配穴：风池、太冲、三阴交、肝俞、脾俞、光明、三焦俞。

每次治疗主穴位全选，配穴可选3～4个，配穴可交叉选穴位治疗。针刺入穴位得气后，病重时间长，用平补平泻进行调针，攒竹、睛明、承泣、瞳子髎，这4个穴位只使用针刺，手法要轻。然后将主穴足三里、肾俞、中脘、日月，配穴风池、太冲、三阴交、肝俞、脾俞、光明、三焦俞穴位上的针拔入罐内，病重留针留罐1.5小时，病轻留针留罐1小时，达到出水泡为止，取下罐和针，用针刺破水泡，让水湿、痰饮（出得多）、瘀血、沫（出得少），排出体外，用消毒后的棉花盖在出水泡处，再在棉花盖上一层纱布，用胶布固定上，第一次治疗完成。这种对出水泡处的处理，是防止衣裤摩擦出水泡处，增加病人的疼痛。如天气不冷时治疗，出水泡处可以不做任何处理，就用棉花经常擦出水泡处流出的水湿、痰饮、瘀血、沫，第一次治疗完成。第二次用同样的方法治疗。病重选1日2次治疗，10次为1个疗程。病轻可选1日1次治疗，10天为1个疗程。以水湿、痰饮、瘀血、沫，出尽为痊愈标准。

白 内 障

本病是指由多种原因引起的晶状体混浊，是最常见的老年眼病，亦是主要导致盲眼病之一。属中医学"圆翳内障"、"胎患内障"、"震惊内障"等范畴。

一、诊断要点

（一）临床症状

除少数先天性白内障外，均有视物模糊并逐渐加重的自觉症状，并可出现随眼球运动而运动的黑影，眼睛容易疲劳，注视灯光等明亮物体时可有单眼复视或多视，但可消失；应排除因屈光不正，眼底疾患而造成的视力障碍；经散瞳后裂隙灯显微镜检查，晶状体中有部位、形态、颜色、程度不一的混浊，即可确诊本病。

（二）化验检查

注意检查病人的尿常规、尿糖。

二、中医分型

（一）肝肾两亏

视物模糊，目涩，头晕耳鸣，腰酸腿软，舌红，脉细。

（二）肝热上扰

头痛目涩，眵泪多，口苦咽干，脉弦。

（三）阴虚夹湿热

目涩视昏，烦热口臭，大便不畅，舌红苔黄腻，脉弦。

（四）气血瘀阻

跌打震惊，目络受损，视物渐昏，畏光流泪，疼痛，黄仁缺损。

三、治疗方法

毫针针刺拔罐发泡疗法

主穴：中脘、肾俞、合谷、内关、鱼腰、瞳子髎、攒竹、承泣、睛明、足三里、血海。

配穴：肝热证加曲池、承泣；阴虚加蠡沟、太溪；气滞血瘀加尺泽、膈俞。

用毫针入主穴（全选）和配穴（根据不同病人的临床症状辨证取穴），得气后，根据不同的病程时间的长短，选用不同的手法（补法、泻法、平补平泻法）进行调针，然后将主穴和配穴（除开瞳子髎、攒竹、承泣、睛明这4个穴位）穴位上的针拔入罐内，病重留针留罐1.5小时，达到出瘀血和水泡为止，瞳子髎、攒竹、承泣、睛明这4个穴位只使用针刺，手法要轻。取下罐和针，用针刺破水泡，让水湿、痰饮（出得多）、瘀血、沫（出得少），排出体外，用消毒后的棉花盖在出水泡处，再在棉花盖上一层纱布，用胶布固定上，第一次治疗完成。这种对出水泡处的处理，是防止衣裤摩擦出水泡处，增加病人的疼痛。如天气不冷时治疗，出水泡处可以不做任何处理，就用棉花经常擦出水泡处流出的水湿、痰饮、瘀血、沫，第一次治疗完成。第二次用同样的方法治疗。病重选1日2次治疗，10次为1个疗程。病轻可选1日1次治疗，10天为1个疗程。以水湿、痰饮、瘀血、沫，出尽为痊愈标准。

视 神 经 萎 缩

本病是指各种原因引起的视神经纤维发生变性和传导功能的障碍，分原发性和继发性萎缩。属中医学之"青盲"的范畴。

一、诊断要点

（一）临床症状

视力逐渐或突然下降，甚至仅存光感，但少有完全黑矇。视野有不同程度及特征的损害，如偏盲、周边视野缩小等。

（二）眼底检查

原发性视神经萎缩可见视乳头颜色变淡苍白，边缘清晰。

继发性视神经萎缩可见视乳头颜色变淡呈灰白或蜡黄色。边缘模糊、视网膜血管细；遗传性视神经萎缩，多为青年期发病，初起时眼底正常，后期变为萎缩，最终视力可近于失明。视野检查有中心暗点。

二、中医分型

（一）肝肾不足

眼无外症，视力减退，甚则失明。伴头晕耳鸣，腰膝酸软，苔白脉细。

（二）营血不足

眼症同上，伴面白少华。心悸眩晕、失眠，舌淡脉细。

（三）脾肾不足

眼症同上，伴肢冷形寒，腰膝酸软，少气懒言，食少便溏，舌淡脉沉细。

（四）阴虚火旺

眼症同上，伴目干涩，五心烦热、舌淡，脉细数。

（五）气血瘀滞

外眼无异常，眼底血管明显变细，或有头目外伤后视力下降，伴头痛健忘，舌暗脉涩。

三、治疗方法

毫针针刺拔罐发泡疗法。

主穴：中脘、内关、肾俞、风池、足三里、瞳子髎、攒竹、承泣、睛明、合谷、脾俞、气海、三阴交、光明。配穴：肝肾不足加肝俞；营血不足加血海；阴虚火旺加太溪；气血瘀滞加膈俞。

每次治疗主穴全选，配穴：根据不同病人的临床症状辨证取穴。其中主穴里面的瞳子髎、攒竹、承泣、睛明这4个穴位只使用针刺，手法要轻。毫针刺入主穴位得气后，肝肾阴虚选用补法进行调针；阴虚火旺选用平补平泻法进行调针；气血瘀滞选用泻法进行调针，然后将中脘、肾俞、风池、足三里、脾俞、气海、三阴交、光明穴位上的针拔入罐内，病重留针留罐1.5小时，病轻留针留罐1小时，达到出水泡为止，取下罐和针，用针刺破水泡，让水湿、痰饮（出得多）、瘀血、沫（出得少），排出体外，用消毒后的棉花盖在出水泡处，再在棉花盖上一层纱布，用胶布固定上，第一次治疗完成。这种对出水泡处的处理，是防止衣裤摩擦出水泡处，增加病人的疼痛。如天气不冷时治疗，出水泡处可以不做任何处理，就用棉花经常擦出水泡处流出的水湿、痰饮、瘀血、沫，第一次治疗完成。第二次用同样的方法治疗。病重选1日2次治疗，10次为1个疗程。病轻可选1日1次治疗，10天为1个疗程。以水湿、痰饮、瘀血、沫，出尽为痊愈标准。

结 膜 炎

本病指由于化学、物理等因素刺激或微生物侵犯而发生的眼结膜炎症反应。属中医学中"天行赤眼"、"暴风客热"、"目痒"等范畴。

一、诊断要点

（一）临床症状

自觉眼部有痒感、异物感、灼热感或疼痛；睑、球结膜有充血，乳头增生，滤泡形成；结膜囊分泌物增多，或有球结膜下出血。

（二）临床分类

细菌性结膜炎、病毒性结膜炎、衣原性结膜炎、变态反应性结膜炎。

二、中医分型

（一）外感风热

胞睑肿胀，白睛红赤，痒痛兼作，羞明多泪，眵多黄稠，舌红苔黄，脉浮数。

（二）感受疫邪

发病急，睑肿，畏光流泪，灼热疼痛，眵黏，白睛红赤或混赤，或白睛溢血成片或点状，舌红苔黄，脉弦数。

（三）肝胆热盛

白睛红赤，有眵，羞明目痛，急躁易怒，口苦便秘，脉弦。

（四）肺脾两虚

白睛赤涩，反复不愈，乏力便溏，纳差，咳嗽有痰，腹胀，舌淡苔白，脉沉细。

三、治疗方法

三棱针、毫针针刺拔罐发泡疗法。

主穴：十宣、合谷、内关、风池、三阴交、脾俞、足三里、中脘、肾俞。配穴：外感风热加太阳；肝胆热盛加肝俞、胆俞；感染疫邪加委中、少商；肺脾两虚加尺泽、肺俞。

用三棱针刺十宣穴放血，治疗3次（也可以用毫针刺十宣穴放血）每日1次。毫针刺入合谷、内关、风池、三阴交、脾俞、足三里、中脘、肾俞；配穴：根据不同病人的临床症状辨证取穴，得气后，外感风热选用泻法进行调针；肝胆热盛用平补平泻法进行调针；肺脾两虚选用补法进行调针。将风池、脾俞、肝俞、胆俞、肺俞、三阴交、足三里、中脘、肾俞、委中穴位上的针拔入罐内，病重留针留罐1.5小时，病轻留针留罐1小时，达到出水泡为止，取下罐和针，用针刺破水泡，让水湿、痰饮（出得多）、瘀血、沫（出得少），排出体外，用消毒后的棉花盖在出水泡处，再在棉花盖上一层纱布，用胶布固定上，第一次治疗完成。这种对出水泡处的处理，是防止衣裤摩擦出水泡处，增加病人的疼痛。如天气不冷时治疗，出水泡处可以不做任何处理，就用棉花经常擦出水泡处流出的水湿、痰饮、瘀血、沫，第一次治疗完成。第二次用同样的方法治疗。病重选1日2次治疗，10次为1个疗程。病轻可选1日1次治疗，10天为1个疗程。以水湿、痰饮、瘀血、沫，出尽为痊愈标准。

麦　粒　肿

本病又称睑腺炎，为化脓性细菌侵入眼睑内的腺体而引起的急性炎症。眼睑皮脂腺、毛囊感染者称外睑炎、属中医学"针眼"的范畴。睑板腺感染者称内睑腺炎。

一、诊断要点

初起眼睑疼痛或沉重，成脓期有跳痛，出脓后有痒感；体检初起眼睑红肿，压痛明显，皮下可触及硬结。3～7天后软化，可有脓头黄白色，溃破后红肿消退而愈。内睑腺炎则眼睑皮肤红肿不甚，睑结膜面局限性充血、隆起，其中心有黄白色脓点，可自行溃破或逐渐吸收而愈。病势较缓。

二、中医分型

（一）外感风热

眼睑红肿痒痛，伴头痛，发热，舌红苔薄黄，脉浮数。

（二）热毒上攻

眼睑红肿，硬结，灼热疼痛，口渴喜饮，便秘，苔黄，脉数。

（三）脾胃积热

眼睑红肿，反复发作，此伏彼起，眼睑硬结不消，苔腻，脉数。

三、治 疗 方 法

三棱针、毫针针刺拔罐发泡疗法。

主穴：十宣、合谷、太阳、曲池、内关、脾俞、足三里、中脘、肾俞、肝俞、三焦俞。配穴：肿核在上胞边缘内眦部，加攒竹、睛明；在外眦部加竹空、瞳子髎；在两眦之间，加阳白、鱼腰；在下睑边缘，加四白、承泣；外感风热加风池；热毒上攻、脾胃积热加内庭。

用三棱针刺放十宣穴 3 次，每日 1 次。毫针刺入主穴合谷、太阳、曲池、内关、脾俞、足三里、中脘、肾俞、肝俞、三焦俞；配穴：根据不同病人的临床症状辨证取穴，得气后，外感风热和热毒上攻选用泻法进行调针；脾胃积热选用平补平泻法进行调针，然后将曲池、风池、足三里、脾俞、肝俞、三焦俞、中脘、肾俞穴位上的针拔入罐内，病重留针留罐 1.5 小时，病轻留针留罐 1 小时，达到出水泡为止，取下罐和针，用针刺破水泡，让水湿、痰饮、瘀血（出得多）、沫（出得少），排出体外，用消毒后的棉花盖在出水泡处，再在棉花盖上一层纱布，用胶布固定上，第一次治疗完成。这种对出水泡处的处理，是防止衣裤摩擦出水泡处，增加病人的疼痛。如天气不冷时治疗，出水泡处可以不做任何处理，就用棉花经常擦出水泡处流出的水湿、痰饮、瘀血、沫，第一次治疗完成。第二次用同样的方法治疗。病重选 1 日 2 次治疗，10 次为 1 个疗程。病轻可选 1 日 1 次治疗，10 天为 1 个疗程。以水湿、痰饮、瘀血、沫，出尽为痊愈标准。

角 膜 炎

本病为因受微生物侵袭、外伤或化学性物理性刺激而导致的角膜发炎，属中医学"花翳白陷"、"聚星障"、"混睛障"等范畴。

一、诊断要点

（一）细菌性角膜炎

有明显的角膜上皮损伤史，多见畏光、流泪、眼痛，白睛多为混合性充血，甚则球结膜肿胀；可伴有前房积脓，在前房下部形成黄白色液平面；角膜表面极易生成溃疡面，有脓性分泌物，结膜囊有脓性分泌物。严重者可形成角膜穿孔，愈后留有角膜瘢痕。

（二）病毒性角膜炎

有感冒等发热病史，不同程度的畏光、流泪、眼痛、干涩等不适，易反复发作，角膜损伤多种多样，若形成溃疡，溃疡面干净，结膜床分泌物多为黏液性而非脓性；可伴有虹膜睫状体炎，房水混浊。少见前房积脓。

（三）真菌性角膜炎

有角膜外伤史，畏光流泪，疼痛等刺激症状较轻，有严重的混合充血，常有前房积脓，角膜表面有形态不一的溃疡，溃疡面干燥、发展缓慢。

（四）过敏性角膜炎

多有泡性结膜炎史，明显的流泪、畏光、眼痛，角膜表面形成椭圆形灰白色小疱疹，可形成浅表小溃疡，相应部位球结膜充血，角膜溃疡后期结膜血管成囊状嵌入角膜溃疡，愈后留有角膜薄翳。

（五）辅助检查

分泌物培养可见致病细菌及真菌；溃疡面坏死组织涂片可见细菌和真菌；荧光素染色可发现极细小的点状浸润。

二、中医分型

（一）外感风邪

黑睛星翳，抱轮红赤，流泪羞明，发热恶寒，苔薄脉浮。

（二）肝火内盛

黑睛起翳，扩大加深，白睛混赤，抱轮红赤满布，畏光流泪，刺痛睑肿，头痛目胀，口苦溲赤，苔黄舌红脉弦数。

（三）湿热内蕴

黑睛起翳，反复发作，缠绵不愈，头重胸闷，便溏口黏，舌红苔黄腻，脉濡。

（四）阴虚邪留

生翳疏散、抱轮微红，羞明干涩少泪，迁延不愈、舌红苔少脉细。

（五）炽热上冲

黑睛混浊，赤脉贯布，大片凝脂，黄液上冲，眼睑红肿，泪热眵多，头内聚痛，发热口渴，溲黄便赤，舌红苔黄脉数有力。

三、治疗方法

三棱针、毫针针刺拔罐发泡疗法

主穴：十宣、攒竹、丝竹空、阳白、睛明、肺俞、肝俞、脾俞、瞳子髎、四白、合谷、内关、足三里、中脘、肾俞；配穴：外感风邪加风池、行间；热证加太阳、曲池、耳尖；阳虚加三阴交、蠡沟。

三棱针刺十宣穴放血，放血3次，每日1次。毫针刺入攒竹、丝竹空、阳白、睛明、肺俞、肝俞、脾俞、瞳子髎、四白、合谷、内关、足三里、中脘、肾俞、风池、行间、太阳、曲池、耳尖、三阴交、蠡沟。配穴：根据不同病人的临床症状辨证取穴，得气后，外感风邪和热证都选用泻法进行调针；阴虚选用补法进行调针，然后将风池、曲池、三阴交、脾俞、肝俞、肺俞、足三里、中脘、肾俞穴位上的针拔入罐内，病重留针留罐1.5小时，病轻留针留罐1小时，达到出水泡为止，取下罐和针，用针刺破水泡，让水湿、痰饮、瘀血（出得多）、沫（出得少），排出体外，用消毒后的棉花盖在出水泡处，再在棉花上盖一层纱布，用胶布固定上，第一次治疗完成。这种对出水泡处的处理，是防止衣裤摩擦出水泡处，增加病人的疼痛。如天气不冷时治疗，出水泡处可以不做任何处理，就用棉花经常擦出水泡处流出的水湿、痰饮、瘀血、沫，第一次治疗完成。第二次用同样的方法治疗。病重选1日2次治疗，10次为1个疗程。病轻可选1日1次治疗，10天为1个疗程。以水湿、痰饮、瘀血、沫，出尽为痊愈标准。

第七章 治疗耳、鼻、咽喉疾病

梅尼埃病

本病是由于内耳的膜迷路发生积水，引起的以发作性眩晕、耳鸣、耳聋、头胀满等为主要症状的疾病。多中年起病，属中医学的"眩晕"范畴。

一、诊断要点

（一）临床症状

阵发性突发眩晕，感周围物体绕自身旋转，伴恶心、呕吐、面色苍白、神志清楚，有耳鸣、耳聋及耳闷感，持续数分钟或数小时后突然消失或逐渐减轻，可 1 日发作数次，至数年发作 1 次；耳鸣常为先兆，随之听力下降，多为一侧，发病时耳聋加重，可有自发性眼震，呈水平旋转，方向不定，鼓膜正常。

（二）其他检查

甘油试验阳性。前庭功能检查时诊断有意义；听力检查，呈一侧感音性聋和混合性聋。

二、中医分型

（一）肾虚髓亏

眩晕突发，耳鸣耳聋，发作频繁，伴神情萎靡，腰酸膝软，心烦失眠，手足心热，舌红苔少，脉弦细数。

（二）肝阳上亢

眩晕因情绪不定而发，面赤头痛，口苦咽干，目赤，胸胁若满，舌红苔黄，脉弦数。

（三）寒水上泛

眩晕，心下悸动，咳嗽痰稀，腰痛背冷，肢冷，尿清长，舌淡苔白润，脉沉细弱。

（四）痰湿中阻

眩晕伴头重胸闷，呕恶痰多，纳呆倦怠，舌白腻，脉濡滑。

一、治 疗 方 法

毫针针刺拔罐发泡疗法。

主穴：风池、太冲、翳风、听宫、内关、合谷、足三里、上脘、中脘、下脘、列缺、肾俞、三阴交、日月。配穴：痰湿中阻者加丰隆；肾亏髓海不足加气海；肝阳上亢加支沟、阳陵泉；寒水上泛加水分。

每次治疗主穴全选，毫针刺入风池、太冲、翳风、听宫、内关、合谷、足三里、上脘、中脘、下脘、列缺、肾俞、三阴交；配穴：根据不同病人的临床症状辨证取穴，得气后，痰湿中阻者和肝阳上亢者，选用泻法进行调针；肾亏髓海不足者用补法进行调针；寒水上浮者用平补平泻法进行调针，然后将风池、足三里、上脘、中脘、下脘、肾俞、三阴交、丰隆、气海、阳陵泉穴位上的针拔入罐内，病重留针留罐 1.5 小时，病轻留针留罐 1 小时，达到出水泡为止，取下罐和针，用针不刺破水泡，让水湿、痰饮（出得多）、瘀血、沫（出的少），排出体外，用消毒后的棉花盖在出水泡处，再在棉花盖上一层纱布，用胶布固定上，第一次治疗完成。这种对出水泡处的处理，是防止衣裤摩擦出水泡处，增加病人的疼痛。如天气不冷时治疗，出水泡处可以不做任何处理，就用棉花经常擦出水泡处流出的水湿、痰饮、瘀血、沫，第一次治疗完成。第二次用同样的方法治疗。病重选 1 日 2 次治疗，10 次为 1 个疗程。病轻可选 1 日 1 次治疗，10 天为 1 个疗程。以水湿、痰饮、瘀血、沫，出尽为痊愈标准。

慢 性 鼻 炎

本病是一种常见的鼻腔黏膜和黏膜下层的慢性炎症。属中医学"鼻窒"范畴。临床常见慢性单纯鼻炎和慢性肥厚性鼻炎。

一、诊断要点

（一）慢性单纯性鼻炎

鼻塞日久，呈间隙性或交替性发作，多涕呈黏稠半透明黏液性。鼻腔检查可见鼻黏膜充血，下鼻甲肿大，但表面光滑，触之柔软，用麻黄素滴鼻后很快消肿，恢复通气，但药性过后症状与没用麻黄素滴鼻前一样。

（二）慢性肥厚性鼻炎

鼻塞较重，多为双侧持续性，涕黏稠量少，嗅觉减退，伴有头部胀痛。鼻腔检查可见下鼻甲肿胀瘀血呈暗红色，表面凹凸不平呈桑椹样，触之较硬，用麻黄素后鼻甲无明显收缩。

二、中医分型

（一）肺脾气虚，邪滞鼻窍

交替性鼻塞，时轻时重，流清涕，遇寒加重，面白纳呆，身倦乏力，舌淡苔白，脉缓弱。

（二）气血瘀滞，邪毒久留

鼻塞无休，涕多黄稠，嗅觉迟钝、语言不畅，耳鸣，舌质暗，苔白，脉弦细。

三、治 疗 方 法

毫针针刺拔罐发泡疗法。

主穴：内关、中脘、下脘、印堂、合谷、鼻通、肺俞、大椎、足三里。配穴：肺脾气虚证加脾俞；气血瘀滞加尺泽、膈俞。

毫针刺入主穴（全取）、配穴（根据不同病人的临床症状辨证取穴），得气后，肺脾气虚者，选用补法进行调针，气血瘀滞者选用泻法进行调针，然后将中脘、下脘、肺俞、大椎、足三里、脾俞、尺泽、膈俞穴位上的针拔入罐内，病重留针留罐1.5小时，病轻留针留罐1小时，达到出水泡为止，取下罐和针，用针刺破水泡，让水湿、痰饮（出得多）、瘀血、沫（出的少），排出体外，用消毒后的棉花盖在出水泡处，再在棉花盖上一层纱布，用胶布固定上，第一次治疗完成。这种对出水泡处的处理，是防止衣裤摩擦出水泡处，增加病人的疼痛。如天气不冷时治疗，出水泡处可以不做任何处理，就用棉花经常擦出水泡处流出的水湿、痰饮、瘀血、沫，第一次治疗完成。第二次用同样的方法治疗。病重选1日2次治疗，10次为1个疗程。病轻可选1日1次治疗，10天为1个疗程。以水湿、痰饮、瘀血、沫，出尽为痊愈标准。

鼻 窦 炎

本病是指鼻窦部发生的化脓性炎症，分急慢性两类。属中医学"鼻渊"的范畴。

一、诊 断 要 点

（一）急性鼻窦炎

多继发于急性鼻炎、上呼吸道感染、变态反应等，见持续性鼻塞，流大量黏脓性鼻涕，伴头痛及局部疼痛，可有发热恶寒，困倦等。鼻腔检查：鼻黏膜充血，肿胀，鼻腔内分泌物多，局部皮肤红肿及压痛。

（二）慢性鼻窦炎

多由急性鼻窦炎未彻底治愈或反复发作而形成；变态反应、外伤等变可引起；一般无全身急性炎症表现，多脓涕自前鼻孔流出或向后流入鼻咽部，鼻塞轻重不一，嗅觉障碍，头闷痛不舒，可伴有头昏、易倦、记忆力减退、注意力不集中等。鼻腔检查：鼻黏膜暗红色，肿胀或肥厚，中鼻甲肥大或息肉样变，中鼻道或鼻裂有脓。

（三）X线检查

透照法，上颌窦穿刺冲洗均有助于诊断。

二、中医分型

（一）实证

1. **外感风热**　涕黄、量多、自鼻道上方流下，鼻塞，嗅觉减退，鼻内红肿，伴发热恶寒，头痛胸闷、舌红苔黄，脉浮数。

2. **少阳郁热**　涕黄浊黏稠，从鼻腔后上流下，味臭，不辨香嗅，鼻内肿胀，头痛及患部疼痛剧烈，伴发热，口苦咽干，目眩耳鸣，烦躁，舌红苔黄，脉弦数。

3. **脾经湿热**　涕黄浊量多，鼻塞重而持久，嗅常丧失，鼻内肿胀，伴头痛头晕，脘胁胀满，食少纳呆，舌红苔黄腻，脉濡。

（二）虚证

1. **肺气不足**　涕白黏，鼻塞，嗅觉减退，鼻内淡红肿胀，头晕头胀，形寒肢冷，气短乏力，舌淡苔白，脉缓。

2. **脾气虚弱**　涕白黏或黄稠，量多，鼻塞。鼻内淡红肿胀，嗅觉不佳，肢体困倦，食少便溏，面白，舌淡苔白，脉缓弱。

三、治疗方法

毫针针刺拔罐发泡疗法。

主穴：印堂、迎香、列缺、合谷、内关、足三里、风池、上脘、中脘、下脘、外关、脾俞。配穴：额窦炎加上星、攒竹；上颌窦炎加巨髎；筛窦炎加颧髎；外感风热加大椎；少阳郁热加阳陵泉；脾经湿热加曲池；脾气虚弱加气海。

毫针刺入主穴（全取）、配穴（根据不同病人的临床症状辨证取穴），得气后，外感风热和少阳郁热、脾经湿热三者选用泻法进行调针；脾气虚弱者选用平补平泻法进行调针，然后将风池、中脘、大椎、阳陵泉、曲池、气海、穴位上的针拔入罐内，病重留针留罐 1.5 小时，病轻留针留罐 1 小时，达到出水泡为止，取下罐和针，用针不刺破水泡，让水湿、痰饮（出得多）瘀血、沫（出的少），排出体外，用消毒后的棉花盖在出水泡处，再在棉花盖上一层纱布，用胶布固定上，第一次治疗完成。这种对出水泡处的处理，是防止衣裤摩擦出水泡处，增加病人的疼痛。如天气不冷时治疗，出水泡处可以不做任何处理，就用棉花经常擦出水泡处流出的水湿、痰饮、瘀血、沫，第一次治疗完成。第二次用同样的方法治疗。病重选 1 日 2 次治疗，10 次为 1 个疗程。病轻可选 1 日 1 次治疗，10 天为 1 个疗程。以水湿、痰饮、瘀血、沫，出尽为痊愈标准。

过敏性鼻炎

本病是多种特异性致敏原引起的变态反应性鼻炎。属中医学"鼻鼽"范畴。

一、诊断要点

本病是由多种特异性过敏原引起的，以吸入物或食物为主，常见于青少年；发病快，症状消失亦快，见阵发性鼻痒、喷嚏，伴流泪，眼部发痒，鼻塞流清涕，嗅觉减退。一般无全身症状。鼻腔检查：鼻黏膜苍白水肿，以下鼻甲为重；鼻涕涂片可见杯状细胞及嗜酸性粒细胞。过敏原确定有特殊意义；血清 IgE 抗体测定有意义。

二、中医分型

(一) 肺虚伤风

鼻腔痒闷，喷嚏，大量清涕，鼻内膜色淡水肿，倦怠气短，自汗面白，舌淡苔白，脉弱。

(二) 脾肾亏损

鼻痒发闷，喷嚏频作，鼻塞清涕量多，纳呆肢困，形寒肢冷，舌淡苔白，脉沉细弱。

三、治疗方法

毫针针刺拔罐发泡疗法。

主穴：内关、肾俞、中脘、足三里、印堂、合谷、迎香、鼻通、大椎、肺俞、身柱。配穴：肺虚伤风加脾俞、风池、脾肾亏损加太溪。

毫针刺入主穴（全取）、配穴（根据不同病人的临床症状辨证取穴）得气后，肺虚伤风选用平补平泻法进行调针；脾肾亏损选用补法进行调针。然后将肾俞、中脘、足三里、大椎、肺俞、身柱、脾俞、风池穴位上的针拔入罐内，病重留针留罐1.5 小时，病轻留针留罐 1 小时，达到出水泡为止，取下罐和针，用针刺破水泡，让水湿、痰饮（出得多）、瘀血、沫（出得少），排出体外，用消毒后的棉花盖在出水泡处，再在棉花盖上一层纱布，用胶布固定上，第一次治疗完成。这种对出水泡处的处理，是防止衣裤摩擦出水泡处，增加病人的疼痛。如天气不冷时治疗，出水泡处可以不做任何处理，就用棉花经常擦出水泡处流出的水湿、痰饮、瘀血、沫，第一次治疗完成。第二次用同样的方法治疗。病重选 1 日 2 次治疗，10 次为 1 个疗程。病轻可选 1 日 1 次治疗，10 天为 1 个疗程。以水湿、痰饮、瘀血、沫，出尽为痊愈标准。

慢 性 咽 炎

本病是咽部黏膜、黏膜下及淋巴组织上弥漫性炎症；属中医学中"喉痹"、"喉风"范畴。

一、诊断要点

（一）临床症状

常有急性咽炎或扁桃腺炎反复发作史，或因鼻腔感染等周围病灶影响，或有烟酒刺激，粉尘刺激史等。见咽部不适、干痒、灼热痛，有异物感和刺激性咳嗽，咽反射敏感，易作呕。

（二）分类

1. 慢性单纯性咽炎　咽部发憋发胀，微痛干燥。咽后壁黏膜充血呈暗红色，小血管扩张，可见散在增生的淋巴滤泡颗粒，附有少量黏液；

2. 慢性肥厚性咽炎　咽部分泌物较多，咽部黏膜增厚，呈暗红色，表面小血管扩张，前后腭弓及软腭边缘黏膜肥厚，悬雍垂肥厚增长，咽后壁淋巴滤泡增生；

3. 萎缩性咽炎　咽部干燥、疼痛，欲多饮水，咽后壁黏膜干燥，色淡红，较重者黏膜表面发亮如羊皮，有黏膜分泌物和痂皮附着。

二、中医分型

（一）肺阴不足

口咽干痒，微痛，音哑，午后及夜晚加重，舌红苔白脉细数。

（二）肾虚火旺

咽燥灼痛，思饮，咽痒引咳，痰少黏稠，急躁易怒，腰膝酸软。

（三）脾虚湿重

咽部水肿，阻闷感，无咽干疼痛，便溏肢重，舌胖齿痕，苔白，脉弱无力。

三、治疗方法

三棱针、毫针针刺拔罐发泡疗法。

主穴：十宣、上脘、中脘、少商、合谷、廉泉、人迎、天突、大椎、肺俞、丰隆、内关、利咽（耳垂与下鬓角的中点凹陷处）、肾俞。配穴：肺阴不足加太渊、鱼际；肾虚火旺加太溪、阴谷、照海；脾虚湿重加脾俞、身柱。

用三棱针刺少商穴、十宣穴，用力挤压出血，3次，每日1次；毫针刺入上脘、中脘、合谷、大椎、肺俞、丰隆、内关、肾俞；配穴：根据不同病人的临床症状辨证取穴，得气后，肺阴不足选用补法进行调针；肾虚火旺选用平补平泻法进行调针；脾虚湿重选用泻法进行调针，然后将上脘、中脘、大椎、肺俞、丰隆、肾俞穴位上的针拔入罐内，咽喉局部廉泉、人迎、天突、利咽穴，只拔罐不针刺。病重者留针留罐1.5小时，急性咽炎留针留罐1小时，达到出水泡为止，取下罐和针，用针刺破水泡，让水湿、痰饮（出得多）、瘀血、沫（出的少），排出体外，用消毒后的棉花盖在出水泡处，再在棉花盖上一层纱布，用胶布固定上，第一次治疗完成。这种对出水泡处的处理，是防止衣裤摩擦出水泡处，增加病人的疼痛。如天气不冷时治疗，出水泡处可以不做任何处理，就用棉花经常擦出水泡处流出的水湿、痰饮、瘀血、沫，第一次治疗完成。第二次用同样的方法治疗。病重选1日2次治疗，10次为1个疗程。病轻可选1日1次治疗，10天为1个疗程。以水湿、痰饮、瘀血、沫，出尽为痊愈标准。

急性扁桃体炎

本病为腭扁桃体的急性非特异性炎症，主要致病菌为乙型溶血性链球菌，其次为葡萄球菌、绿色链球菌等。属中医学"乳蛾"的范畴。

一、诊断要点

（一）临床症状

发病急骤，全身不适，寒战，高热，体温可达40℃，头痛，颈背酸痛，食欲不振，咽部疼痛，吞咽时加重。颌下淋巴结肿大有压痛。

（二）分类

急性卡他性扁桃体炎：咽部弥漫性充血，扁桃体及腭弓更明显，扁桃体实质无显著增大，表面上无渗出。

急性化脓性扁桃体炎：扁桃体肿大、隐窝开口处有黄白色分泌物，有时可连成片状假膜，但不超出扁桃体范围，易拭去，拭后不出血。

（三）化验检查

末梢血象白细胞（10～15）×10⁹/L，以中性粒细胞为主。

二、中医分型

（一）内热外袭

咽部疼痛，逐渐加重，干燥灼热，喉核红肿、发热恶寒，头痛鼻塞，咳嗽少痰，舌红苔白，脉浮数。

（二）肺胃热盛

咽痛剧烈、牵及颌下、耳根、吞咽困难，喉核红肿，表面脓点，甚成伪膜，高热口渴，烦躁，咳痰黄稠，舌红苔黄，脉数滑。

（三）余热伤阴

咽痛及喉核红肿减轻，低热，口干渴，舌红少苔、脉细数。

三、治疗方法

三棱针、毫针针刺拔罐发泡疗法。

主穴：廉泉、人迎、天突、中脘、肾俞、合谷、内关、足三里、十宣、曲池、少商、肺俞、耳轮3穴（上穴：耳轮沟与屏的水平处；中穴：上穴与下穴之间的耳轮沟处；下穴：耳垂前面的正中）。配穴：风热外袭加风池；肺胃热盛加丰隆，余热伤阴加照海。

用三棱针刺少商穴、十宣穴，用力挤压出血，3次，每日1次；用毫针刺入中脘、肾俞、合谷、内关、足三里、曲池、肺俞、耳轮3穴、风池、丰隆、照海；配穴：根据不同病人的临床症状辨证取穴，得气后，风热外袭选用泻法进行调针；肺胃热盛选用泻法进行调针；余热伤阴选用平补平泻法进行调针，然后将中脘、肾俞、足三里、十宣、曲池、肺俞、风池、丰隆、照海穴位上的针拔入罐内；廉泉、人迎、天突颈咽喉部只拔罐不针刺。病重留针留罐1.5小时，病轻留针留罐1小时，达到出水泡为止，取下罐和针，用针刺破水泡，让水湿、痰饮（出得多）、瘀血、沫（出得少），排出体外，用消毒后的棉花盖在出水泡处，再在棉花盖上一层纱布，用胶布固定上，第一次治疗完成。这种对出水泡处的处理，是防止衣裤摩擦出水泡处，增加病人的疼痛。如天气不冷时治疗，出水泡处可以不做任何处理，就用棉花经常擦出水泡处流出的水湿、痰饮、瘀血、沫，第一次治疗完成。第二次用同样的方法治疗。病重选1日2次治疗，10次为1个疗程。病轻可选1日1次治疗，10天为1个疗程。以水湿、痰饮、瘀血、沫，出尽为痊愈标准。

颞下颌关节功能紊乱综合证

本病是由于颞下颌关节功能失调引起的关节疼痛，运动障碍，关节区弹响等综合症候群。

一、诊断要点

（一）临床症状

关节区疼痛与下颌运动，如咀嚼、讲话有关。咀嚼肌局部有压痛点。下颌运动有不同程度的障碍，常可伴有轻重不等的弹响。

（二）X线摄片检查

常示髁状突位置不正常及运动受限。

二、治疗方法

毫针针刺拔罐发泡疗法。

主穴：中脘、下关、嚼中（位于下关与颊车穴连线中点）、合谷、内关、足三里、颊车（均系患侧阿是穴），大椎、风池、身柱。

毫针刺入下关、嚼中、合谷、内关、足三里、颊车（均系患侧阿是穴），大椎、风池、身柱，诸穴得气后，选用平补平泻法进行调针，然后将颊车、足三里、大椎、风池、身柱、中脘穴位上的针拔入罐内，经常复发严重疼痛留针留罐 1.5 小时，病轻留针留罐 1 小时，达到出水泡为止，取下罐和针，用针刺破水泡，让水湿、痰饮、瘀血（出得多）、沫（出的少），排出体外，用消毒后的棉花盖在出水泡处，再在棉花盖上一层纱布，用胶布固定上，第一次治疗完成。这种对出水泡处的处理，是防止衣裤摩擦出水泡处，增加病人的疼痛。如天气不冷时治疗，出水泡处可以不做任何处理，就用棉花经常擦出水泡处流出的水湿、痰饮、瘀血、沫，第一次治疗完成。第二次用同样的方法治疗。病重选 1 日 2 次治疗，10 次为 1 个疗程。病轻可选 1 日 1 次治疗，10 天为 1 个疗程。以水湿、痰饮、瘀血、沫，出尽为痊愈标准。

牙 龈 炎

本病是指发生于牙龈缘和龈乳头的慢性炎症性疾病，属中医学"牙宣"的范畴。

一、诊断要点

（一）临床症状

牙龈颜色呈红色或暗红色，充血，水肿，光亮，龈沟有炎性渗出液。炎症局限于牙龈或牙龈乳头；一般无自觉症状，部分病人刷牙时可出血或有口臭。

（二）检查

X 线摄片及血常规、出凝血时间测定等可做鉴别诊断。

二、中医分型

（一）胃火上炎

牙龈红肿灼痛，或有脓血物，口臭，烦渴喜冷饮，便秘，舌红，苔黄。

（二）肾阴亏损

牙齿松动，牙龈溃烂萎缩，边缘红肿或有头晕、耳鸣、手足心热、腰酸膝软、舌红少苔，脉细数。

（三）气血不足

牙龈萎缩，颜色淡白，易出血，牙齿松动，咀嚼无力，面色㿠白，畏寒，倦怠，头昏眼花，失眠多梦，舌淡，苔薄白，脉沉细。

三、治疗方法

三棱针、毫针针刺拔罐发泡疗法。

主穴：合谷、内关、十宣、颊车、下关、肾俞、足三里、上脘、中脘、下脘、肾俞。配穴：因胃火引起之实痛加内庭；因肾虚引起之虚痛加太溪；气血不足加气海、血海。

用三棱针刺十宣穴，用力挤压出血 3 次，每日 1 次。毫针刺入主穴（合谷、内关、颊车、下关、肾俞、足三里）、配穴（根据临床辨证取穴）得气后，因胃火引起的之实痛选泻法进行调针；因肾虚引起的之虚痛选用平补平泻法进行调针；气血不足选用补法进行调针，然后将肾俞、足三里、太溪、气海、血海穴位上的针拔入罐内，病重留针留罐 1.5 小时，病轻留针留罐 1 小时，达到出水泡为止，取下罐和取针，用针刺破水泡，让水湿、痰饮、瘀血（出得多）、沫（出得少），排出体外，用消毒后的棉花盖在出水泡处，再在棉花盖上一层纱布，用胶布固定上，第一次治疗完成。这种对出水泡处的处理，是防止衣裤摩擦出水泡处，增加病人的疼痛。如天气不冷时治疗，出水泡处可以不做任何处理，就用棉花经常擦出水泡处流出的水湿、痰饮、瘀血、沫，第一次治疗完成。第二次用同样的方法治疗。病重选 1 日 2 次治疗，10 次为 1 个疗程。病轻可选 1 日 1 次治疗，10 天为 1 个疗程。以水湿、痰饮、瘀血、沫，出尽为痊愈标准。

声带瘫痪

本病是指喉肌运动神经功能紊乱所引起的声带运动障碍，主要表现为语声嘶哑，甚则不能发声。中医称为"瘖"、"失音"。

一、诊断要点

轻则发声力弱，音调低沉容易疲乏，重则声嘶，发音困难。严重者可出现呼吸困难，窒息，吞咽困难，喉内感觉丧失等；应除外中风失语及功能性声带瘫痪。

二、中医分型

（一）风寒闭肺

声音嘶哑，伴有形寒、发热、头痛、鼻塞流涕，或咳嗽咯痰稀白。苔白，脉浮。

（二）风热闭肺

声音嘶哑，伴发热、头昏、咽喉肿痛，或喉痒咳嗽，咯痰黄稠，口干作渴。舌红苔黄，脉浮数。

（三）痰阻气道

因情志抑郁愤怒遂致声哑不出，伴胸闷叹息，气逆上冲，夜寐不宁，或咽部似有物梗阻。苔薄白，脉细弱。

（四）肺肾两虚

声音嘶哑，或语音低沉，并伴有气短久咳，潮热盗汗，形体消瘦，口舌干燥，舌红少苔，脉细数。

（五）络脉损伤

多因颈部手术时损伤声道络脉所致、术后声音嘶哑或音声不出，严重者伴见吞咽困难、咽喉感觉迟钝。

三、治疗方法

毫针针刺拔罐发泡疗法。

主穴：上脘、下脘、人迎、天突、廉泉、膻中、大椎、中脘、丰隆、三溪、合谷、内关、丰隆。配穴：风寒闭肺加间使，痰阻气道加二间、颊车；肺肾两虚加太溪、照海、三阴交。

　　毫针刺入主穴（上脘、下脘、大椎、中脘、太溪、合谷、内关、丰隆、间使，二间、颊车、太溪、照海、三阴交、肾俞）和配穴（根据临床辨证取穴），得气后，风寒闭肺和痰道气阻，选用泻法进行调针；肺肾两虚选用补法进行调针，然后将上脘、下脘、大椎、中脘、丰隆、颊车、太溪、照海、三阴交、肾俞穴位上的针拔入罐内；人迎、天突、廉泉、膻中穴只拔罐不针刺，其他穴位只针刺不拔罐。病程时间长，病重留针留罐1.5小时，病程时间短，病不算很重，留针留罐1小时，达到出水泡为止，取下罐和针，用针刺破水泡，让水湿、痰饮、瘀血（出得多）、沫（出得少），排出体外，用消毒后的棉花盖在出水泡处，再在棉花盖上一层纱布，用胶布固定上，第一次治疗完成。这种对出水泡处的处理，是防止衣裤摩擦出水泡处，增加病人的疼痛。如天气不冷时治疗，出水泡处可以不做任何处理，就用棉花经常擦出水泡处流出的水湿、痰饮、瘀血、沫，第一次治疗完成。第二次用同样的方法治疗。病重选1日2次治疗，10次为1个疗程。病轻可选1日1次治疗，10天为1个疗程。以水湿、痰饮、瘀血、沫，出尽为痊愈标准。

第八章 治疗皮肤科疾病

带状疱疹

本病是由水痘带状疱疹病毒感染而引起的一种炎症性皮肤病。属中医学"缠腰火丹"、"蛇窜疮"等范畴。

一、诊断要点

发病前常有微热，疲倦乏力，食欲不振；患部皮肤异常过敏，伴有疼痛，灼热及瘙痒感。继而局部出现不规则红斑，随之在红斑上生多数粟粒到绿豆大成群皮疹，迅即变为水泡，澄清透明，周围有炎性白晕，附近淋巴结肿大；好发于胸背、面、颈、腰腹部等，单侧发疹，沿皮肤神经分布，排列成带状，疱群间皮肤正常。皮疹消退后可留色素沉着；多春秋季节发病。愈后一般不复发，但老年病人局部可遗留长时间的神经痛。

二、中医分型

(一) 热盛
局部皮损鲜红，疱壁紧张，灼热刺痛不可及，口苦咽干，烦躁易怒，脘闷纳差，便干溲赤。苔薄黄或黄厚，脉弦滑微数。

(二) 湿热

皮损色较淡，迅即出现水泡或大疱，疱壁松弛，易破溃，滋水渗出，或见糜烂、脓疱，疼痛略轻，口不渴或渴不欲饮，纳呆，食后腹胀，便溏，女性可见白带增多。舌淡胖，苔白腻，脉沉缓或滑。

（三）气滞血瘀

皮疹暗红，疱疹簇集，见血疱、血痂或坏疽，或疹退后皮色暗褐，局部刺痛不可触及，烦躁胁痛，便干。舌暗有瘀斑，苔薄白，脉弦细。

三、治疗方法

（一）第一种方法

皮肤针、三棱针、毫针针刺拔罐发泡疗法。

取穴：发病局部（阿是穴）、十宣、合谷、内关、曲池、足三里、血海、三阴交、行间、中脘、肾俞。

用皮肤针针刺发病局部后，拔入罐内，留罐 1.5 小时。用三棱针刺十宣穴，挤压出血，连刺十宣穴 3 次，1 日 1 次。毫针刺入合谷、内关、曲池、足三里、血海、三阴交、行间、中脘、肾俞得气后，用泻法进行调针。然后把曲池、足三里、血海、三阴交、中脘、肾俞穴位上的针拔入罐内，留针留罐 1.5 小时，达到出水泡，取下罐子和针，用针刺破水泡，让水湿、痰饮、瘀血（出得多）、沫（出得少），排出体外，用消毒后的棉花盖在出水泡处，再在棉花上盖一层纱布，用胶布固定上，第一次治疗完成。这种对出水泡处的处理，是防止衣裤摩擦出水泡处，增加病人的疼痛。如天气不冷时治疗，出水泡处可以不做任何处理，就用棉花经常擦出水泡处流出的水湿、痰饮、瘀血、沫，第一次治疗完成。第二次用同样的方法治疗。病重选 1 日 2 次治疗，10 次为 1 个疗程。病轻可选 1 日 1 次治疗，10 天为 1 个疗程。以水湿、痰饮、瘀血、沫，出尽为痊愈标准。不用服任何药物，一般 6 次痊愈。痊愈后不易复发。

（二）第二种方法

皮肤针、三棱针、毫针针刺拔罐发泡疗法。

取穴：发病局部（阿是穴）、十宣、合谷、内关、曲池、足三里、血海、三阴交、行间、中脘、肾俞。

在发病局部无法实施拔罐治疗时，就用皮肤针重扣发病局部（阿是穴），1 日 1 次，病重 1 日 2 次，放出发病局部的病毒（体内垃圾）——水湿、痰饮、瘀血、沫。用消毒棉花擦掉皮肤针重扣患病局部流出的水湿、痰饮、瘀血、沫。用三棱针刺十宣穴，挤压出血，连续刺十宣穴 3 次，1 日 1 次。毫针刺入合谷、内关、曲池、足三里、血海、三阴交、行间、中脘、肾俞得气后，用泻法进行调针。然后把曲池、足三里、血海、三阴交、中脘、肾俞穴位上的针拔入罐内，留针留罐 1.5 小时，达到出水泡，取下罐子和针，用针刺破水泡，让水湿、痰饮、瘀血（出得多）、沫（出得少），排出体外，用消毒后的棉花盖在出水泡处，再在棉花上盖一层纱布，用胶布固定上，第一次治疗完成。这种对出水泡处的处理，是防止衣裤摩擦出水泡处，增加病人的疼痛。如天气不冷时治疗，出水泡处可以不做任何处理，就用棉花经常擦出水泡处流出的水湿、痰饮、瘀血、沫，第一次治疗完成。第二次用同样的方法治疗。病重选 1 日 2 次治疗，10 次为 1 个疗程。病轻可选 1 日 1 次治疗，10 天为 1 个疗程。以水湿、痰饮、瘀血、沫，出尽为痊愈标准。

（三）第三种方法

三棱针、毫针针刺拔罐发泡疗法。

取穴：发病局部（阿是穴）、十宣、合谷、内关、曲池、足三里、血海、三阴交、行间、中脘、肾俞。

发病局部（阿是穴），外用药雄黄泡 75％酒精涂抹。雄黄泡 75％酒精要泡一周后用，效果才更佳。1 日不分次数涂抹。用三棱针刺十宣穴，挤压出血，连续刺十宣穴 3 次，1 日 1 次。毫针刺入合谷、内关、曲池、足三里、血海、三阴交、行间、中脘、肾俞得气后，用泻法进行调针。然后把曲池、足三里、血海、三阴交、中脘、肾俞穴位上的针拔入罐内，留针留罐 1.5 小时，达到出水泡，取下罐子和针，用针刺破水泡，让水湿、痰饮、瘀血（出得多）、沫（出得少），排出体外，用消毒后的棉花盖在出水泡处，再在棉花上盖一层纱布，用胶布固定上，第一次治疗完成。这种对出水泡处的处理，是防止衣裤摩擦出水泡处，增加病人的疼痛。如天气不冷时治疗，出水泡处可以不做任何处理，就用棉花经常擦出水泡处流出的水湿、痰饮、瘀血、沫，第一次治疗完成。第二次用同样的方法治疗。病重选 1 日 2 次治疗，10 次为 1 个疗程。病轻可选 1 日 1 次治疗，10 天为 1 个疗程。以水湿、痰饮、瘀血、沫，出尽为痊愈标准。

第三种治疗法适用于担心刺破患病局部疱疹的患者。因为古老的中医治疗法和现代医学治疗法，是要让患病局部的疱疹自行消失——疱疹里面的水湿，回到体内。所以患者特别担心疱疹破裂。说法是：疱疹破裂后，水流到哪里，疱疹病毒就要流到哪里，哪里就要发病。遇到这样的患者，可用外用药涂抹疱疹发病局部。外用药——雄黄泡 75％酒精涂抹，雄黄泡 75％酒精要泡一周后用，效果才更佳。1 日不分次数涂抹。痊愈后还容易复发。

后面两种治疗法，效果不如第一种显著。

神经性皮炎

本病是以局部瘙痒，皮肤增厚，皮沟加深和多角形丘疹为特征的皮肤神经官能症。属中医学"牛皮癣"、"摄领疮"的范畴。

一、诊断要点

病程缓慢，常数年不愈，时有减轻，但易复发；阵发性瘙痒，夜间加重，常导致失眠和情绪烦躁；皮肤表面出现圆形或多角形扁平丘疹，如米粒大，质坚硬，密集成群，正常皮色或黄褐色，表面光滑有糠皮样鳞屑。日久皮疹融合，干燥，肥厚，皮纹加深，形成苔藓样损害。

二、中医分型

(一) 肝郁化火

皮损色红作痒，精神抑郁或激动时痒甚，烦急，失眠多梦，眩晕，口苦咽干，舌边尖红，苔薄白，脉弦滑。

(二) 风湿蕴阻

皮损成片，疹色淡褐，粗糙肥厚，阵发剧痒，夜间尤甚，苔白腻，脉滑。

(三) 血虚风燥

皮损色淡或灰白，粗糙，干燥肥厚，伴心悸怔忡，或月经不调，舌质淡，脉沉细。

三、治疗方法

(一) 第一种方法

雄黄和麻绳浸泡在 75% 酒精泡一个月后，麻绳晒干，用火点着往有病处刺烧一下。刺烧一下，火点着一次，一天治疗一个局部。

(二) 第二种方法

皮肤针、毫针针刺拔罐发泡疗法

主穴：发病局部（阿是穴）、风池、曲池、血海、风市、中脘、下脘、双侧日月、足三里、三阴交、肾俞；配穴：风湿蕴阻，局部糜烂湿润，加阴陵泉；血虚风燥，瘙痒脱屑加膈俞、脾俞；肝郁化火加太冲、支沟。

皮针刺发病局部（阿是穴）后加上拔罐发泡，局部留罐 1.5 小时，病程时间长局部留罐 2 小时。用毫针刺入风池、曲池、血海、风市、中脘、下脘、双侧日月、足三里、三阴交、肾俞、阴陵泉、膈俞、脾俞、太冲、支沟得气后，用泻法进行调针，主穴全取，配穴随证加减，然后将风池、曲池、血海、风市、中脘、下脘、双侧日月、足三里、三阴交、肾俞、阴陵泉、膈俞、脾俞穴位上的针拔入罐内，留针留罐1.5小时，达到出水泡为止，取下罐和针，用针刺破水泡，让水湿、痰饮、瘀血、沫（都出得多），排出体外，用消毒后的棉花盖在出水泡处，再在棉花盖上一层纱布，用胶布固定上，第一次治疗完成。这种对出水泡处的处理，是防止衣裤摩擦出水泡处，增加病人的疼痛。如天气不冷时治疗，出水泡处可以不做任何处理，就用棉花经常擦出水泡处流出的水湿、痰饮、瘀血、沫，第一次治疗完成。第二次用同样的方法治疗。病重选1日2次治疗，10次为1个疗程。病轻可选1日1次治疗，10天为1个疗程。以水湿、痰饮、瘀血、沫，出尽为痊愈标准。

丹　　毒

本病系由链球菌感染所引起的急性皮肤和皮下组织感染。属中医学"丹毒"的范畴。

一、诊断要点

（一）临床症状

发病急骤，潜伏期约数日到1周，发病先有全身不适，寒战，发热，恶心，呕吐等前驱症状。继而出现大片红肿，症状轻重不一。轻者局部暂时性充血红斑，继而发生轻度鳞屑而愈；重者红斑迅速蔓延，皮损发热鲜红，边界清晰，表面紧张，灼热，触痛，可发生水泡或大疱。严重者可发生坏疽性丹毒；本病可发生于任何部位，但多见于颜面、小腿、前臂等处。一些患者常在原部位反复发作，称之为慢性复发性丹毒。

（二）化验检查

血白细胞计数升高，可达 $20 \times 10^9/L$ 以上。

二、中医分型

急性期

1. 风热上攻　发病突然，恶寒发热，头痛烦躁，咽喉肿痛，头面肿胀，红斑边缘凸起，边界清晰，触痛明显，舌红苔薄黄，脉浮数。

2. 肝胆湿热　疹发胸胁或腰髋，色鲜红，边界清晰，肿胀疼痛明显，甚发水泡，迅速蔓延，舌红苔黄腻，脉弦滑数。

3. 湿热下注　疹发下肢，先肿于小腿，可延及大腿，皮损红赤，触痛明显，或见血疱、水泡，甚则坏死，舌红苔黄腻，脉滑数。慢性期：湿毒未尽，经络阻滞，下肢皮损反复发作，局部皮肤色暗粗糙，日久则肿硬，舌暗苔白，脉弦细。

三、治疗方法

三棱针、皮肤针、毫针针刺拔罐发泡疗法。

取穴：皮损红赤处（阿是穴）脾俞、胃俞、肾俞、肝俞、上脘、中脘、下脘、大椎、曲池、陷谷、委中、合谷、内关、足三里、血海、十宣。

用三棱针刺十宣穴，挤压出血，1 日 1 次，只用 3 次；每次治疗都用皮肤针重扣皮损红赤处（阿是穴），然后再拔上罐，留罐 2 小时（最好每次治疗皮损红赤处，都能达到留罐 2 小时）；毫针刺入脾俞、胃俞、肾俞、肝俞、大椎、曲池、陷谷、委中、合谷、内关、足三里、血海得气后，选用泻法进行调针。上脘、中脘、下脘只拔罐，不针刺；将脾俞、胃俞、肾俞、肝俞、大椎、曲池、委中、足三里、血海穴位上的针拔入罐内，病重留针留罐 1.5 小时，病轻留针留罐 1 小时，达到出水泡为止，取下罐和针，用针刺破水泡，让水湿、痰饮、瘀血、沫（都出得多），排出体外，用消毒后的棉花盖在出水泡处，再在棉花盖上一层纱布，用胶布固定上，第一次治疗完成。这种对出水泡处的处理，是防止衣裤摩擦出水泡处，增加病人的疼痛。如天气不冷时治疗，出水泡处可以不做任何处理，就用棉花经常擦出水泡处流出的水湿、痰饮、瘀血、沫，第一次治疗完成。第二次用同样的方法治疗。病重选1日2次治疗，10次为1个疗程。病轻可选1日1次治疗，10天为1个疗程。以水湿、痰饮、瘀血、沫，出尽为痊愈标准。

痤　疮

本病系毛囊及皮脂腺的慢性炎症，属中医学"肺风"、"粉刺"的范畴。

一、诊断要点

多侵害青春期男女，青春期过后大都自然痊愈；好发于颜面、胸、背等处，形成粉刺、丘疹、脓疱结节或囊肿。常伴有皮脂溢出，分布一般对称。初起为毛囊口一黑色圆锥形丘疹，挤压可见黄白色半透明性蠕虫样脂栓排出。周围可形成炎症性丘疹，其顶端可出现小脓疱，吸收后遗留暂时性色素沉着或小凹坑瘢痕，较重者可形成结节囊肿，消退后遗留瘢痕或瘢痕疙瘩。

二、中医分型

（一）肺经风热

面、前胸、后背可见多形性皮损，伴潮红、瘙痒、大便黏滞、苔白腻、脉弦滑等。

（二）脾胃积热，湿热内蕴

皮损色红，只有脓疱或形成结节，瘙痒或伴疼痛，口渴思冷，多食口臭，便干，苔黄腻，脉弦滑略数。

三、治 疗 方 法

三棱针、皮肤针、毫针针刺拔罐发泡疗法。

主穴：十宣、合谷、内关、曲池、三焦俞、血海、中脘、下脘、上脘、足三里、三阴交、肾俞。配穴：肺经风热配大椎、肺俞；脾胃积热加脾俞、大肠俞。

用三棱针刺十宣穴，挤压出血，1日1次，只用3次；皮针刺血海、大椎、肺俞、脾俞、三焦俞、大肠俞，再用毫针刺入皮针刺过的穴位血海、大椎、肺俞、脾俞、三焦俞、大肠俞、合谷、内关、曲池、足三里、三阴交、肾俞穴位，得气后，选用泻法进行调针；中脘、下脘、上脘穴位只拔罐，不针刺，病重留针留罐1.5小时，达到出水泡为止，取下罐和针，用针刺破水泡，让水湿、痰饮、瘀血、沫（都出得多），排出体外，用消毒后的棉花盖在出水泡处，再在棉花盖上一层纱布，用胶布固定上，第一次治疗完成。这种对出水泡处的处理，是防止衣裤摩擦出水泡处，增加病人的疼痛。如天气不冷时治疗，出水泡处可以不做任何处理，就用棉花经常擦出水泡处流出的水湿、痰饮、瘀血、沫，第一次治疗完成。第二次用同样的方法治疗。病重选1日2次治疗，10次为1个疗程。病轻可选1日1次治疗，10天为1个疗程。以水湿、痰饮、瘀血、沫，出尽为痊愈标准。

冻　　疮

本病是由于寒冷而引起的皮肤炎性反应，可出现红斑、水泡，重者可引起溃疡，属中医学"冻疮"的范畴。

一、诊 断 要 点

多见于儿童、妇女及肢端血液循环不良、手足多汗和慢性营养不良患者。好发于身体末梢部位，受冻部位触之有凉冷感，瘙痒及刺痛；皮损部位开始颜色苍白，继而局部瘀血，渗出及浮肿，色紫红或青紫，此时遇暖则色变；有环状或虹彩状红斑，严重者可形成水泡或大疱，破后形成溃疡，愈后留有色素沉着或萎缩性瘢痕；程度：Ⅰ°冻伤，初起有红斑；Ⅱ°冻伤，红斑；Ⅲ°冻伤，红斑基础上发生水泡或大疱；Ⅴ°冻伤，在大疱基础上形成溃疡。

二、中医分型

（一）阳气不足

见于老年体弱之人，受冻部位皮色苍白或紫暗，继而肿胀，得暖后灼热瘙痒，舌淡，脉沉细。

（二）寒侵经脉，气血凝滞

受冻部位紫暗、肿胀，或起水泡破溃，局部疼痛，伴畏寒，四肢不温，舌质淡，脉细涩或迟。

（三）邪毒内陷

破溃处较大，外周红肿，剧痛，伴恶寒高热，甚则神昏谵语，舌红苔黄，脉滑数。

三、治疗方法

皮肤针，毫针针刺拔罐发泡疗法。

主穴：冻疮局部、脾俞、胃俞、中脘、肾俞、合谷、内关、足三里；配穴：手部冻疮，加后溪、中渚；足部冻疮，加行间，内庭，足临泣、申脉；全身冻疮，加大椎、人中、涌泉；阳虚，加命门、关元；寒侵血滞，加委中。

用皮肤针针刺冻疮局部，患病处能拔罐的，尽量拔上罐，尽量把拔罐时间留长，效果更显著。使冻疮局部的瘀血、水湿、痰饮、沫排出体外，拔3次，如发病多年，久治收效不佳，每年复发者，可拔5次。毫针刺入脾俞、胃俞、中脘、肾俞、合谷、内关、足三里、后溪、中渚、行间、内庭、足临泣、申脉、大椎、人中、涌泉、命门、关元、委中（根据不同病人的临床症状辨证取穴）得气后，选用泻法进行调针，然后将脾俞、胃俞、中脘、肾俞、足三里、命门、关元、委中穴位上的针拔入罐内，留针留罐 1.5 小时，达到出水泡为止，取下罐和针，用针刺破水泡，让水湿、痰饮、瘀血、沫（都出得多），排出体外，用消毒后的棉花盖在出水泡处，再在棉花盖上一层纱布，用胶布固定上，第一次治疗完成。这种对出水泡处的处理，是防止衣裤摩擦出水泡处，增加病人的疼痛。如天气不冷时治疗，出水泡处可以不做任何处理，就用棉花经常擦出水泡处流出的水湿、痰饮、瘀血、沫，第一次治疗完成。第二次用同样的方法治疗。病重选 1 日 2 次治疗，10 次为 1 个疗程。病轻可选 1 日 1 次治疗，10 天为 1 个疗程。以水湿、痰饮、瘀血、沫，出尽为痊愈标准。

湿　疹

本病是一种常见的过敏性炎症性皮肤病，病变主要位于皮肤浅层，皮肤损害呈多形性，有明显渗出倾向，或难忍的瘙痒，易于复发。属中医学"浸淫疮"、"湿疡"范畴。

一、诊断要点

（一）临床症状

瘙痒不舒是其主要症状，一般冬季较重，夏季较轻或自愈；可发生于身体任何部位，但以四肢为主，且多见于屈侧，病变可局限或泛发，多有对称性分布的倾向。

（二）临床分类

1. 急性湿疹　皮损呈多形性红斑、丘疹、水泡、糜烂、渗出、结痂等，病变处轻度肿胀，边界不清，常呈对称分布。

2. 亚急性湿疹　急性湿疹未及时处理，迁延日久，在原发部位再发，皮损多为小丘疹、水泡及糜烂、鳞屑和结痂等。

瘙痒剧烈

3. 慢性湿疹　为急性、亚急性湿疹的延续。皮损局限，肥厚浸润较著，伴色素沉着，界限清楚。常有急性发作，出现急性期症状。

二、中医分型

（一）热重于湿

发病急，病程短，初起局部皮肤潮红灼热略肿，继而粟疹成片或水泡密集，渗液流津，瘙痒不休，伴身热口渴，心烦，便秘溲赤，舌红苔薄白或黄，脉弦滑或弦数。

（二）湿重于热

起病略缓，可见多形性皮疹，皮肤略潮红瘙痒，抓后糜烂渗液较多，伴纳差身倦，便溏不爽，苔白腻，脉弦滑或缓。

（三）脾虚血燥

病程日久，皮肤粗糙肥厚，有搔痕血痂，色暗，瘙痒明显，舌淡胖苔白，脉沉缓。

三、治疗方法

三棱针、毫针针刺拔罐发泡疗法。

主穴：大椎、曲池、三阴交、血海、合谷、内关、足三里、中脘、下脘、肾俞。配穴：痒，加神门；慢性湿疹，加脾俞、三焦俞；湿重者加阴陵泉；血燥放十宣穴的血。

毫针刺入主穴（全选）和配穴（根据不同病的临床症状辨证取穴），得气后，选用泻法进行调针，然后将大椎、曲池、三阴交、血海、足三里、中脘、下脘、肾俞、脾俞、三焦俞、阴陵泉穴位上的针拔入罐内，病重留针留罐1.5小时，病轻留针留罐1小时，达到出水泡为止，取下罐和针，用针刺破水泡，让水湿、痰饮、瘀血、沫（都出得多），排出体外，用消毒后的棉花盖在出水泡处，再在棉花盖上一层纱布，用胶布固定上，第一次治疗完成。这种对出水泡处的处理，是防止衣裤摩擦出水泡处，增加病人的疼痛。如天气不冷时治疗，出水泡处可以不做任何处理，就用棉花经常擦出水泡处流出的水湿、痰饮、瘀血、沫，第一次治疗完成。第二次用同样的方法治疗。病重选1日2次治疗，10次为1个疗程。病轻可选1日1次治疗，10天为1个疗程。以水湿、痰饮、瘀血、沫，出尽为痊愈标准。

用三棱针刺放十宣穴，每日1次，只放3次。

疖　肿

本病是葡萄球菌侵入毛囊周围组织引起的一种皮肤急性化脓性炎症，多数反复发作者，称为"疖病"。属中医学"疖"的范畴。

一、诊断要点

好发于糖尿病、肾炎、营养不良、皮肤瘙痒及长期使用皮质类固醇激素的患者；好发于颜面、颈部及臀部，亦可发生于机体的其他部位。轻者局部疼痛，重者可见全身不适，体温升高；毛囊局限性圆锥状高起，红肿明显，边界不清，顶端化脓，破溃后呈火山口状，中心有脓栓。愈后遗留瘢痕及周围色素沉着。附近淋巴结肿大、压痛。

二、中医分型

（一）热疖

初起皮肤呈圆形结节，红肿触痛，逐渐增大，中央突起，有米粒样脓点，周围红肿而硬，可伴恶寒发热，口干便秘，苔薄白，脉数。

（二）暑疖

多见于小儿，暑天发病，局部红肿灼痛，可伴发热，渴不欲饮，纳减，苔白腻，脉数等。

（三）湿热疖毒

局部红肿灼痛，溃破出脓，或串通皮肤，脓水溢流，表面结脓痂，此愈彼发，缠绵不愈，伴食少纳呆，口干不渴，苔腻，脉弦滑。

三、治疗方法

三棱针、皮肤针、毫针针刺拔罐发泡疗法。

主穴：十宣、大椎、曲池、合谷、外关、心俞、胃俞、脾俞、肺俞、肝俞、上脘、中脘、下脘、足三里。配穴：热疖，加灵台；湿热疖，加风池、委中；暑湿热疖，加曲泽、气海、血海。

用三棱针刺放十宣穴，用力挤压出血，每日1次，只放3次。

用毫针刺入主穴（大椎、曲池、合谷、外关、心俞、胃俞、脾俞、肺俞、肝俞、足三里）和配穴（根据不同病人的临床症状辨证选取配穴灵台、风池、委中、曲泽、气海、血海），得气后，选用泻法进行调针，将大椎、曲池、心俞、胃俞、脾俞、肺俞、肝俞、足三里、外关、风池、委中、曲泽、气海、血海穴位上的针拔入罐内。上脘、中脘、下脘穴位只拔罐不针刺，病重留针留罐1.5小时，病轻留针留罐1小时，达到出水泡为止，取下罐和针，用针刺破水泡，让水湿、痰饮、瘀血、沫（都出得多），排出体外，用消毒后的棉花盖在出水泡处，再在棉花盖上一层纱布，用胶布固定上，第一次治疗完成。这种对出水泡处的处理，是防止衣裤摩擦出水泡处，增加病人的疼痛。如天气不冷时治疗，出水泡处可以不做任何处理，就用棉花经常擦出水泡处流出的水湿、痰饮、瘀血、沫，第一次治疗完成。第二次用同样的方法治疗。病重选1日2次治疗，10次为1个疗程。病轻可选1日1次治疗，10天为1个疗程。以水湿、痰饮、瘀血、沫，出尽为痊愈标准。

第九章 治疗泌尿生殖系统疾病

尿路感染

本病是指各种原因引起的输尿管炎及膀胱炎症，属中医学中"淋证"的范畴。

一、诊断要点

尿痛、尿频、尿急，尿道分泌物较多，可有血尿、脓尿，或伴有发热，甚者疼痛难以忍受；尿常规可见白细胞，中段尿培养可检出致病菌。膀胱炎久治不愈，细菌培养阴性者，应注意尿路结核的可能。

二、治疗方法

皮肤针、毫针针刺拔罐发泡疗法。

主穴：十宣、上脘、中脘、下脘、合谷、内关、肾俞、膀胱俞、中极、足三里、脾俞、秩边、水道、三焦俞。配穴：急性尿道炎，加三阴交、气海；急性膀胱炎，加太溪、血海。

用三棱针刺放十宣穴，用力挤压出血，每日 1 次，只放 3 次。

用毫针刺入主穴（合谷、内关、肾俞、膀胱俞、中极、足三里、脾俞、秩边、水道、三焦俞）和配穴（根据不同病人的临床症状辨证取穴，配穴急性尿道炎加三阴交、气海；急性膀胱炎，加太溪、血海），得气后，选用泻法进行调针，然后将肾俞、膀胱俞、中极、脾俞、秩边、水道、三焦俞、三阴交、气海、血海穴位上的针拔入罐内；上脘、中脘、下脘穴位只拔罐，不针刺。病重留针留罐 1.5 小时，病轻留针留罐 1 小时，达到出水泡为止，取下罐和针，用针刺破水泡，让水湿、痰饮、瘀血、沫（都出得多），排出体外，用消毒后的棉花盖在出水泡处，再在棉花盖上一层纱布，用胶布固定上，第一次治疗完成。这种对出水泡处的处理，是防止衣裤摩擦出水泡处，增加病人的疼痛。如天气不冷时治疗，出水泡处可以不做任何处理，就用棉花经常擦出水泡处流出的水湿、痰饮、瘀血、沫，第一次治疗完成。第二次用同样的方法治疗。病重选 1 日 2 次治疗，10 次为 1 个疗程。病轻可选 1 日 1 次治疗，10 天为 1 个疗程。以水湿、痰饮、瘀血、沫，出尽为痊愈标准。

肾盂肾炎

本病是由细菌性感染而引起的肾盂、肾实质化脓性病变。属中医"淋证"、"腰痛"等范畴。

一、诊断要点

（一）急性肾盂肾炎

起病急骤，有寒战高热，头痛，头晕，恶心，乏力等全身症状及腰痛，尿频，尿急，尿痛，下腹部牵拉痛，肾区叩击痛，肾区、输尿管压痛点及下腹部压痛；白细胞计数和中性粒细胞增多。尿常规镜检大量白细胞，时可见白细胞管型，可兼见轻度蛋白尿。40％患者可见肉眼血尿。清洁中段尿培养，菌落计数＞10 万为阳性，＞1 万为污染。中段尿涂片可找到致病菌。

（二）慢性肾盂肾炎

起病缓慢，病程超过 6 个月。临床表现复杂，可无症状，亦可有低热，乏力，厌食，贫血，腰酸，尿频等，肾区叩击痛。肾脏损害可有多尿，夜尿，甚至尿毒症等；尿检：反复出现白细胞或脓细胞，尿培养阳性。晚期患者可有正常细胞性、正常色素性贫血或低血色素性贫血。

二、中医分型

（一）膀胱湿热

尿频，尿急，尿痛或尿道灼热，腰痛，少腹拘紧胀痛，伴发热恶寒，苔黄腻，脉濡数。

（二）肝胆郁热

少腹胀痛，小便涩滞，淋漓不畅，寒热往来，口苦咽干，苔薄黄，脉弦数。

（三）肝肾阴虚

尿频，尿痛，涩滞不畅，腰背酸痛，手足心热，劳累后加重，口燥咽干，低热盗汗，舌白苔黄腻，脉细数。

（四）脾肾阳虚

尿频，淋漓不已，时作时止，遇劳而发，腰膝酸软，浮肿纳呆，便溏，舌苔白质淡，脉沉细无力。

（五）气阴两虚

尿频滞涩，时作时止，劳后加重，肢体倦怠，腰膝酸楚，舌淡，脉细弦。

三、治疗方法

三棱针、毫针针刺拔罐发泡疗法。

主穴：十宣、上脘、中脘、下脘、合谷、内关、肾俞、膀胱俞、中极、足三里、脾俞、三焦俞、阳陵泉。配穴：膀胱湿热，加水道、阴陵泉；肝胆郁热，加行间、太冲；肝肾阴虚，加关元、肝俞；脾肾阳虚，加气海、关元；气阴两虚，加气海。

用三棱针刺放十宣穴，用力挤压出血，每日1次，只放3

次。

用毫针刺入主穴（合谷、内关、肾俞、膀胱俞、中极、足三里、脾俞、三焦俞、阳陵泉）和配穴（根据不同病人的临床症状辨证取穴，配穴膀胱湿热，加水道、阴陵泉；肝胆郁热，加行间、太冲；肝肾阴虚，加关元、肝俞；脾肾阳虚，加气海、关元；气阴两虚，加气海），得气后，膀胱湿热和肝胆郁热选用泻法进行调针；肝肾阴虚选用平补平泻法进行调针；脾肾阳虚和气阴两虚选用补法进行调针，然后将肾俞、膀胱俞、中极、足三里、脾俞、三焦俞、阳陵泉、水道、阴陵泉、关元、肝俞、气海穴位上的针拔入罐内；上脘、中脘、下脘穴位只拔罐，不针刺。病重留针留罐1.5小时，病轻留针留罐1小时，达到出水泡为止，取下罐和针，用针刺破水泡，让水湿、痰饮（出得多）、瘀血、沫（出得少），排出体外，用消毒后的棉花盖在出水泡处，再在棉花盖上一层纱布，用胶布固定上，第一次治疗完成。这种对出水泡处的处理，是防止衣裤摩擦出水泡处，增加病人的疼痛。如天气不冷时治疗，出水泡处可以不做任何处理，就用棉花经常擦出水泡处流出的水湿、痰饮、瘀血、沫，第一次治疗完成。第二次用同样的方法治疗。病重选1日2次治疗，10次为1个疗程。病轻可选1日1次治疗，10天为1个疗程。以水湿、痰饮、瘀血、沫，出尽为痊愈标准。

前 列 腺 炎

本病为男性成年人极常见的疾病，分为特异性和非特异性。本节重点介绍非特异性前列腺炎。属中医学"精浊"的范畴。

一、诊断要点

（一）急性前列腺炎

发病急骤，高热寒战，恶心呕吐，腰骶部及会阴部疼痛，可伴尿频、尿痛及直肠刺激症状；直肠指诊前列腺肿胀，压痛，局部温度升高；尿三杯试验：第三杯细菌培养高于第一杯，菌落超过 5000 可确诊。

（二）慢性前列腺炎

有反复尿路感染、急性前列腺炎等病史，尿频、尿痛，余沥不净感，疼痛常放射至阴茎头或会阴部，便后或尿后有白色分泌物自尿道口排出，常有睾丸、精索、腰骶部疼痛，性功能障碍等；直肠指检一侧前列腺明显肿胀，局部性压痛；前列腺液镜检，每个高倍视野超过 10 个白细胞计数。

（三）非细菌性前列腺炎

症状与慢性前列腺炎相似；指诊可扪及前列腺肿胀，质软；前列腺液细菌培养阳性。

二、中医分型

（一）湿热下注

小便混浊或夹凝块，尿道灼热感，尿中带血，口渴，会阴部胀痛，舌红苔黄腻，脉滑数。

（二）脾虚气陷

小便混浊，反复发作，经久不愈，小腹坠胀，面白无华，神疲，舌淡苔白，脉沉虚数。

（三）下元虚衰

小便淋漓，兼有白浊，迁延日久，腰膝酸软，神疲乏力，畏寒肢冷，舌淡苔白，脉沉微。

（四）气滞血瘀

会阴部焮热胀痛，分泌物少，腺体硬化，舌暗有瘀斑，脉弦涩。

三、治疗方法

三棱针、毫针针刺拔罐发泡疗法

主穴：中脘、下脘、中极、三阴交、合谷、内关、秩边、脾俞、关元、肾俞、血海、胃俞、长强、命门。配穴：湿热下注，加天枢、阳陵泉；脾虚气陷，加气海；下元虚衰，加太溪、涌泉；气滞血瘀，加行间、太冲。

用三棱针刺放十宣穴，用力挤压出血，每日 1 次，只放 3 次。

用毫针刺入主穴（中极、三阴交、合谷、内关、秩边、脾俞、关元、肾俞、血海、胃俞、长强、命门）和配穴（根据不同病人的临床症状辨证取穴，配穴湿热下注，加天枢、阳陵泉；脾虚气陷，加气海；下元虚衰，加太溪、涌泉；气滞血瘀，加行间、太冲），得气后，湿热下注和气滞血瘀选用泻法进行调针；脾虚气陷和下元虚衰选用补法进行调针，然后将中极、三阴交、秩边、脾俞、关元、肾俞、血海、胃俞、长强、命门、阳陵泉、气海穴位上的针拔入罐内；中脘、下脘穴位只拔罐，不针刺。病重留针留罐 1.5 小时，病轻留针留罐 1 小时，达到出水泡为止，取下罐和针，用针刺破水泡，让水湿、痰饮、瘀血（出得多）、沫（出得少），排出体外，用消毒后的棉花盖在出水泡处，再在棉花盖上一层纱布，用胶布固定上，第一次治疗完成。这种对出水泡处的处理，是防止衣裤摩擦出水泡处，增加病人的疼痛。如天气不冷时治疗，出水泡处可以不做任何处理，就用棉花经常擦出水泡处流出的水湿、痰饮、瘀血、沫，第一次治疗完成。第二次用同样的方法治疗。病重选 1 日 2 次治疗，10 次为 1 个疗程。病轻可选 1 日 1 次治疗，10 天为 1 个疗程。以水湿、痰饮、瘀血、沫，出尽为痊愈标准。

男性不育症

本病是指婚后夫妻同居一年以上，系由男方原因而不受孕者。属中医学"阳痿"、"早泄"、"滑精"等范畴。

一、诊断要点

(一) 输精障碍

房事后无精液射出，或女方阴道内无精子；性交时无精液射出而性交后尿液中可见大量精子和果糖；睾丸活检正常，精液中无精子。

(二) 生殖泌尿系异常

睾丸过小过软为痿病表现；附睾有结节或明显有压痛者为炎症表现；精索静脉曲张行体检可证实，左侧多于右侧；成年双侧隐睾者不可能有生育能力。

(三) 精子数量

小于 2000 万，或 1 次射精总数小于 4000 万；射出的精液中无精子，或仅有个别活精子，或精子中 50% 以上无活动能力；一次排精子低于 2ml，室温下 60 分钟不液化。

二、中医分型

(一) 肾阴不足

腰酸膝软，心烦口干，手足心热，便秘溲黄，舌红苔少，脉细数。

(二) 肾阳亏虚

腰膝酸软，形寒肢冷，渴喜热饮，阳痿或阳举不坚，便溏，小溲清长，舌淡胖，脉沉弱或无力。

(三) 湿热下注

少腹隐痛，身倦腿重，小便混浊，阴部潮湿，舌红苔腻，脉滑数。

（四）肝脉瘀滞

少腹胀痛，阴囊内有硬索条，睾丸坠痛，舌淡苔白，脉沉涩。

三、治 疗 方 法

毫针针刺拔罐发泡疗法。

主穴：中脘、下脘、足三里、关元、命门、中极、三阴交、肾俞、气海、肝俞、太冲、脾俞。配穴：肾阴不足，加太溪；肾阳亏虚，加曲骨、大赫、志室；湿热下注，加阴陵泉、水道、曲池；肝脉瘀滞，加太冲、行间。

毫针刺入主穴足三里、关元、命门、中极、三阴交、肾俞、气海、肝俞、太冲、脾俞、配穴太溪、曲骨、大赫、志室、阴陵泉、水道、曲池、太冲、行间（根据不同病人的临床症状辨证取穴），得气后，肾阴不足选用补法进行调针；肾阳亏虚选用平补平泻法进行调针；湿热下注和肝脉瘀滞选用泻法进行调针，然后将足三里、关元、命门、中极、三阴交、肾俞、气海、肝俞、脾俞、阴陵泉、曲池、穴位上的针拔入罐内，留针留罐 1.5 小时，达到出水泡为止，取下罐和针，用针刺破水泡，让水湿、痰饮（出得多）、瘀血、沫（出得少），排出体外，用消毒后的棉花盖在出水泡处，再在棉花盖上一层纱布，用胶布固定上，第一次治疗完成。这种对出水泡处的处理，是防止衣裤摩擦出水泡处，增加病人的疼痛。如天气不冷时治疗，出水泡处可以不做任何处理，就用棉花经常擦出水泡处流出的水湿、痰饮、瘀血、沫，第一次治疗完成。第二次用同样的方法治疗。病重选 1 日 2 次治疗，10 次为 1 个疗程。病轻可选 1 日 1 次治疗，10 天为 1 个疗程。以水湿、痰饮、瘀血、沫，出尽为痊愈标准。

阳　　痿

本病是指各种原因引起的阴茎不能勃起一类疾病，属中医学"阳痿"的范畴。多见于 20～40 岁男性。

一、诊断定点

临房阴茎不能勃起或举而不坚，不能性交；测定阴茎部血压值 1.0，如降至 0.6 应考虑动脉供血不全。测定睡眠中快速眼球颤动时期阴茎勃起程度。

二、中医分型

（一）肾阳虚衰

阳痿，腰膝酸软，形寒肢冷，喜暖神疲，眩晕，便溏，舌淡苔白润，脉沉弦，两尺无力。

（二）心脾两虚

阳痿，纳呆腹胀，心悸，多梦失眠，心烦易怒，神疲便溏，舌胖苔少，脉沉细。

（三）阴虚火旺

阳痿，举而即泻，多有遗精，思虑无穷，夜梦则遗，神疲心烦，五心烦热，尿赤便干，舌红苔黄，脉弦细而数。

（四）湿热下注

阳痿，小便短赤，下肢酸困，苔黄，脉沉滑。

（五）恐惧伤肾

阳痿，精神苦闷，胆怯多疑，心悸失眠，苔薄腻，脉弦细。

三、治疗方法

毫针针刺拔罐发泡疗法。

主穴：中脘、下脘、关元、中极、三阴交、曲骨、大赫、心俞、脾俞、肾俞、神门。配穴：肾阳虚衰加命门；心脾两虚加足三里；阴虚火旺加太溪、行间；湿热下注加阴陵泉、膀胱俞；恐惧伤神加胆俞。

毫针刺入主穴中脘、下脘、关元、中极、三阴交、曲骨、大赫、心俞、脾俞、肾俞、神门、长强（全选）、配穴命门、足三里、太溪、行间、阴陵泉、膀胱俞、胆俞（根据不同病人的临床症状辨证取穴）得气后，肾阳虚衰和心脾两虚，选用补法进行调针；阴虚火旺和恐惧伤神选用平补平泻法进行调针；湿热下注选用泻法进行调针，然后将中脘、下脘、关元、中极、三阴交、心俞、脾俞、肾俞、长强、命门、足三里、阴陵泉、膀胱俞、胆俞穴位上的针拔入罐内，留针留罐1.5小时，达到出水泡为止，取下罐和针，用针刺破水泡，让水湿、痰饮、沫（出得多）、瘀血（出得少），排出体外，用消毒后的棉花盖在出水泡处，再在棉花盖上一层纱布，用胶布固定上，第一次治疗完成。这种对出水泡处的处理，是防止衣裤摩擦出水泡处，增加病人的疼痛。如天气不冷时治疗，出水泡处可以不做任何处理，就用棉花经常擦出水泡处流出的水湿、痰饮、瘀血、沫，第一次治疗完成。第二次用同样的方法治疗。病重选1日2次治疗，10次为1个疗程。病轻可选1日1次治疗，10天为1个疗程。以水湿、痰饮、瘀血、沫，出尽为痊愈标准。

第十章 治疗神经、精神系统疾病

三叉神经痛

本病指在三叉神经分布区发生反复的、阵发性的剧烈疼痛，而无神经感觉和运动传导功能的障碍。在中医学的"头痛"，"偏头风"中有相似描述。

一、诊断要点

突然发生闪电样剧痛，常从鼻翼外向上颌，或从口角向下颌放射，呈烧灼、刀割、撕裂样疼痛，常伴病侧面肌抽搐、流涕、流涎，数秒钟或数分钟后自行缓解；疼痛可因触及面部某一点而诱发，该处称为扳机点；本病病程长，每次周期性疼痛发作后，出现数周、数月、或数年的自发缓解，以后又复归，间隔时间随多次复发而逐渐缩短。

二、中医分型

（一）风寒外侵
头面疼痛，风吹遇寒辄发，皮色不变，苔薄白，脉浮弦。

（二）风邪化热
头面疼痛，遇热则痛甚，病处灼热，苔薄，脉弦数。

（三）肝郁化火
头面疼痛，情志变化时加重，胸闷善太息，口苦烦躁，胁肋胀痛，舌红苔黄，脉弦滑数。

（四）阴虚火旺

头面疼痛，心烦不寐，头晕、口干，舌红苔少，脉细数。

（五）燥热伤阴

便秘咽干，头面疼痛，面部皮肤发红，舌干裂，质红，脉弦细。

三、治疗方法

三棱针、毫针针刺拔罐发泡疗法。

主穴：十宣、左侧有病针刺右手合谷（相反）、内关（双侧）头维、太阳、下关、风池、大椎、听会、攒竹、迎香、四白、阳白、翳风、地仓、颊车、列缺、中脘、足三里、肾俞。配穴：风寒外侵加风门；风邪化热加曲池；肝郁化火加太冲、内庭；阴虚火旺加太溪；燥热伤津加支沟、三阴交。

用三棱针刺放十宣穴，用力挤压出血，每日 1 次，只放 3 次。

再用毫针刺入主穴合谷、内关、头维、太阳、下关、风池、大椎、听会、攒竹、迎香、四白、阳白、翳风、地仓、颊车、列缺、中脘、足三里、肾俞，（合谷、内关、中脘、足三里、肾俞必须选，除外再选 7～9 个穴位）、配穴风门、曲池、太冲、内庭、太溪、支沟、三阴交（根据不同病人的临床症状辨证取穴）得气后，风寒外侵和风邪化热选用泻法进行调针，肝郁化火选用泻法进行调针；阴虚火旺、燥热伤津选用平补平泻法进行调针，然后将风池、中脘、足三里、大椎、曲池、三阴交、颊车、肾俞穴位上的针拔入罐内，病程时间长，留针留罐 1.5 小时，病程时间短留针留罐 1 个小时，达到出水泡为止，取下罐和针，用针刺破水泡，让水湿、痰饮、沫（出得多）、瘀血（出得少），排出体外，用消毒后的棉花盖在出水泡处，再在棉花盖上一层纱布，用胶布固定上，第一次治疗完成。这种对出水泡处的处理，是防止衣裤摩擦出水泡处，增加病人的疼痛。如天气不冷时治疗，出水泡处可以不做任何处理，就用棉花经常擦出水泡处流出的水湿、痰饮、瘀血、沫，第一次治疗完成。第二次用同样的方法治疗。病重选 1 日 2 次治疗，10 次为 1 个疗程。病轻可选 1 日 1 次治疗，10 天为 1 个疗程。以水湿、痰饮、瘀血、沫，出尽为痊愈标准。

偏 头 痛

本病是以头痛为主症的颅脑神经功能紊乱的疾病，在中医学的"头痛"中可找到类似的描述。

一、诊断要点

青春期起病，女性多于男性。可有家族史；周期性发作，偏于一侧，疼痛程度、发作时间及频度不定，发作持续数小时或 1 天，伴恶心、呕吐，常为睡眠所中止。发作初期可有短暂性失语、偏盲、偏身麻痹或麻木等。患侧面部发作时苍白，瞳孔较大。

二、中医分型

(一) 风邪上扰

头痛偏左或偏右，掣痛或挛痛，痛连目系，唇面麻木，语言不利，舌正苔白，脉浮弦。

(二) 痰浊上扰

头痛，面苍白，泪涕较多，汗出，呕恶，头昏腹痞，痰涎较多，苔白腻，脉滑。

(三) 痰热内阻

偏头痛，畏光喜暗，眩晕，烦躁易怒，多梦咽干，时欲作呕，面红便秘，舌红，苔白，脉弦滑。

(四) 肝阳上亢

偏头痛，头晕耳鸣，目眩多梦，面目红赤，口干苦涩，尿黄便秘，舌红苔黄，脉弦数。

三、治疗方法

三棱针、毫针针刺拔罐发泡疗法

主穴：中脘、足三里、内关、十宣、左侧头痛取右侧合谷、列缺，右侧头痛取左侧合谷，列缺；大椎、阴陵泉、颔厌、悬厘、太阳、日月、十宣。配穴：风邪上扰，加风池；痰浊上扰，加丰隆；痰热内阻，加头维、内庭；肝阳上亢，加行间、太冲、三阴交。

用三棱针刺放十宣穴，用力挤压出血，每日1次，只放3次。

毫针刺入主穴中脘、足三里、内关、合谷、列缺、大椎、阴陵泉、颔厌、悬厘、太阳（全取）、配穴风池、丰隆、头维、内庭、行间、太冲、三阴交（根据不同病人的临床症状辨证取穴）得气后，风邪上扰、痰浊上扰、痰热内阻、肝阳上亢全选泻法进行调针，然后将中脘、足三里、大椎、阴陵泉、风池、丰隆、头维、三阴交穴位上的针拔入罐内；日月穴位只拔罐，不针刺。病重留针留罐1.5小时，病轻留针留罐1个小时，达到出水泡为止，取下罐和针，用针刺破水泡，让水湿、痰饮、沫（出得多）、瘀血（出得少），排出体外，用消毒后的棉花盖在出水泡处，再在棉花盖上一层纱布，用胶布固定上，第一次治疗完成。这种对出水泡处的处理，是防止衣裤摩擦出水泡处，增加病人的疼痛。如天气不冷时治疗，出水泡处可以不做任何处理，就用棉花经常擦出水泡处流出的水湿、痰饮、瘀血、沫，第一次治疗完成。第二次用同样的方法治疗。病重选1日2次治疗，10次为1个疗程。病轻可选1日1次治疗，10天为1个疗程。以水湿、痰饮、瘀血、沫，出尽为痊愈标准。

面神经麻痹

本病是一种急性发作的单侧面神经周围性麻痹，与中医学"歪嘴风"、"口眼歪斜"相类似。

一、诊断要点

常在清晨洗脸、漱口时发现口眼歪斜，面肌麻痹，部分人起病前有同侧耳内、乳突区、面部疼痛；病侧面部表情肌运动丧失，额纹消失，眼裂增大，鼻唇沟消失，口角下垂，口歪向健侧，病侧不能作蹙额皱眉闭眼露齿、吹哨、鼓腮等动作，上、下眼睑不能闭合，病侧经常流泪，流涎，食物滞留于病侧颊和齿龈之间。

二、中医分型

（一）风热袭络

口眼歪斜、面部自觉松弛无力，流泪、目赤，时偏头痛，舌苔黄，脉弦数。

（二）风寒阻络

口眼歪斜、面部发紧，流泪，耳后压痛，偏头痛，倦怠嗜卧，舌淡苔白，脉浮紧。

（三）风痰阻络

口眼歪斜，闭目露睛，面部麻木，可有痰涎，舌苔白腻，脉弦滑。

三、治疗方法

毫针针刺拔罐发泡疗法。

主穴：中脘、下脘、足三里、肾俞、头维、阳白、攒竹、瞳子髎、承泣、太阳、颊车、地仓、迎香、左侧口眼歪斜，针右侧合谷，右侧口眼歪斜，针左侧合谷。配穴：风热袭络，加曲池；风痰阻络，加丰隆；风寒阻络，加外关。

用毫针刺入主穴中脘、下脘、足三里、头维、阳白、攒竹、瞳子髎、承泣、太阳、颊车、地仓、迎香、合谷，（全取）、配穴曲池、丰隆、外关、足三里（根据不同病人的临床症状辨证取穴）得气后，风热袭络、风痰阻络、风寒阻络全选用泻法进行调针，然后将中脘、下脘、足三里、肾俞、风池、曲池、外关、丰隆、足三里穴位上的针拔入罐内，病重留针留罐1.5小时，病轻留针留罐1个小时，达到出水泡为止，取下罐和针，用针刺破水泡，让水湿、痰饮、沫、瘀血（都出得多），排出体外，用消毒后的棉花盖在出水泡处，再在棉花盖上一层纱布，用胶布固定上，第一次治疗完成。这种对出水泡处的处理，是防止衣裤摩擦出水泡处，增加病人的疼痛。如天气不冷时治疗，出水泡处可以不做任何处理，就用棉花经常擦出水泡处流出的水湿、痰饮、瘀血、沫，第一次治疗完成。第二次用同样的方法治疗。病重选1日2次治疗，10次为1个疗程。病轻可选1日1次治疗，10天为1个疗程。以水湿、痰饮、瘀血、沫，出尽为痊愈标准。

枕 神 经 痛

本病是指枕大神经或枕小神经受到刺激时，引起的以后枕部和颈部疼痛为主的病症。

一、诊断要点

起病急，常为一侧后枕部和颈部发作性剧痛，咳嗽、喷嚏或头部活动时加重，患者被迫头部不动，头微前倾或侧倾；位于枕外隆突与乳突连线中点稍内侧有枕大神经压痛点，位于胸锁乳突肌后缘有枕小神经压痛点，枕部皮肤可有感觉过敏式感觉减退。

二、中医分型

（一）风邪上扰

头痛偏左或偏右，掣痛或挛痛，痛连目系，唇面麻木，语言不利，舌下苔白，脉浮弦。

（二）痰浊上扰

头痛，面苍白，泪涕较多，汗出，呕恶，头昏腹痞，痰涎较多，苔白腻，脉迟而滑。

（三）痰热内阻

偏头痛，畏光喜暗，眩晕，烦躁易怒，多梦咽干，时欲作呕，面红，便秘，舌红，苔白，脉弦滑。

（四）肝阳上亢

偏头痛，头晕耳鸣，目眩多梦，面目红赤，口干苦涩，尿黄便秘，舌红苔黄，脉弦数。

三、治疗方法

皮肤针、毫针针刺拔罐发泡疗法。

主穴：肾俞、中脘、足三里、压痛点、风池、曲池、合谷、内关、列缺、丰隆。配穴：风热袭络，加外关；风痰阻络，加脾俞；风寒阻络，加委中。

先用皮针刺压痛点、然后再用毫针刺入压痛点、刺入主穴肾俞、中脘、足三里、压痛点、风池、曲池、合谷、内关、列缺、丰隆（全选）、配穴外关、脾俞、委中（根据不同病人的临床症状辨证取穴）得气后，风热袭络、风痰阻络、风寒阻络全选用泻法进行调针，然后将压痛点、肾俞、中脘、足三里、风池、曲池、丰隆、外关、脾俞、委中穴位上的针拔入罐内，病重留针留罐1.5个小时，病轻留针留罐1个小时，达到出水泡为止。取下罐和针，用针刺破水泡，让水湿、痰饮、沫（出得多）、瘀血（出得少），排出体外，用消毒后的棉花盖在出水泡处，再在棉花盖上一层纱布，用胶布固定上，第一次治疗完成。这种对出水泡处的处理，是防止衣裤摩擦出水泡处，增加病人的疼痛。如天气不冷时治疗，出水泡处可以不做任何处理，就用棉花经常擦出水泡处流出的水湿、痰饮、瘀血、沫，第一次治疗完成。第二次用同样的方法治疗。病重选1日2次治疗，10次为1个疗程。病轻可选1日1次治疗，10天为1个疗程。以水湿、痰饮、瘀血、沫，出尽为痊愈标准。

臂丛神经痛

本病指由于炎性病变所致的臂丛神经痛。

一、诊断要点

起病急，疼痛于颈根、肩胛、锁骨上区向上臂、前臂、手部扩散，呈持续性刺痛、跳痛，肩关节旋转或外展，肘关节伸直时加重，屈肘减轻，上肢活动时减轻，一般持续数小时或1～2周后消失，多继发上肢无力；臂丛神经干明显压痛，肌肉无力，多限于肩胛带区，以冈上肌、三角肌最常受累，部分患者限于单个神经或多个神经支配的肌肉受累，完全损害少见。上肢腱反射减低，肌肉轻度萎缩。客观感受障碍比运动障碍轻，多为腋神经支配区域感觉减退；脑脊液检查：多数在正常范围，个别可见蛋白轻度增加。

二、中医分型

（一）风邪偏胜

肢体关节肌肉疼痛游走不定。时而走窜上肢，时而走窜下肢，此起彼伏。或一处作痛向远处放射；时有恶寒发热等表证；脉浮紧，舌苔薄白。

（二）湿邪偏胜

肢体关节酸痛重着，肿胀痛有定处，手足沉重，活动不便，肌肤麻木不仁；脉弦滑，舌苔白腻。

（三）寒邪偏胜

肢体关节剧痛。痛有定处，得热稍缓，遇冷则剧，局部不红；脉浮紧，苔薄白。

（四）风湿化热

肢体关节酸痛，局部灼热红肿，得冷则舒，痛不可触，活动受限；伴有发热，口渴等；脉弦数，舌苔黄腻。

三、治疗方法

三棱针、皮肤针、毫针针刺拔罐发泡疗法。

主穴：十宣、中脘、肾俞、足三里、肩髎、肩髃、肩贞、臑俞、肩外关、巨骨、秉风、合谷、阿是穴。配穴：风邪偏胜加风池；湿邪偏胜加手三里；风湿化热加外关；寒邪偏胜加曲池、大椎。

用三棱针刺放十宣穴，用力挤压出血，每日 1 次，只放 3 次。

然后用皮肤针针刺阿是穴，再用毫针刺入主穴阿是穴、中脘、肾俞、足三里、肩髎、肩髃、肩贞、臑俞、肩外关、巨骨、秉风、合谷（全选）、配穴风池、手三里、外关、曲池、大椎（根据不同病人的临床症状辨证取穴），得气后，风邪偏胜、寒邪偏胜选用泻法进行调针；湿邪偏胜、风湿化热选用平补平泻法进行调针，然后将阿是穴、中脘、肾俞、足三里、肩髎、肩髃、肩贞、臑俞、肩外关、巨骨、秉风、风池、手三里、外关、曲池、大椎穴位上的针拔入罐内，病重留针留罐 1.5 小时，病轻留针留罐 1 个小时，达到出水泡为止，取下罐和针，用针刺破水泡，让水湿、痰饮、沫（出得多）、瘀血（出得少），排出体外，用消毒后的棉花盖在出水泡处，再在棉花盖上一层纱布，用胶布固定上，第一次治疗完成。这种对出水泡处的处理，是防止衣裤摩擦出水泡处，增加病人的疼痛。

如天气不冷时治疗，出水泡处可以不做任何处理，就用棉花经常擦出水泡处流出的水湿、痰饮、瘀血、沫，第一次治疗完成。第二次用同样的方法治疗。病重选 1 日 2 次治疗，10 次为 1 个疗程。病轻可选 1 日 1 次治疗，10 天为 1 个疗程。以水湿、痰饮、瘀血、沫，出尽为痊愈标准。

肋间神经痛

本病指某一个或几个肋间神经通路出现的疼痛。属中医学"胸胁痛"范畴。

一、诊 断 要 点

位于一个或几个肋间带状分布阵发性疼痛，咳嗽、喷嚏、深吸气时加重，疼痛剧烈时可向同侧肩、背部放射；相应皮肤区域感觉过敏，沿肋骨边缘有压痛。脊柱点、外侧点、前点为三个压痛点。

二、中 医 分 型

（一）寒湿内阻

胁肋及背部疼痛，痛有定处，肌肤麻木，遇阴天加重，苔白腻，脉濡缓。

（二）风邪客络

胸背肋下疼痛，寒热往来，头晕气短，心烦欲呕，苔薄白脉弦。

（三）肝阴不足

胁肋隐痛、缠绵不休，口干咽燥，烦热眩晕，舌红少苔，脉细数。

（四）瘀血阻络

胁痛如刺，痛处不移，肋下癥瘕，舌暗苔白，脉沉涩。

（五）痰饮内停

胁肋疼痛，咳吐稀涎、胁胸疼胀，气短喘促，舌红苔薄黄腻，脉沉弦。

三、治疗方法

皮肤针、毫针针刺拔罐发泡疗法

主穴：中脘、下脘、日月、阿是穴、支沟、蠡沟、内关、合谷。配穴：肝阴不足加太冲、三阴交；瘀血阻络加期门；痰饮内停加章门、阴陵泉、丰隆。

先用皮针刺阿是穴，然后再用毫针刺入主穴阿是穴、支沟、蠡沟、内关、合谷、配穴三阴交、期门、章门、阴陵泉、丰隆。（根据不同病人的临床症状辨证取穴）得气后，肝阴不足选用平补平泻法进行调针；瘀血阻络和痰饮内停选用泻法进行调针；然后把阿是穴、三阴交、阴陵泉、期门、章门、丰隆穴位上的针拔入罐内；中脘、下脘、日月穴只拔罐不针刺，病重留针留罐1.5个小时，病轻留针留罐1个小时，达到出水泡为止。取下罐和针，用针刺破水泡，让水湿、痰饮、瘀血（出得多）、沫（出得少），排出体外，用消毒后的棉花盖在出水泡处，再在棉花盖上一层纱布，用胶布固定上，第一次治疗完成。这种对出水泡处的处理，是防止衣裤摩擦出水泡处，增加病人的疼痛。如天气不冷时治疗，出水泡处可以不做任何处理，就用棉花经常擦出水泡处流出的水湿、痰饮、瘀血、沫，第一次治疗完成。第二次用同样的方法治疗。病重选1日2次治疗，10次为1个疗程。病轻可选1日1次治疗，10天为1个疗程。以水湿、痰饮、瘀血、沫，出尽为痊愈标准。

多发性神经炎

多发性神经炎又称周围性神经炎，为四肢末端对称性感觉、运动与自主神经功能障碍。在中医学"痿证"、"痹证"中可找到类似的描述。

一、诊 断 要 点

（一）病程

急性或亚急性进行，可在几周内到几个月内发展而成。

（二）感觉

初起时肢体对称性感觉过敏或感觉异常，随后出现感觉减退以至消失。典型者为手套样及袜样感觉缺失，感觉障碍可从手足末端向上伸展。

（三）运动

手足无力，进而出现肌萎缩，运动和感觉症状的严重性可不一致。

（四）营养障碍

病变皮肤变薄变冷、指甲变脆，出汗减少。

（五）反射

踝、桡、膝反射及二头肌反射均可减退或消失。

二、中 医 分 型

（一）肺胃津伤

四肢萎软无力，疼痛麻木、咳嗽发热、泄泻口渴，小便赤、舌红苔黄而燥，脉细数或浮数。

（二）湿热浸淫

四肢红肿、垂肩无力，或有小便短少，大便溏，舌质红，苔黄腻，脉濡数或滑数。

（三）肝肾亏虚

四肢麻木无力以致瘫痪、肢冷，皮肤粗糙干裂，指甲薄脆，头目眩晕，严重者吞咽发呛，呼吸气微，舌萎少苔，脉沉细无力。

（四）气血瘀阻

四肢萎软无力，疼痛剧烈，发冷，皮肤有瘀斑，脉络青紫浮现，指甲紫暗，舌质晦暗或有瘀斑，脉细涩或沉细。

三、治 疗 方 法

皮肤针、毫针针刺拔罐发泡疗法。

主穴：上脘、中脘、下脘、三焦俞、脾俞、长强、命门、足三里、气海、合谷、内关、三阴交、肾俞、曲池、手三里、大椎。配穴：肺胃津伤，加阳溪、臂臑、肩髃、丰隆、阳陵泉、肺俞；湿热浸淫，加膀胱俞、三焦俞；肝肾亏虚，加肝俞、太溪、公孙；气血瘀阻，加气海。

先用皮肤针重扣足三里、上脘、中脘、下脘、肾俞、丰隆、脾俞、长强、命门；再用毫针刺入皮肤针重扣的穴位和气海、合谷、三阴交、曲池、手三里、大椎、阳溪、臂臑、肩髃、解溪、阳陵泉、肺俞、膀胱俞、三焦俞、肝俞、太溪、公孙、气海、三焦俞（根据不同病人的临床症状辨证取穴）得气后，肺胃津伤者选用平补平泻法进行调针；湿热浸淫和气血瘀阻者选用泻法进行调针；肝肾亏虚者选用补法进行调针，然后将足三里、肾俞、丰隆、脾俞、长强、命门、气海、三阴交、曲池、手三里、大椎、臂臑、肩髃、阳陵泉、肺俞、膀胱俞、三焦俞、肝俞穴位上的针拔入罐内，病重留针留罐1.5小时，病轻留针留罐1个小时，达到出水泡为止，取下罐和针，用针刺破水泡，让水湿、痰饮、瘀血（出得多）、沫（出得少），排出体外，用消毒后的棉花盖在出水泡处，再在棉花盖上一层纱布，用胶布固定上，第一次治疗完成。这种对出水泡处的处理，是防止衣裤摩擦出水泡处，增加病人的疼痛。如天气不冷时治疗，出水泡处可以不做任何处理，就用棉花经常擦出水泡处流出的水湿、痰饮、瘀血、沫，第一次治疗完成。第二次用同样的方法治疗。病重选1日2次治疗，10次为1个疗程。病轻可选1日1次治疗，10天为1个疗程。以水湿、痰饮、瘀血、沫，出尽为痊愈标准。

股外侧皮神经炎

股外侧皮神经炎，又名感受异常性股痛，是一种原因未明的神经系统疾病，属中医学"皮痹"、"脾痹"和"着痹"等范畴。

一、诊断要点

一侧或双侧大腿前外侧皮肤有蚁走感，麻木或疼痛，站立或步行过久后有加重；查体时局部皮肤感觉减退或过敏，无肌萎缩或运动功能障碍。

二、中医分型

（一）湿邪痹阻

病程短，有明显股部受寒或坐湿地史，股外侧皮肤灼热，刺痛或蚁走感，局部皮色不变，舌脉无明显变化。

（二）瘀血痹阻

病程较久，股外侧皮肤不红，触觉痛觉明显减退。局部皮肤枯燥干涩，甚则皮肤变褐色，舌暗红或有瘀斑瘀点，脉细涩。

三、治疗方法

皮肤针、毫针刺拔罐发泡疗法。

主穴：阿是穴（局部刺痛处、蚁走感局部）、伏兔、风市、中渎、血海、阳陵泉、昆仑、上脘、中脘、下脘、脾俞、足三里、合谷、内关、三阴交、肾俞、丰隆。配穴：风湿痹阻，加阴陵泉、三焦俞、大椎、身柱；瘀血痹阻，加阴市、血海、长强、命门。

先用皮肤重扣阿是穴、上脘、中脘、下脘、脾俞、足三里，然后将毫针刺入阿是穴、伏兔、风市、中渎、血海、阳陵泉、昆仑、足三里、合谷、内关、三阴交、肾俞、丰隆；配穴阴陵泉、三焦俞、大椎、身柱、阴市、血海、长强、命门（根据不同病人的临床症状辨证取穴）穴得气后，风湿痹阻和瘀血痹阻都选用泻法进行调针。然后将阿是穴、伏兔、风市、血海、阳陵泉、足三里、三阴交、肾俞、丰隆、阴陵泉、三焦俞、大椎、身柱、血海、长强、命门穴位上的针拔入罐内；上脘、中脘、下脘、脾俞穴只拔罐不针刺，病重留针留罐 1.5 小时，病轻、病程时间短，留针留罐 1 个小时，达到出水泡为止，取下罐和针，用针刺破水泡，让水湿、痰饮、瘀血（出得多）、沫（出得少），排出体外，用消毒后的棉花盖在出水泡处，再在棉花盖上一层纱布，用胶布固定上，第一次治疗完成。这种对出水泡处的处理，是防止衣裤摩擦出水泡处，增加病人的疼痛。如天气不冷时治疗，出水泡处可以不做任何处理，就用棉花经常擦出水泡处流出的水湿、痰饮、瘀血、沫，第一次治疗完成。第二次用同样的方法治疗。病重选 1 日 2 次治疗，10 次为 1 个疗程。病轻可选 1 日 1 次治疗，10 天为 1 个疗程。以水湿、痰饮、瘀血、沫，出尽为痊愈标准。

坐骨神经痛

本病表现为沿坐骨神经分布区域的放射性疼痛的临床综合征。在中医学"痹证"中可见到类似描述。

一、诊断要点

下腰背部或臀部疼痛，沿股后向小腿外侧、足背外侧呈放射性钝痛、刺痛、灼痛，持续性或阵发性加重，行走、弯腰常使疼痛加重；病侧踝反射减弱，臀肌或小腿肌肉轻度萎缩，小腿外侧，足背外侧，第 4、5 趾处皮肤感觉减退，拉塞格征阳性，病员平卧，骤使病足背屈，可引起疼痛。

二、中医分型

（一）风邪偏胜

肢体关节肌肉疼痛游走不定。时而走窜上肢，时而走窜下肢，此起彼伏。或一处作痛向远处放射；时有恶寒发热等表证；脉浮紧，舌苔薄白。

（二）湿邪偏胜

肢体关节酸痛重着，肿胀痛有定处，手足沉重，活动不便，肌肤麻木不仁；脉弦滑，舌苔白腻。

（三）寒邪偏胜

肢体关节及通身关节剧痛。痛有定处，得热稍缓，遇冷则剧，局部不红；脉浮紧，苔薄白。

（四）风湿化热

肢体关节酸痛，局部灼热红肿，得冷则舒，痛不可触，活动受限；伴有发热，口渴等；脉弦数，舌苔黄腻。

三、治疗方法

皮肤针、毫针针刺拔罐发泡疗法。

主穴：中脘、下脘、足三里、风池、风门、膈俞、脾俞、风市、大椎、长强、环跳、三阴交、委中、阳陵泉。配穴：风邪偏胜，加昆仑、阴陵泉；湿邪偏胜，加阴陵泉；风湿化热，加合谷、秩边。

先用皮肤重扣阿是穴、风市、大椎、长强、环跳、三阴交、委中、阳陵泉、中脘、下脘、脾俞、足三里、秩边，再用毫针刺入皮肤重扣的穴位、中脘、下脘、风池、风门、膈俞、昆仑、阴陵泉、阳陵泉、合谷。根据不同病人的临床症状辨证取穴，得气后，风邪偏胜、湿邪偏胜、风湿化热全选用泻法进行调针，然后将阿是穴、风市、大椎、长强、环跳、三阴交、委中、阳陵泉、中脘、下脘、脾俞、足三里、秩边、阴陵泉穴位上的针拔入罐内，病重留针留罐 1.5 小时，病轻留针留罐 1 小时，达到出水泡为止，取下罐和针，用针刺破水泡，让水湿、痰饮、瘀血（出得多）、沫（出得少），排出体外，用消毒后的棉花盖在出水泡处，再在棉花盖上一层纱布，用胶布固定上，第一次治疗完成。这种对出水泡处的处理，是防止衣裤摩擦出水泡处，增加病人的疼痛。如天气不冷时治疗，出水泡处可以不做任何处理，就用棉花经常擦出水泡处流出的水湿、痰饮、瘀血、沫，第一次治疗完成。第二次用同样的方法治疗。病重选 1 日 2 次治疗，10 次为 1 个疗程。病轻可选 1 日 1 次治疗，10 天为 1 个疗程。以水湿、痰饮、瘀血、沫，出尽为痊愈标准。

脑血管意外

脑血管意外包括脑出血、蛛网膜下腔出血、脑梗死、脑栓塞和短暂性脑缺血发作。为临床上一组多发和急重病症，其共同特点为起病急剧、病例势多凶猛、病情多危重。急性期过后，根据病灶部位及病情轻重的不同，往往遗留不同程度的偏瘫、失语等症状。属中医学之"中风"、"偏枯"之范畴。

一、诊断要点

（一）脑出血

多发生于老年，常有动脉硬化、高血压病史，起病急骤，常突然仆倒、昏迷、偏瘫，严重者四肢瘫痪，瞳孔不对称或缩小。脑膜刺激征不明显，脑脊液呈血样，压力高。CT 显示高密度影。

（二）脑梗死

多发于中老年，常有糖尿病、红细胞增多症，动脉硬化史，起病较缓慢，多在睡眠醒时发现偏瘫，神志大多清醒，可有失语。无脑膜刺激征，脑脊液压力正常。清晰。CT 显示低密度影。

（三）脑栓塞

多发生于青年，常有心脏病史或因长骨骨折等其他因素的各种栓子引起。起病急骤、神志清醒或昏迷（昏迷程度轻重不一），偏瘫，可出现惊厥，无脑膜刺激征，脑脊液检查多属正常。若因心脏病引起可有心脏体征，若因细菌性心内膜炎引起，可有发热、出血点、脾脏大，血培养可检到致病菌。

（四）蛛网膜下腔出血

多发于青、中年，常发于有颅内血管病或有动脉硬化史的患者。起病急骤、有剧烈头痛、呕吐，继而转昏迷，少数有偏瘫、脑膜刺激征明显，脑脊液呈血性，压力增高。

（五）短暂性脑缺血发作

起病急骤，有眩晕、头痛、呕吐等先兆，同时血压显著升高，立刻出现偏瘫、失明，失语或昏迷、抽搐等症。病程较短，往往1～2小时自愈，一般不超过数日，且无后遗症，但在短期内容易反复发作，部分病例可发展为脑梗死。

二、中医分型

（一）气虚血滞

肢体偏枯不用，肢软无力，肌肤麻木不仁，面色萎黄，苔白舌淡有瘀斑，脉细而涩。

（二）肝阳上亢

半身不遂，患侧僵硬拘挛，头痛头晕，耳鸣面赤，舌红苔黄，脉弦有力。

（三）风痰阻络

肢体麻木，舌强语涩，苔白脉弦滑。

（四）肾虚精亏

肢体不遂，失语，心悸气短，腰膝酸软，苔白舌红，脉沉弦。

三、治 疗 方 法

皮肤针、毫针针刺拔罐发泡疗法。

主穴：中脘、下脘、内关、人中、三阴交、合谷、太溪、肝俞、足三里、太冲、曲池、长强、命门、脾俞、肾俞、丰隆。配穴：气虚血滞，加脾俞；肝阳上亢，加劳宫、行间；风痰阻络，加血海；肾虚精亏，加阴郄、行间、神门；假性延髓麻痹，加风池、翳风；血压高，加人迎；运动障碍，加委中；失语加哑门、廉泉、人迎；上肢全瘫或屈伸困难加肩髎、肩髃、外关、中渚；下肢全瘫或屈伸站立困难加环跳、风市、阳陵泉、昆仑、丘墟、隐白。尿失禁加关元、中极。中枢性面瘫加下关、颊车、地仓。

先用皮肤针重扣足三里、丰隆、三阴交、委中、肩髎、肩髃、外关、中渚、中脘、曲池、脾俞、环跳、风市、阳陵泉、肝俞；再用毫针刺入皮肤针重扣过的穴位、内关、人中、合谷、太溪、太冲、劳宫、行间、阴郄、行间、神门、风池、翳风、哑门、中渚、昆仑、丘墟、隐白、关元、中极、下关、颊车、地仓（根据不同病人的临床症状辨证取穴），得气后，将足三里、丰隆、三阴交、委中、肩髎、肩髃、外关、中脘、曲池、脾俞、环跳、风市、阳陵泉、肝俞、风池、关元、中极、颊车穴位上的针拔入罐内，人迎、廉泉穴位只拔罐不针刺，留针留罐1.5小时，达到出水泡为止，取下罐和针，用针刺破水泡，让水湿、痰饮、瘀血（出得多）、沫（出得少），排出体外，用消毒后的棉花盖在出水泡处，再在棉花盖上一层纱布，用胶布固定上，第一次治疗完成。这种对出水泡处的处理，是防止衣裤摩擦出水泡处，增加病人的疼痛。如天气不冷时治疗，出水泡处可以不做任何处理，就用棉花经常擦出水泡处流出的水湿、痰饮、瘀血、沫，第一次治疗完成。第二次用同样的方法治疗。病重选1日2次治疗，10次为1个疗程。病轻可选1日1

次治疗，10 天为 1 个疗程。以水湿、痰饮、瘀血、沫，出尽为痊愈标准。

神 经 衰 弱

神经衰弱是神经官能症中最常见的一种，是指精神容易兴奋和脑力容易疲乏，并常伴有情绪烦恼和一些心理生理症状的精神障碍。这些疾病不能归于已存在的躯体疾病、脑器质性病变或某种特定的精神疾病；但病前可存在持久的情绪紧张或精神压力。在中医学"失眠"、"虚劳"、"郁症"中可找到类似的描述。

一、诊断要点

（一）症状学标准

至少具备以下 5 项中的 3 项。

1. 衰弱症状　如精神疲乏、脑力迟钝、注意力难以集中、记忆困难、工作或学习不能持久。效率减低。

2. 兴奋症状　工作或学习均可引起精神兴奋；回忆及思想增多，控制不住。可对声光敏感；但并不表现为言语运动增多。

3. 情绪症状　易烦恼、易激惹，也可表现在工作、学习效率下降或精力不足而焦急苦恼，但无广泛的焦虑或原因不明的心境低沉。

4. 紧张性疼痛　如紧张性头痛、紧张性肌肉疼痛。

5. 睡眠障碍　如入睡困难、多梦、易醒、醒后不解乏等。

（二）病程标准

病程至少 3 个月，症状常有波动，用脑后加重，休息后减轻。

二、中医分型

（一）心肾阴虚

心悸虚烦、不寐惊恐、健忘盗汗、腰腿酸软、口干多梦、舌红少苔，脉细数。

（二）肝阳上亢

头晕头痛、耳鸣心悸、健忘易怒、腰酸痛、肢麻咽干、舌红少苔，脉细数。

（三）心脾两虚

心悸、失眠、多梦、易醒、胆怯不安、倦怠乏力、食少便溏、面色无华、舌淡齿痕、脉细沉弱。

（四）肾阳虚损

精神萎靡，少寐易醒、健忘、精神涣散、形寒肢冷、腰痛早泄、舌淡苔白，脉沉迟。

（五）气郁痰结

精神抑郁、情绪不宁，胸胁胀满，脘闷嗳气、神疲食少、舌苔白，脉弦或弦滑。

三、治疗方法

毫针针刺拔罐发泡疗法。

主穴：上脘、中脘、下脘、双侧日月、合谷、百会、风池、印堂、大椎、肾俞、关元、神门、内关、足三里、三阴交、心俞、脾俞、肝俞、长强、丰隆。配穴：心脾两虚，加血海；心肾阴虚，加太溪、命门；肝阳上亢，加太冲；肝阳虚弱，加阳陵泉、蠡沟；气郁痰结，加气海、阴陵泉。

用毫针刺入百会、风池、印堂、大椎、肾俞、关元、神门、内关、足三里、三阴交、心俞、脾俞、肝俞（上脘、中脘、下脘、肾俞、足三里、三阴交，这几个穴位每次治疗必须选用，每次治疗除去这几个穴位外，另外在其中选8～10个穴位）、配穴血海、太溪、命门、太冲、阳陵泉、蠡沟、气海、阴陵泉（根据不同病人的临床症状辨证取穴）得气后，心脾两虚、心肾阴虚、肝阳虚弱选用补法进行调针；肝阳上亢、气郁痰结选用泻法进行调针，然后将风池、大椎、肾俞、关元、足三里、三阴交、心俞、脾俞、肝俞、肾俞、足三里、三阴交、血海、太溪、命门、阳陵泉、阴陵泉穴位上的针拔入罐内；上脘、中脘、下脘、双侧日月穴位只拔罐不针刺，病重留针留罐1.5小时，病轻1个小时，达到出水泡为止，取下罐和针，用针刺破水泡，让水湿、痰饮（出得多）、瘀血、沫（出得少），排出体外，用消毒后的棉花盖在出水泡处，再在棉花盖上一层纱布，用胶布固定上，第一次治疗完成。这种对出水泡处的处理，是防止衣裤摩擦出水泡处，增加病人的疼痛。如天气不冷时治疗，出水泡处可以不做任何处理，就用棉花经常擦出水泡处流出的水湿、痰饮、瘀血、沫，第一次治疗完成。第二次用同样的方法治疗。病重选1日2次治疗，10次为1个疗程。病轻可选1日1次治疗，10天为1个疗程。以水湿、痰饮、瘀血、沫出尽为痊愈标准。

癔　病

本病是一种常见的神经官能症。在中医学里的"脏躁"、"厥证"、"奔豚气"、"梅核气"等病中可找到类似的描述。

一、诊断要点

（一）发病对象
多发于感情丰富、易受暗示、富于幻想之年轻女性。

（二）临床症状
运动障碍：惊厥、瘫痪、震颤、失音；感觉障碍：失明、耳聋、感觉缺失或过敏、疼痛；自主神经和内脏功能障碍：呕吐、呃逆、喘息、厌食、癔病球；精神障碍：精神发作、假性痴呆、晕厥。

二、中医分型

（一）脏躁

哭笑无常、悲喜交加、心烦易怒、不能自已、舌红少苔，脉细数。

（二）瘫痪

郁思之后肢体如瘫、自疑病重、活动畏难、舌脉多正常。

（三）气郁

胸满，心下坚，咽中如有炙肉，吐不出吞不下，而呼吸进食如常，精神恍惚，舌红苔弦滑。

（四）奔豚气

有气从少腹上冲胸咽，惊悸腹痛，呕恶，乍寒乍暖，气还则止或脐下悸动，随即逆气上冲胸咽，形寒，苔白，脉弦。

三、治疗方法

毫针针刺拔罐发泡疗法

主穴：上脘、中脘、下脘、双侧日月、肝俞、心俞、人中、三阴交、合谷、百会、印堂、鸠尾、气海、内关、大椎、足三里、丰隆、涌泉。配穴：脏躁加劳宫、神门、曲池。瘫痪，加外关、神门、阳陵泉、太冲。气郁噫气，加太冲。奔豚，加膻中。嗜眠木僵，加四神聪、风池。角弓反张，加风府、阳陵泉。四肢僵直加曲池、阳陵泉。口唇震颤加地仓。眼睑震颤，加血海、照海。面肌痉挛加下关、颊车。痉挛性斜颈，加风池、绝骨。痉挛性腰扭转，加肾俞、委中。头颈震颤，加天柱、列缺。周身震颤，加肝俞、血海。癔性失语，加天突、廉泉、通里。癔性失明，加风池、丝竹空。癔性耳聋，加听宫、翳风。癔性瘫痪加极泉、环跳。咽喉异物感加天突、膻中、照海。吞咽不利加廉泉。癔病性呕吐、呃逆加天突。胸闷气短，加膻中。多汗，加复溜。遗尿，加中极。肠鸣腹胀，加天枢。

用毫针刺入主穴肝俞、心俞、人中、合谷、三阴交、百会、印堂、气海、内关、大椎、丰隆、涌泉、环跳、中极、委中、膻中、鸠尾、上脘、中脘、下脘、肾俞、足三里，这几个穴位每次治疗必须选用，每次治疗除去这几个穴位外，另外在其中选7～9个穴位）、配穴（根据不同病人的临床症状辨证取穴），得气后，脏躁、瘫痪、气郁、奔豚全部证型都选用泻法进行调针，然后将肝俞、心俞、大椎、丰隆、涌泉、气海、环跳、中极、委中、肾俞、三阴交、足三里穴位上的针拔入罐内；膻中、鸠尾、上脘、中脘、下脘穴位，只拔罐不针刺。病重留针留罐1.5小时，病轻留针留罐1个小时，达到出水泡为止，取下罐和针，用针刺破水泡，让水湿、痰饮（出得多）、瘀血、沫（出得少），排出体外，用消毒后的棉花盖在出水泡处，再在棉花盖上一层纱布，用胶布固定上，第一次治疗完成。这种对出水泡处的处理，是防止衣裤摩擦出水泡处，增加病人的疼痛。如天气不冷时治疗，出水泡处可以不做任何处理，就用棉花经常擦出水泡处流出的水湿、痰饮、瘀血、沫，第一次治疗完成。第二次用同样的方法治疗。病重选1日2次治疗，10次为1个疗程。病轻可选1日1次治疗，10天为1个疗程。以水湿、痰饮、瘀血、沫，出尽为痊愈标准。

原发性直立性低血压

本病是一种广泛的自主神经和躯体神经疾病，多发于中年以上的男性，病因不明，属中医学的"眩晕"，"厥证"范畴。

一、诊断要点

站立时出现眩晕、晕厥、视力模糊、全身无力。常见面色苍白、出汗、恶心等先兆症状；卧位时血压正常，直立时收缩压及舒张压迅速下降落 20～40mmHg 或更多，但无昏迷；常伴有自主神经损害的其他症状，如尿急尿频、便秘、阳痿等。病久部分病人可出现眼睑下垂，构音困难，腱反射亢进，锥体束征阳性，肌肉强直、动作减少等震颤麻痹样症状和小脑共济失调。

二、中医分型

（一）中气不足

面色苍白，神疲乏力，少气自汗、头昏头晕，直立或久站时易致昏厥或伴有内脏下陷症状，舌淡苔薄白，脉细弱。

（二）髓海不足

头晕耳鸣，精神萎靡，腰膝酸软或伴遗精、早泄、阳痿、健忘失眠，直立或久站能致晕厥，舌嫩少苔，脉细弱。

（三）痰扰清宫

头晕头重，胸闷纳呆，腹胀便溏，或时呕涎沫，直立或久站可致晕厥，舌淡胖苔浊腻，脉濡缓。

三、治疗方法

毫针针刺拔罐发泡疗法。

主穴：中脘、下脘、合谷、风池、大椎、脾俞、足三里、列缺、内关、肾俞、丰隆。配穴：中气不足，加胃俞；髓海不足，加太溪、关元；痰扰清宫，加太冲；突然昏厥，加人中、印堂；遗精阳痿，加中极；健忘失眠，加神门。

毫针刺入主穴中脘、下脘、合谷、风池、大椎、脾俞、足三里、列缺、内关、肾俞、丰隆（全选取）、配穴胃俞、太溪、关元、中脘、太冲、人中、印堂、中极、神门（根据不同病人的临床症状辨证取穴），得气后，中气不足、髓海不足选用补法进行调针；痰扰清宫、突然昏厥选用泻法进行调针；遗精阳痿、健忘失眠选用平补平泻法进行调针。然后将中脘、下脘、风池、大椎、脾俞、肾俞、丰隆、胃俞、关元、足三里、中极穴位上的针拔入罐内，病重留针留罐1.5小时，病轻留针留罐1小时，达到出水泡为止，取下罐和针，用针刺破水泡，让水湿、痰饮（出得多）、瘀血、沫（出得少），排出体外，用消毒后的棉花盖在出水泡处，再在棉花盖上一层纱布，用胶布固定上，第一次治疗完成。这种对出水泡处的处理，是防止衣裤摩擦出水泡处，增加病人的疼痛。如天气不冷时治疗，出水泡处可以不做任何处理，就用棉花经常擦出水泡处流出的水湿、痰饮、瘀血、沫，第一次治疗完成。第二次用同样的方法治疗。病重选1日2次治疗，10次为1个疗程。病轻可选1日1次治疗，10天为1个疗程。以水湿、痰饮、瘀血、沫，出尽为痊愈标准。

截　瘫

截瘫一般指两下肢的瘫痪，多由于两侧锥体束损害引起。在双侧腰髓前角以下的下运动神经损害也可造成截瘫。两上肢瘫叫上肢截瘫。属中医学"痿症"范畴。

一、诊断要点

（一）弛缓性截瘫

肌张力减低或完全丧失，被动运动时阻力小，大幅度被动运动或触诊时感到肌肉松软；肌萎缩；括约肌障碍，可有大小便失禁；腱反射减低甚至丧失。

（二）痉挛性截瘫

隐袭型：起病隐袭，症状轻。有脊髓间歇性跛行。瘫痪轻，步态异常，腱反射亢进，肌张力轻度增高。Babinski征阳性及伴有其他锥体束征；伸直性截瘫型：两下肢呈伸直位，肌张力增高，腱反射亢进，Babinski征常阳性；屈曲性截瘫型：两下肢明显的屈曲，下肢几乎完全失去随意活动能力，不能站

立及步行，腱反射可丧失。此型多系伸直性截瘫型移行而来，
预后极差。

二、中医分型

（一）急性期

脊柱损伤平面以下感觉、运动能力丧失，肌肉萎缩或不萎
缩，二便失调，舌紫暗苔白，脉沉涩。

（二）恢复期

1. 弛张性瘫痪

（1）络脉损伤、脾肾阳虚：下肢皮肤粗糙、无汗、发凉，
浮肿，舌暗苔白，脉沉。

（2）寒凝络闭：损伤平面以下皮肤发黑，下肢发冷，肌肉
萎缩，舌暗，脉沉迟。

（3）营卫失调：肢体一侧发凉，自觉下肢麻木，有胀、
痛、热感，舌正，脉弦迟。

2. 痉挛性瘫痪

（1）督伤络阻、阴虚筋急：下肢伸直痉挛，每逢急怒则痉
挛加重，脉细数。

（2）督伤络阻、血虚风动：下肢屈曲痉挛，伴心悸气短，
脉细。

（3）督伤阳损、寒凝收引：下肢屈曲内收，肌肉痉挛，僵
硬，遇寒加重，脉迟。

三、治疗方法

毫针针刺拔罐发泡疗法。

主穴：上脘、中脘、下脘、肾俞、关元、足三里、合谷、
三阴交。上肢主穴：臑俞、肩髃、曲池、外关、肩井、肩贞、
支沟、后溪。下肢主穴：环跳、承扶、殷门、委中、昆仑、髀
关、伏兔、风市、阳陵泉、阴陵泉、太溪、太冲、商丘、绝

骨。配穴：急性期加风池；慢性期加血海；排尿障碍加中极、关元、秩边透水道；排便障碍加支沟、照海。

用毫针刺入治疗上肢截瘫或下肢截瘫必须配的主穴上脘、中脘、下脘、肾俞、关元、足三里、合谷、三阴交，治疗上肢截瘫主穴：臑俞、肩髃、曲池、外关、肩井、肩贞、支沟、后溪。治疗下肢截瘫主穴：环跳、承扶、殷门、委中、昆仑、髀关、伏兔、风市、阳陵泉、阴陵泉、太溪、太冲、商丘、绝骨（全取），配穴风池、血海、中极、关元、秩边、水道、支沟、照海（根据不同病人的临床症状辨证取穴），得气后，全部穴位上的针都选用泻法进行调针，然后将上脘、中脘、下脘、肾俞、关元、肩髃、曲池、外关、肩井、臑俞、肩贞、环跳、殷门、委中、伏兔、风市、阳陵泉、足三里、阴陵泉、三阴交、风池、血海、中极穴位上的针拔入罐内，留针留罐1.5小时，达到出水泡为止，取下罐和针，用针刺破水泡，让水湿、痰饮（出得多）、瘀血、沫（出得少），排出体外，用消毒后的棉花盖在出水泡处，再在棉花盖上一层纱布，用胶布固定上，第一次治疗完成。这种对出水泡处的处理，是防止衣裤摩擦出水泡处，增加病人的疼痛。如天气不冷时治疗，出水泡处可以不做任何处理，就用棉花经常擦出水泡处流出的水湿、痰饮、瘀血、沫，第一次治疗完成。第二次用同样的方法治疗。病重选1日2次治疗，10次为1个疗程。病轻可选1日1次治疗，10天为1个疗程。以水湿、痰饮、瘀血、沫，出尽为痊愈标准。

癫　痫

是一组临床综合征，以在病程中有反复发作的神经无异常放电引致短暂突发性大脑功能失常为特征。功能失常可表现为运动、感觉、意识、行为、自主神经等不同障碍，或兼而有之。中医学中的"痫证"属于本病的范畴。

一、诊断要点

以反复发作性抽搐，意识障碍，感觉、精神或自主神经功能异常为主证，发作间歇期无任何不适。临床常见的典型症状有：

（一）全身性发作

全身强直-阵挛性发作（大发作）：表现为突发突止的全身强直、阵挛性痉挛性发作，伴有意识丧失、呼吸暂停和尿失禁，一次发作达数分钟，部分患者初期有先兆，事后无记忆。如一次大发作后尚未清醒，又出现大发作或连续全身抽搐不止者，谓大发作持续状态。

失神发作（小发作）：表现为突发突止的意识障碍，患者静止不动，双眼凝视或上视，少数伴有颜面苍白等自主神经症状，一次发作一般持续数秒至数十秒钟，偶可达数分钟，事后无记忆，如连续发作持续数小时至数日，谓小发作持续状态。

（二）部分性发作

运动性发作：表现为一系列的局部阵挛性抽搐发作，一般持续时间多短暂、意识无障碍。

感觉性发作：多表现为嘴、舌部、口角或肢端的发作性麻木感、触电感或针刺感，偶可为温热、疼痛或感觉缺失感。

自主神经发作：表现为恶心、呕吐、潮红、汗出、心悸、寒战、眩晕、麻木等感觉症状和暴怒、恐惧等精神症状。症状、疼痛多在头部（头痛性癫痫）或腹部（腹型癫痫），患者多为儿童或青少年。

精神运动性发作：表现精神错乱和自动症，后者可能为机械地继续发作前的动作，或为一些新的无意识动作，或为对幻觉、错觉的反应动作；常在过劳、惊恐、暴饮暴食、感染、过度换气和月经来潮等情况下诱发。

常规脑电图或诱发试验脑电图可见癫痫波型（棘波、尖波、慢波或棘慢综合波等）；通过病史询问、查体和必要的辅助检查，除原发性癫痫外，一般常可找到致病原因及其有关征象。对癫痫病用中药或者是西药治疗一般作用不太大，收效不佳。

二、中医分型

（一）肝郁脾虚

少言寡欢，面黄倦怠，气短心悸，腰膝酸软，苔白舌红，脉细滑。

（二）风痰上壅

突然发作，昏倒不省人事，面白目吊，牙关紧闭，手足抽搐，吐涎尖叫，移时苏醒如常人，发作前可有眩晕、胸闷等症。苔白腻，脉滑数。

（三）痰火内扰

昏仆抽搐吐涎吼叫，平时烦急失眠，口苦咽干，便秘，舌红苔黄腻，脉弦数。

（四）心肾亏虚

发作日久，健忘，头晕目眩，腰膝酸软，苔薄腻，脉细弱。

（五）脾虚痰郁

久病反复发作，神疲，面色不华，头晕心悸，食少痰多，苔白脉细。

三、治疗方法

三棱针、皮肤针、毫针针刺拔罐发泡疗法。

主穴：十宣、丰隆、神门、上脘、中脘、下脘、行间、大椎、申脉、人中、合谷、劳宫、涌泉、足三里、长强、太冲、肾俞、脾俞、内关。配穴：发作期，加后溪；间歇期，加风池、腰奇、阳陵泉；痰火内扰，加鸠尾；心肾亏虚，加心俞；

脾虚痰郁，加气海。

用三棱针刺放十宣穴，用力挤压出血，每日1次，只放3次。然后用皮肤针针刺丰隆、足三里、长强、肾俞、脾俞、上脘、中脘、下脘，再用毫针刺入皮肤针针刺过的穴位、神门、行间、大椎、申脉、人中、合谷、劳宫、涌泉、太冲、内关、后溪、风池、腰奇、阳陵泉、鸠尾、心俞、气海（根据不同病人的临床症状辨证取穴），得气后，痰火内扰和发作期选用泻法进行调针；间歇期和脾虚痰郁选用平补平泻法进行调针；心肾亏虚选用补法进行调针。然后将丰隆、足三里、长强、肾俞、脾俞、上脘、中脘、下脘、大椎、风池、腰奇、阳陵泉、鸠尾、心俞、气海穴位上的针拔入罐内，病重留针留罐1.5小时，病轻留针留罐1小时，达到出水泡为止，取下罐和针，用针刺破水泡，让水湿、痰饮、沫（出得多）、瘀血（出得少），排出体外，用消毒后的棉花盖在出水泡处，再在棉花盖上一层纱布，用胶布固定上，第一次治疗完成。这种对出水泡处的处理，是防止衣裤摩擦出水泡处，增加病人的疼痛。如天气不冷时治疗，出水泡处可以不做任何处理，就用棉花经常擦出水泡处流出的水湿、痰饮、瘀血、沫，第一次治疗完成。第二次用同样的方法治疗。病重选1日2次治疗，10次为1个疗程。病轻可选1日1次治疗，10天为1个疗程。以水湿、痰饮、瘀血、沫，出尽为痊愈标准。

肌萎缩性侧索硬化症

本病是一种原因不明的神经元变性疾患，或与慢性病毒感染、铝代谢、遗传有关，属中医学"痿证"的范畴。

一、诊断要点

起病隐袭，40岁以后发病，男性多见；肌萎缩；颈膨大前角细胞开始受累，手部大小鱼际、骨间肌、蚓状肌萎缩，呈鹰爪状手，开始一侧后累及另一侧，可逐渐累及整个上肢、舌肌、胸锁乳突肌；锥体束受累：双下肢肌力减退，肌张力增加，反射亢进，巴宾斯基征阳性，若发展可出现真性球麻痹；肌电图：延长的双相棘波放电或较大的正相波放电，静止时出现不规则的纤维颤动电位。脑脊液、脊髓 X 线均正常。

二、中医分型

（一）脾肾阳虚

上肢疲软无力，少气懒言或语言不清，形寒肢冷，面白下利，舌淡苔白滑，脉沉弱。

（二）肝肾阳虚

上肢萎软，五心烦热，口干，语言无力，健忘失眠，头晕目眩，颧红目赤，盗汗，舌红少苔，脉细数。

（三）气虚血瘀

周身乏力，肢体萎软无力，少气懒言，舌暗有瘀斑，脉沉细涩。

三、治疗方法

皮肤针、毫针针刺拔罐发泡疗法。

主穴：中脘、下脘、长强、大椎、曲池、合谷、肝俞、命门、足三里、三阴交、肾俞。配穴：脾肾阳虚，加脾俞、至阳；肝肾阴虚，加太冲；气虚血瘀，加气海；上肢肌萎缩，加肩髃、手三里、鱼际、太渊；下肢肌萎缩，加伏兔、风市、环跳、阳陵泉、绝骨。

用皮肤针重扣上肢肌萎缩局部和下肢肌萎缩局部。再用毫针刺入治疗上肢肌萎缩或者是治疗下肢肌萎缩必须选用的主穴中脘、下脘、长强、大椎、曲池、合谷、肝俞、命门、足三里、三阴交、肾俞（全取）、配穴脾俞、至阳、太冲、气海、加肩髃、手三里、鱼际、太渊、伏兔、风市、环跳、阳陵泉、绝骨（根据不同病人的临床症状辨证取穴），得气后，脾肾阳虚选用平补平泻法进行调针；肝肾阴虚选用补法进行调针；气虚血瘀选用泻法进行调针，然后将中脘、下脘、长强、大椎、曲池、肝俞、命门、足三里、三阴交、肾俞、脾俞、气海、肩髃、手三里、伏兔、风市、环跳、阳陵泉穴位上的针拔入罐内，病程时间长，病重留针留罐 1.5 小时；病轻，病程时间短，留针留罐 1 个小时，达到出水泡为止，取下罐和针，用针刺破水泡，让水湿、痰饮、沫（出得多）、瘀血（出得少），排出体外，用消毒后的棉花盖在出水泡处，再在棉花盖上一层纱布，用胶布固定上，第一次治疗完成。这种对出水泡处的处理，是防止衣裤摩擦出水泡处，增加病人的疼痛。如天气不冷时治疗，出水泡处可以不做任何处理，就用棉花经常擦出水泡处流出的水湿、痰饮、瘀血、沫，第一次治疗完成。第二次用同样的方法治疗。病重选 1 日 2 次治疗，10 次为 1 个疗程。病轻可选 1 日 1 次治疗，10 天为 1 个疗程。以水湿、痰饮、瘀血、沫，出尽为痊愈标准。

重症肌无力

　　本病是由神经肌肉间递质功能障碍所致，以骨骼肌易于疲劳为特征的一种疾病。属中医学"痿证"范畴。

一、诊断要点

　　眼表现为眼睑下垂，复视，晨轻暮重；累及表情肌；闭目，露齿；累及咽肌、咬肌：咀嚼无力，声音嘶哑；颈项肌、四肢肌受累：抬头困难，肢体无力；呼吸肌受累：则呼吸困难，重者可因呼吸肌麻痹而死亡；肌无力在运动后加重，休息后减轻，部分病员经休息及药物治疗后仍不能完全恢复，成为永久性肌无力。

疲劳试验：反复活动受累肌群则肌力减弱。新斯的明试验：用新斯的明0.5～1mg，肌肉注射半小时，受累肌群肌力明显恢复，但维持不了多久又恢复了原状；电刺激试验：出现肌无力反应。肌电图：持续用力收缩开始时电位正常，其后波幅及频率逐渐减低。

二、中医分型

（一）脾虚气弱

多见于单纯的眼肌型。眼睑下垂，食欲不振，大便溏稀，舌胖苔薄，脉细弱。

（二）脾肾气阴两虚

表现为全身性肌无力，可见乏力，食欲不振，大便烂软不实，舌尖红，苔干剥，脉细数。

（三）脾肾阳虚

畏寒怕冷，腰膝膶软，颈项软弱，全身乏力，舌淡边有齿痕，苔薄白，脉细弱。

三、治疗方法

皮肤针、毫针针刺拔罐发泡疗法。

主穴：中脘、下脘、内关、血海、三阴交、足三里、气海、脾俞、肾俞、合谷、大椎、命门、长强、哑门、配穴：脾虚气弱，加胃俞、关元；脾肾气阴两虚，加太溪；脾肾阳虚，加阳陵泉；眼肌型，加攒竹、鱼腰、太阳、四白；单纯上眼睑下垂，加阳辅、申脉；球型吞咽困难，加风池、天突、廉泉；咀嚼无力，加下关；发音不清，加廉泉；躯体型，加肩髃、曲池、外关、环跳、风市、阳陵泉、太冲；抬头无力，加风池、天柱、列缺、内关。

用皮肤针重扣中脘、下脘、三阴交、足三里、气海、脾

俞、肾俞、大椎、命门、长强；再毫针刺入皮肤针重扣的穴、
血海、合谷、哑门、配穴胃俞、关元、太溪、阳陵泉、攒竹、
鱼腰、太阳、四白、阳辅、申脉、风池、下关、肩髃、曲池、
外关、环跳、风市、阳陵泉、太冲、风池、天柱、列缺、内关
（根据不同病人的临床症状辨证取穴），得气后，脾虚气弱和脾
肾气阴两虚，选用补泻法进行调针；脾肾阳虚选用平补平泻法
进行调气，然后将中脘、下脘、血海、气海、脾俞、肾俞、大
椎、命门、长强、胃俞、关元、阳陵泉、风池、肩髃、曲池、
外关、环跳、风市、穴位上的针拔入罐内；天突、廉泉穴只拔
罐不针刺。病程时间长，病重留针留罐 1.5 小时，病程时间
短，病轻留针留罐 1 小时，达到出水泡为止，取下罐和针，用
针刺破水泡，让水湿、痰饮、沫（出得多）、瘀血（出得少），
排出体外，用消毒后的棉花盖在出水泡处，再在棉花盖上一层
纱布，用胶布固定上，第一次治疗完成。这种对出水泡处的处
理，是防止衣裤摩擦出水泡处，增加病人的疼痛。如天气不冷
时治疗，出水泡处可以不做任何处理，就用棉花经常擦出水泡
处流出的水湿、痰饮、瘀血、沫，第一次治疗完成。第二次用
同样的方法治疗。病重选 1 日 2 次治疗，10 次为 1 个疗程。
病轻可选 1 日 1 次治疗，10 天为 1 个疗程。以水湿、痰饮、
瘀血、沫，出尽为痊愈标准。

红斑性肢痛症

本病是一种阵发性肢端血管扩张的自主神经病。

一、诊断要点

多见于青年男性，因寒冷而诱发，病程较长；四肢远端发
作性灼痛，皮肤热，肿胀出汗，潮红，局部血管搏动增强，抬
高患肢，寒凉时减轻，数分钟至数小时缓解。

二、中医分型

（一）湿热内阻

病程长而反复发作，皮肤潮红而热，肿胀出，肢体末端灼痛剧烈，遇热加重，遇寒减轻，舌红苔白，脉数。

（二）气虚湿阻

间歇期肢体末端麻木不仁，疼痛不重，舌淡苔白，脉细。

三、治疗方法

三棱针、皮肤针、毫针针刺拔罐发泡疗法。

主穴：十宣、中脘、下脘、肾俞、大椎、曲池、太渊、合谷、内关、足三里、外关、阴陵泉。配穴：上肢加肩髃、肩髎、臑俞；下肢加风市、阳陵泉、委中、殷门、浮郄、昆仑；湿热内阻加列缺；气虚湿阻加三阴交。

先用三棱针刺放十宣穴，用力挤压出血，每日1次，只放3次。再用皮肤针重扣潮红发热、肿胀处，肢体末端灼痛处，然后才用毫针刺入主穴中脘、下脘、肾俞、大椎、曲池、太渊、合谷、内关、足三里、外关、阴陵泉、肩髃、肩髎、臑俞、风市、阳陵泉、委中、殷门、浮郄、昆仑、列缺、三阴交（根据不同病人的临床症状辨证取穴），得气后，然后将皮肤针重扣过的局部拔上罐；又将中脘、下脘、肾俞、大椎、曲池、足三里、外关、阴陵泉、肩髃、肩髎、臑俞、风市、阳陵泉、委中、殷门、三阴交穴位上的针拔入罐内，病程时间长反复发作留针留罐1.5小时，病程时间短间歇期发病时间长，留针留罐1个小时，达到出水泡为止，取下罐和针，用针刺破水泡，让水湿、痰饮、沫（出得多）、瘀血（出得少），排出体外，用消毒后的棉花盖在出水泡处，再在棉花盖上一层纱布，用胶布固定上，第一次治疗完成。这种对出水泡处的处理，是防止衣裤摩擦出水泡处，增加病人的疼痛。如天气不冷时治疗，出水泡处可以不做任何处理，就用棉花经常擦出水泡处流出的水湿、痰饮、瘀血、沫，第一次治疗完成。第二次用同样的方法治疗。病重选 1 日 2 次治疗，10 次为 1 个疗程。病轻可选 1 日 1 次治疗，10 天为 1 个疗程。以水湿、痰饮、瘀血、沫，出尽为痊愈标准。

第十一章　治疗呼吸系统疾病

感　冒

本病是指上呼吸道感染细菌或病毒所致的疾病。属中医学"感冒"范畴。

一、诊断要点

有明显呼吸道症状，如鼻塞，流涕，打喷嚏，咽干痛，声音嘶哑，干咳；全身症状轻微，如低热，全身不适，头痛，腰背酸痛，乏力；血象无特殊变化，合并感染时白细胞增高。

二、中医分型

（一）风寒型

恶寒重，发热轻，无汗，头痛，肢节酸痛，鼻塞声重，流清涕，喉痒，咳嗽，痰白稀或无痰，口不渴，苔薄白，脉浮紧。

（二）风热型

发热重，微恶风，汗泄不畅，头胀痛，咽痛，口渴思饮，咳嗽，痰黄或白黏，苔薄黄，脉浮数。

（三）暑湿型

身热，微恶风，少汗，肢体酸重或疼痛，头昏重、胀痛，咳嗽痰黏，鼻塞流浊涕，心烦，渴不多饮，脘闷，泛恶欲呕，小溲短赤，苔薄黄而腻，脉濡数。

三、治疗方法

三棱针、毫针针刺拔罐发泡疗法。

主穴：十宣、少商、中脘、大椎、风池、肺俞、合谷、丰隆、内关。配穴：头痛，加太阳、印堂；咳嗽痰多，加天突、列缺；发热，加曲池；食欲减退，便秘或腹泻加足三里。

先用三棱针刺放十宣穴和少商，用力挤压出血，每日1次，只放2次。再用毫针刺入主穴中脘、大椎、风池、肺俞、合谷、丰隆、内关（全取）、配穴太阳、印堂、少商、列缺、曲池（根据不同病人的临床症状辨证取穴）得气后，头痛、咳嗽痰多和发热选用泻法进行调针；食欲减退和便秘选用泻法进行调针，（食欲减退，毫针刺足三里；腹泻选用艾条灸足三里，每次5分钟）。然后将中脘、大椎、风池、肺俞、丰隆、内关、曲池穴位上的针拔入罐内；天突只拔罐不针刺。留针留罐1小时，达到出水泡为止，取下罐和针，用针刺破水泡，让水湿、痰饮、（出得多）、沫、瘀血（出得少），排出体外，用消毒后的棉花盖在出水泡处，再在棉花盖上一层纱布，用胶布固定上，第一次治疗完成。这种对出水泡处的处理，是防止衣裤摩擦出水泡处，增加病人的疼痛。如天气不冷时治疗，出水泡处可以不做任何处理，就用棉花经常擦出水泡处流出的水湿、痰饮、瘀血、沫，第一次治疗完成。第二次用同样的方法治疗。病重选1日2次治疗，10次为1个疗程。病轻可选1日1次治疗，10天为1个疗程。以水湿、痰饮、瘀血、沫，出尽为痊愈标准。

肺炎链球菌性肺炎

本病是由肺炎链球菌引起的肺部渗出性炎变或实变。好发于冬春季，青壮年多见。属于中医"风温"、"咳喘"范畴。

中医独特疗法——针刺拔罐发泡疗法

一、诊断要点

起病急骤，寒战高热，头痛，身痛，咳嗽，咯痰为黏液性痰、血性痰或铁锈色痰。伴有剧烈胸痛，咳嗽，呼吸时加重，呼吸浅促，发绀等，部分病人有消化道症状；起病1～2天内出现患侧呼吸运动减弱，呼吸音减低，伴有细湿啰音或肺实变体征（叩诊浊音，语颤增强等）；化验：血红细胞总数升高，中性粒细胞大多在80％以上，痰培养或涂片可获致病菌；X线：可见大片状炎性阴影，分布和形状与肺叶或肺段一致。

二、中医分型

（一）邪客肺卫

恶寒无汗，身热面赤，咳嗽，痰白或黄，胸闷，舌苔薄，脉浮数。

（二）痰热蕴肺

高热烦渴，汗出，咳嗽胸痛，痰中带血或铁锈色痰，鼻煽气粗，舌红苔黄，脉洪数。

（三）肺灼阴伤

咽干口渴不欲饮，咳嗽，闷热，手足心热，舌红苔少，脉细数。

（四）阳气虚脱

面白汗出，四肢厥冷，气短，脉细微。

三、治疗方法

三棱针、针刺拔罐发泡疗法。

主穴：中脘、肾俞、合谷、内关、肺俞、足三里、大椎、风池、少商、十宣、丰隆。配穴：邪客肺卫，加风门；痰热蕴肺，加曲池；肺灼阴伤，加太溪、脾俞、三焦俞；阳气虚脱，加气海、关元。

先用三棱针刺放十宣穴和少商，用力挤压出血，每日 1 次，只放 2 次。再用毫针刺入主穴中脘、肾俞、合谷、内关、肺俞、足三里、大椎、风池、少商（全选取）、配穴风门、曲池、太溪、脾俞、三焦俞、气海、关元（根据不同病人的临床症状辨证取穴），得气后，邪客肺卫和痰热壅肺选用泻法进行调针；肺灼阴伤选用平补平泻法进行调针；阳气虚脱选用补法进行调针，然后将中脘、肾俞、肺俞、足三里、大椎、风池、曲池、脾俞、三焦俞、气海、关元穴位上的针拔入罐内，病重留针留罐 1.5 小时，病轻留针留罐 1 小时，达到出水泡为止，取下罐和针，用针刺破水泡，让水湿、痰饮、沫、瘀血（都出得多），排出体外，用消毒后的棉花盖在出水泡处，再在棉花盖上一层纱布，用胶布固定上，第一次治疗完成。这种对出水泡处的处理，是防止衣裤摩擦出水泡处，增加病人的疼痛。如天气不冷时治疗，出水泡处可以不做任何处理，就用棉花经常擦出水泡处流出的水湿、痰饮、瘀血、沫，第一次治疗完成。第二次用同样的方法治疗。病重选 1 日 2 次治疗，10 次为 1 个疗程。病轻可选 1 日 1 次治疗，10 天为 1 个疗程。以水湿、痰饮、瘀血、沫，出尽为痊愈标准。

支气管哮喘

支气管哮喘是在支气管高反应状态下由变应原或其他因素引起的广泛气道狭窄的疾病，其临床特点为间歇发作，往往经治疗缓解或自行缓解。属中医学的"哮证"范畴。

一、诊断要点

常突然发作，可先有鼻痒、流涕，继而干咳，呼吸困难，端坐呼吸，胸部膨满，肺下界下降，呼吸音延长，可听到明显的哮鸣音。如心率明显增快，出现发绀和奇脉，常提示病情较严重。哮喘发作时间自数小时至数日。哮喘持续时间 24 小时以上，一般处理不能缓解，称哮喘持续状态。患者表现严重呼吸困难、大汗、衰弱，以至呼吸衰竭，须及时抢救；X线肺部检查正常或充气过度，可有纹理增粗，有时可见支气管黏液嵌塞阴影；重症哮喘发作时可有氧分压（PaO_2）降低，伴二氧化碳分压（$PaCO_2$）降低，pH正常或稍高，如 $PaCO_2$ 增高，常提示严重气道阻塞和通气衰竭。

二、中医分型

（一）寒饮伏肺

遇寒触发，胸膈满闷，呼吸急促，或喉中痰鸣，咳痰稀白，初起多兼恶寒发热，头痛无汗，舌淡红苔白滑，脉浮紧。

（二）痰热遏肺

喘急胸闷，喉中哮鸣，声高息涌，痰黄质稠，咯出不爽，或伴发热口渴，舌质红苔黄腻，脉滑数。

（三）脾肺气虚

咳喘气短，动则加剧，咳声低怯，痰多清稀，自汗畏风，神疲乏力，食少便溏，舌红苔薄白，脉濡细。

（四）肺肾阴虚

短气而喘，咳嗽痰少，头晕耳鸣，口干咽燥，潮热盗汗，舌红苔少，脉细数。

三、治疗方法

毫针针刺拔罐发泡疗法。

主穴：上脘、中脘、肺俞、大椎、定喘、合谷、天突、内关、丰隆、足三里、肾俞、膻中。配穴：咳嗽，加尺泽、少商、太渊；痰多，加脾俞；肾虚，加关元、太溪。

毫针刺入主穴肺俞、大椎、定喘、合谷、内关、丰隆、足三里、肾俞、配穴尺泽、少商、太渊、中脘、关元、太溪（根据不同病人的临床症状辨证取穴），得气后，咳嗽痰多选用泻法进行调针，肾虚选用补法进行调针，然后将肺俞、大椎、定喘、丰隆、足三里、肾俞、中脘、关元、穴位上的针拔入罐内；天突、上脘、中脘、膻中穴位只拔罐不针刺。病程时间长，病重留针留罐 1.5 小时，病程时间短，病轻留针留罐 1 小时，达到出水泡为止，取下罐和针，用针刺破水泡，让水湿、痰饮、沫、瘀血（都出得多），排出体外，用消毒后的棉花盖在出水泡处，再在棉花盖上一层纱布，用胶布固定上，第一次治疗完成。这种对出水泡处的处理，是防止衣裤摩擦出水泡处，增加病人的疼痛。如天气不冷时治疗，出水泡处可以不做任何处理，就用棉花经常擦出水泡处流出的水湿、痰饮、瘀血、沫，第一次治疗完成。第二次用同样的方法治疗。病重选 1 日 2 次治疗，10 次为 1 个疗程。病轻可选 1 日 1 次治疗，10 天为 1 个疗程。以水湿、痰饮、瘀血、沫，出尽为痊愈标准。

天突穴只针不拔罐或者只拔罐不针，天突穴如果只用针刺就留针 30 分钟。

支气管炎

支气管炎有急、慢性之分。急性支气管炎是由于感染病毒、细菌或因烟尘微粒等物理、化学物质刺激支气管黏膜而引起。慢性支气管炎可由急性支气管炎转化而来，也可因支气管哮喘、支气管扩张等疾病，使支气管分泌物引流不畅，血液循环供给不充分或气管周围组织纤维增生而形成。属中医学"咳嗽"、"喘证"、"痰饮"等范畴。

一、诊断要点

(一) 急性支气管炎

多发于冬春季感冒之后，初为干咳，以后咳少量黏黄脓痰，可伴气急、胸闷；呼吸音较粗糙，偶闻少量干、湿啰音；X 线：多正常，有时见双肺纹理增粗。血白细胞计数稍增高。

（二）慢性支气管炎

以咳嗽、咳痰为主要症状或伴有喘息，每年发病持续 3 个月，连续 2 年以上；排除具有咳嗽、咳痰、喘息症状的其他疾患；分类：单纯型：符合慢性支气管炎诊断标准，具有咳嗽、咳痰两项症状。喘息型：符合慢性支气管炎诊断标准。具有喘息症状，并经常或多次出现哮鸣音。

二、中医分型

（一）急性支气管炎

1. 风寒束肺　发热恶寒，头痛身痛，咳嗽，痰白稀，鼻塞流涕，苔薄白，脉浮。

2. 风热犯肺　身热咳嗽，胸闷喘憋，痰黄白黏，口渴思饮，苔薄黄，脉浮数。

3. 燥热伤肺　干咳无痰或痰少而黏，咳出不爽或痰中带血，鼻燥咽干，舌尖红苔薄黄，脉浮数。

（二）慢性支气管炎

1. 痰湿阻肺　久咳痰多，痰稀白易咳出，胸满气短，纳呆腹胀，乏力便溏，苔白腻，脉滑或濡。

2. 肝火灼肺　咳嗽气逆，阵阵发作，痰少而黏，不易咯出，甚至则痰中带血，伴胸胁胀痛，口干咽痒，舌边尖红苔薄黄，脉弦数。

3. 肺肾阴虚　干咳无痰或痰少而黏，或痰中带血，口干咽燥，五心烦热，颧赤盗汗，形体消瘦，舌红少苔，脉细数。

4. 脾肾阳虚　咳嗽气喘，动则尤甚，痰液清稀，面色苍白，形寒肢冷，气短懒言，纳呆便溏，腰膝酸软，或兼面肢轻浮，小便不利、舌淡胖苔薄白或白腻，脉沉细。

三、治疗方法

毫针针刺拔罐发泡疗法。

主穴：膻中、上脘、中脘、天突、合谷、内关、尺泽、太渊、丰隆、列缺、定喘、肺俞、大椎、鱼际、丰隆、脾俞、肾俞、足三里。配穴：风寒束肺，加风池；风热犯肺加曲池；燥热伤肺，加风门；痰湿阻肺，加大杼；肝火灼肺，加肝俞、支沟、行间；肺肾阴虚，加太溪；脾肾阳虚，加关元。

毫针刺入主穴天突（选天突穴针刺治疗，效果显著。留针半小时，调针手轻，要特别小心。技术不过硬，最好不选针刺，选拔罐发泡，留罐时间和其他穴位上的时间一样）、合谷、内关、尺泽、太渊、丰隆、列缺、定喘、肺俞、大椎、鱼际、丰隆、脾俞、肾俞、足三里，配穴风池、风门、曲池、大杼、膻中、太溪、关元、肝俞、支沟、行间穴位（根据不同病人的临床症状辨证取穴），得气后，然后将肾俞、脾俞、关元、足三里、肺俞、大椎、丰隆、定喘、风池、风门、曲池、大杼、膻中、肝俞穴位上的针拔入罐内，风寒束肺、风热犯肺、痰湿阻肺，选用泻法调针；燥热伤肺、肝火灼肺选用平补平泻法进行调针；肺肾阴虚、脾肾阳虚选用补法进行调针，然后将丰隆、定喘、肺俞、大椎、风池、曲池、脾俞、肝俞、肾俞、关元、足三里穴位上的针拔入罐内，膻中、上脘、中脘穴，只选拔罐不针刺。病程时间长，病重留针留罐1.5小时，病程时间短，病轻留针留罐1小时，达到出水泡为止，取下罐和针，用针刺破水泡，让水湿、痰饮、沫、瘀血（都出得多），排出体外，用消毒后的棉花盖在出水泡处，再在棉花盖上一层纱布，用胶布固定上，第一次治疗完成。这种对出水泡处的处理，是防止衣裤摩擦出水泡处，增加病人的疼痛。如天气不冷时治疗，出水泡处可以不做任何处理，就用棉花经常擦出水泡处流出的水湿、痰饮、瘀血、沫，第一次治疗完成。第二次用同样的方法治疗。病重选1日2次治疗，10次为1个疗程。病轻可选1日1次治疗，10天为1个疗程。以水湿、痰饮、瘀血、沫，出尽为痊愈标准。

慢性阻塞性肺气肿

本病系指肺脏终末支气管远端部分膨胀及过度充气，导致肺组织弹性减退和容积增大。与中医学"咳喘"、"痰饮"、"肺胀"等病证类似。

一、诊断要点

起病缓慢，有慢性支气管炎、支气管哮喘等病史；咳嗽、咯痰，进行性呼吸困难，早期仅在劳动，登楼时发生，继之走路甚至休息时亦有气急，冬春季节加重；胸廓呈桶状胸，肋间隙增宽，叩诊呈过清音，心浊音界缩小，肝浊音界下移，心音遥远，呼吸音延长；X线：肺野透亮度增加，肺周围血管减少、变细，横膈低平，肋间隙增宽，心呈垂直位。肺功能：最大通气量低于正常预计值的 80%，残气占肺总量 35% 以上，第 1 秒肺活量＜60%。

二、中医分型

（一）脾虚痰盛

咳嗽痰多，痰黏或呈泡沫状，喘促气短，倦怠乏力，纳呆脘痞，舌淡苔白，脉沉滑。

（二）肺肾两虚

喘促日久，呼多吸少，气不得续，咳声低微，动则喘剧，白痰如沫，咳吐不利，舌淡或暗，苔白，脉沉细。

（三）痰热蕴肺

咳嗽喘憋，痰黄黏稠，胸满，舌红苔黄腻，脉滑数。

三、治疗方法

毫针针刺拔罐发泡疗法。

主穴：膻中、上脘、中脘、天突、太渊、列缺、脾俞、心俞、肾俞、肺俞、丰隆、胃俞、足三里。配穴：脾虚痰盛，加三焦俞；肺肾两虚，加太溪、气海；痰热蕴肺，加尺泽。

　　膻中、上脘、中脘、天突穴只拔罐不针刺，与其他穴位拔罐留的时间一样长。毫针刺入主穴太渊、列缺、脾俞、心俞、肾俞、肺俞、丰隆、胃俞、足三里、三焦俞、太溪、气海、尺泽。（根据不同病人的临床症状辨证取穴）得气后，脾虚痰盛选用平补平泻法进行调针；肺肾两虚选用补法进行调针；痰热蕴肺选用泻法进行调针，然后将脾俞、心俞、肾俞、肺俞、丰隆、胃俞、足三里、三焦俞、气海、尺泽穴位上的针拔入罐内，病程时间长，病重留针留罐 1.5 小时；病程时间短，病轻留针留罐 1 小时，达到出水泡为止，取下罐和针，用针刺破水泡，让水湿、痰饮、瘀血（出得多）、沫（出得少），排出体外，用消毒后的棉花盖在出水泡处，再在棉花盖上一层纱布，用胶布固定上，第一次治疗完成。这种对出水泡处的处理，是防止衣裤摩擦出水泡处，增加病人的疼痛。如天气不冷时治疗，出水泡处可以不做任何处理，就用棉花经常擦出水泡处流出的水湿、痰饮、瘀血、沫，第一次治疗完成。第二次用同样的方法治疗。病重选 1 日 2 次治疗，10 次为 1 个疗程。病轻可选 1 日 1 次治疗，10 天为 1 个疗程。以水湿、痰饮、瘀血、沫，出尽为痊愈标准。

第十二章 治疗心血管系统疾病

高血压病

本病是一种临床常见的以体循环动脉血压升高为主的综合征。属中医学"头痛"、"眩晕"等病范畴。

一、诊断要点

（一）临床分期

1. Ⅰ、Ⅱ期　Ⅰ期：血压达到确诊高血压水平（成人收缩压160毫米汞柱或以上，或舒张压95毫米汞柱以上）临床无心、脑、肾并发症表现。Ⅱ期：血压达到确诊高血压水平，并有下列各项中1项者：体检：X线、心电图或超声检查见有左心室肥大；眼底检查见有眼底动脉普遍或局部变窄；蛋白尿和（或）血浆肌酐浓度轻度升高。

2. Ⅲ期　血压达到确诊高血压水平，并有下列各项中1项者：脑血管意外或高血压脑病；左心衰竭；肾衰竭；眼底出血或渗出；高血压病的特殊临床表现：高血压脑病因血压骤升、脑血管痉挛、颅内压增高出现剧烈痛、眩晕、眼花、肢体麻木、精神错乱、恶心、呕吐、抽搐甚至昏迷、或暂时性偏瘫，半身感觉障碍，失语；高血压危象：因全身细小动脉暂时性强烈痉挛，导致血压急剧升高，出现剧烈头痛，耳鸣眼花、恶心、呕吐、心悸，暂时性失眠，甚至出现肺水肿、心绞痛。

二、中医分型

(一) 肝火上炎

眩晕，头胀痛，面赤烦急，口苦，便干溲赤，舌红苔黄，脉弦滑。

(二) 阴虚阳亢

头痛，眩晕耳鸣，心悸口干腰膝酸软，五心烦热，舌嫩红少苔，脉细数。

(三) 肾精不足

眩晕耳鸣，精神萎靡，失眠健忘，腰膝酸软。偏阴虚：五心烦热，舌红少苔，脉细数。偏阳虚：畏寒肢冷，舌淡，脉沉细无力。

三、治疗方法

三棱针、毫针针刺拔罐发泡疗法。

主穴：十宣、上脘、中脘、下脘、曲池、合谷、内关、足三里、三阴交、百会、大椎、风池、肾俞、脾俞、心俞、阳陵泉。配穴：肝火上炎，加太阳、风府、行间；阴虚阳亢，加阳陵泉、悬钟、通里、神门、太冲、人迎；肾精不足，加太溪、复溜、阴陵泉、血海、关元。

先用三棱针刺放十宣穴，用力挤压出血，每日1次，只放3次(不能超过3次)。毫针刺入主穴曲池、合谷、内关、足三里、三阴交、百会、大椎、风池、肾俞、脾俞、心俞、阳陵泉(全取)、配穴太阳、风府、行间、阳陵泉、悬钟、通里、神门、太冲、太溪、复溜、阴陵泉、血海、关元(根据不同病人的临床症状辨证取穴)，得气后，肝火上炎选用泻法进行调针；阴虚阳亢选用平补平泻法进行调针；肾精不足选用补法进行调针，然后将曲池、足三里、三阴交、大椎、风池、肾俞、脾俞、心俞、阳陵泉、阴陵泉、血海、关元穴位上的针拔入罐内，上脘、中脘、下脘、人迎穴位只拔罐，不针刺。对患高血压年限较长者留针留罐1.5小时，对患高血压年限较短者留针留罐1个小时，达到出水泡为止，取下罐和针，用针刺破水泡，让水湿、痰饮、沫（出得多）、瘀血（出得少），排出体外，用消毒后的棉花盖在出水泡处，再在棉花盖上一层纱布，用胶布固定上，第一次治疗完成。这种对出水泡处的处理，是防止衣裤摩擦出水泡处，增加病人的疼痛。如天气不冷时治疗，出水泡处可以不做任何处理，就用棉花经常擦出水泡处流出的水湿、痰饮、瘀血、沫，第一次治疗完成。第二次用同样的方法治疗。病重选1日2次治疗，10次为1个疗程。病轻可选1日1次治疗，10天为1个疗程。以水湿、痰饮、瘀血、沫，出尽为痊愈标准。

高脂血症和高脂蛋白血症

本病是各种原因引起人体脂类代谢类代谢异常，造成血浆中胆固醇或甘油三酯等血脂成分高于正常，属中医学"痰浊"、"瘀血"等范畴。

一、诊断要点

血清胆固醇或甘油三酯水平超过正常值。40岁以下者＞4.14mmol/L，甘油三酯＞1.25mmol/L，40岁以上者＞5.7mmol/L，甘油三酯＞1.8mmol/L；除外继发性高脂血症：糖尿病、肾病综合征、尿毒症、甲状腺功能减退、胰腺炎、某些梗阻性黄疸、多发性骨髓瘤、红斑狼疮及某些药物影响等。

二、中医分型

（一）虚证

1. 脾肾阳虚　面色苍白，乏力神倦，畏寒肢冷，纳减便溏，甚则五更泄泻，溲短肢肿，舌淡胖有齿痕，脉沉细弱。

2. 肝肾阴虚　头晕耳鸣，腰膝酸软，咽干少寐，颧红盗汗，五心烦热，遗精，舌红少苔，脉细数。

(二) 实证

1. 痰浊内阻　胸闷脘痞，头晕头胀，纳呆便溏，肢体沉重，苔白腻，脉弦滑。若化热则见烦躁易怒，头胀痛，胸满便干，苔黄腻，脉滑数。

2. 气滞血瘀　胁胀烦急，心悸胸闷，胸痛彻引肩背，舌暗，脉涩。

三、治 疗 方 法

三棱针、毫针针刺拔罐发泡疗法。

主穴：十宣、上脘、中脘、下脘、膻中、百会、四神聪、风池、曲池、足三里、悬钟、太冲、合谷、内关、丰隆、肾俞、肝俞、三阴交。配穴：虚证，加脾俞；实证，加外关。

先用三棱针刺放十宣穴，用力挤压出血，每日 1 次，只放 3 次（不能超过 3 次）。毫针刺入主穴百会、四神聪、风池、曲池、足三里、悬钟、太冲、合谷、内关、丰隆、肾俞、肝俞、三阴交、脾俞、外关（根据不同病人的临床症状辨证取穴），得气后，虚证选用补法进行调针；实证选用泻法进行调针，然后将风池、曲池、足三里、丰隆、肾俞、肝俞、三阴交、脾俞、外关穴位上的针拔入罐内；上脘、中脘、下脘、膻中穴位，只选拔罐不针刺。病重留针留罐 1.5 小时，病轻留针留罐 1 个小时，达到出水泡为止，取下罐和针，用针刺破水泡，让水湿、痰饮、沫、瘀血（都出得多），排出体外，用消毒后的棉花盖在出水泡处，再在棉花盖上一层纱布，用胶布固定上，第一次治疗完成。这种对出水泡处的处理，是防止衣裤摩擦出水泡处，增加病人的疼痛。如天气不冷时治疗，出水泡处可以不做任何处理，就用棉花经常擦出水泡处流出的水湿、痰饮、瘀血、沫，第一次治疗完成。第二次用同样的方法治疗。病重选 1 日 2 次治疗，10 次为 1 个疗程。病轻可选 1 日 1 次治疗，10 天为 1 个疗程。以水湿、痰饮、瘀血、沫，出尽为痊愈标准。

冠状动脉粥样硬化性心脏病

本病是指冠状动脉粥样硬化所致心肌缺血、缺氧性疾病。中医学中的"胸痹"、"胸痛"等症中有类似的描述。

一、诊断要点

多为过度劳累、情绪激动、饱食、受寒等诱发；突发胸骨体上段、中段后的压榨性、闷胀性、窒息性疼痛，可向左肩臂或小指、无名指放射，经休息或含服硝酸甘油数分钟后缓解；偶有疼痛时，血压升高；化验：血胆固醇、甘油三酯及 β-脂蛋白可增高；心电图检查：发作时呈缺血型 ST-T 改变，或运动负荷试验阳性，缓解期或休息时心电图可正常；诊断有困难者可考虑选择性冠状动脉造影。

二、中医分型

（一）实证

1. 心血瘀阻　胸部刺痛，固定不移，入夜尤甚，舌紫暗，脉沉涩。

2. 痰浊痹阻　胸闷如窒而痛，痰白黏量多，倦怠身重，纳呆脘闷，苔浊腻，脉滑。

3. 阴寒凝滞　胸闷彻痛，遇寒尤甚，胸闷心悸，面色苍白，四肢厥冷，苔白，脉沉细。

（二）虚证

1. 气阴两虚　胸闷隐痛，遇劳加重，心悸，气短懒言，头晕目眩，舌偏红或有齿痕，脉细弱无力或结代。

2. 阳气虚衰　胸痛彻背，胸闷气短，心悸自汗，畏寒肢冷，腰酸尿频，面色苍白，爪甲色淡或青紫，舌淡，脉沉细或微欲绝。

（三）重症

1. 心阳欲脱　面色紫，指甲青紫，大汗淋漓，四肢厥冷，脉微欲绝。

2. 水气凌心　心悸胸憋，喘促不得卧，咳嗽血痰，肢体浮肿，小便短少，舌紫暗，苔白腻，脉促或疾。

三、治疗方法

皮肤针、毫针针刺拔罐发泡疗法。

主穴：中脘、下脘、内关、心俞、完骨、命门、膻中、神封、灵墟、三阴交、膺窗、乳中、玉堂、神藏、足三里、肾俞、丰隆、气海。配穴：实证，加间使、厥阴俞、巨阙、郄门；虚证，加膈俞；重证，加关元、巨阙、人中。

先用皮肤针针刺左侧膻中、神封、神藏、灵墟、膺窗、乳中、玉堂穴，然后将皮肤针针刺过这些穴位立新拔罐，留罐时间和其他穴位一样发泡；或者是先将毫针刺入这些穴位拔上罐子，和其他穴位留罐留针时间一样长；在将毫针刺入主穴中脘、下脘、内关、心俞、完骨、命门、三阴交、足三里、肾俞、丰隆、气海。配穴间使、厥阴俞、巨阙、郄门、膈俞、关元、巨阙（根据不同病人的临床症状辨证取穴）得气后，实证选用泻法进行调针；虚证选用补法进行调针；重证有些穴位选用强刺穴位法，然后将中脘、下脘、内关、心俞、命门、三阴交、足三里、肾俞、丰隆、气海、厥阴俞、膈俞、关元、穴位上的针拔入罐内。病程时间长，病重留针留罐1.5小时，病程时间短，病轻者留针留罐1个小时，达到出水泡为止，取下罐和针，用针刺破水泡，让水湿、痰饮、沫、瘀血（都出得多），排出体外，用消毒后的棉花盖在出水泡处，再在棉花盖上一层纱布，用胶布固定上，第一次治疗完成。这种对出水泡处的处理，是防止衣裤摩擦出水泡处，增加病人的疼痛。如天气不冷时治疗，出水泡处可以不做任何处理，就用棉花经常擦出水泡处流出的水湿、痰饮、瘀血、沫，第一次治疗完成。第二次用同样的方法治疗。病重选 1 日 2 次治疗，10 次为 1 个疗程。病轻可选 1 日 1 次治疗，10 天为 1 个疗程。以水湿、痰饮、瘀血、沫，出尽为痊愈标准。

附　针刺拔罐发泡疗法治胸痹心痛病 80 例临床报告

《中国实用现代临床医学》1997）

从 1985 年以来，用针刺拔罐发泡疗法治疗胸痹心痛病 80 例，有效率 100％，收到了较好的效果。

1. 临床资料　80 例中，男 55 例，女 25 例；年龄 40～65 岁。80 例均经心电图检查确诊。

2. 治疗方法　取穴：合谷、内关、神门、足三里、完骨、三阴交，（鸠尾、膻中、神封、膺窗、神藏）。针刺入穴后，根据不同的年龄和病情，选用不同的手法进行调针，然后将括号内穴位上的针拔入罐内，留 1 小时左右，达到出水泡为止，取下罐和针，用针刺破水泡，第二天用同样的方法继续拔出水泡，一直拔到水出尽为止。10 天为 1 个疗程，1 天 1 次，可根据病人的年龄、病情轻重、承受的能力、出水情况、选择治疗时间。出水泡处的处理：用 75％酒精经常涂擦，用消毒后的纱布盖住出水泡处。

3. 疗效观察　80 例中，治疗前心电图诊断，治疗后心电图复查，恢复正常或有所改善，各种不同临床症状明显消失或者痊愈。显效 55 例，有效 25 例，总有效率为 100％。

4. 讨论　神门为手少阴心经脉原穴，主心、脑、血脉、神志疾患，有宁心安神通络之功效。完骨，是足少阳，足太阳之会，能定志宁神；足三里能通调全身经脉之气血，增益正气，合谷是手阳明大肠经穴，是治疗诸病要穴；内关是手厥阴心包经穴，也是治疗诸病要穴。故针刺神门、内关为主，佐以完骨、足三里、合谷、三阴交，再辨证分别加配心脏局部周围穴位针刺拔罐出水泡，正如许叔重说："痹，湿病也"，完全符合中医理论根据，是一种特殊的非药物疗法，具有简、便、廉、验、见效快的特点。

心脏神经官能症

本病是由于神经调节失常所引起的正常心血管功能紊乱，在病理解剖上无器质性病变。

一、诊断要点

呼吸困难、心悸、疲倦、心前区痛、眩晕、多汗、失眠等，每于劳累过度，换气及精神紧张时加重。多发于体力劳动过少的青壮年，以女性为多。心脏检查：可发现心搏较强烈，偶有期前收缩或 1～2 级收缩期杂音，心率加快。心电图示暂时性 T 波低平，窦性心动过速。

二、中医分型

（一）心胆气虚

患者善惊易恐，心悸怔忡，坐卧不宁，失眠，多梦易醒，恶闻声响，舌淡红，苔薄黄，脉细弦。

（二）心脾两虚

心悸健忘，失眠，多梦易醒，疲乏无力，纳呆食少，面色无华，舌淡，苔薄白，脉细弱。

（三）心肾不交

心烦胸闷，心悸，失眠多梦，头晕目花，记忆力减退，五心烦热，咽干口燥，盗汗，遗精阳痿，舌红苔少，脉细弦。

（四）肝郁化火

胸闷胁痛，性暴易怒，口干口苦，嘈杂嗳气，舌红苔白腻，脉弦滑。

三、治疗方法

毫针针刺拔罐发泡疗法。

主穴：中脘、下脘、神门、合谷、内关、三阴交、心俞、气海、血海、脾俞、肾俞、足三里。配穴：心胆气虚，加胆俞、三焦俞；心脾两虚，加膈俞；心肾不交，加太溪；肝郁化火，加肝俞、太冲、丰隆。

毫针刺入主穴中脘、下脘、神门、合谷、内关、三阴交、心俞、气海、血海、脾俞、肾俞（全取）、配穴胆俞、三焦俞、膈俞、太溪、肝俞、太冲、丰隆（根据不同病人的临床症状辨证取穴）得气后，心胆气虚、心脾两虚选用补法进行调针；心肾不交选用平补平泻法进行调针；肝郁化火选用泻法进行调针，然后将中脘、下脘、三阴交、心俞、气海、血海、脾俞、肾俞、胆俞、三焦俞、膈俞、肝俞、丰隆穴位上的针拔入罐内，病重留针留罐1.5小时，病轻留针留罐1个小时，达到出水泡为止，取下罐和针，用针刺破水泡，让水湿、痰饮、沫、瘀血（都出得多），排出体外，用消毒后的棉花盖在出水泡处，再在棉花盖上一层纱布，用胶布固定上，第一次治疗完成。这种对出水泡处的处理，是防止衣裤摩擦出水泡处，增加病人的疼痛。如天气不冷时治疗，出水泡处可以不做任何处理，就用棉花经常擦出水泡处流出的水湿、痰饮、瘀血、沫，第一次治疗完成。第二次用同样的方法治疗。病重选1日2次治疗，10次为1个疗程。病轻可选1日1次治疗，10天为1个疗程。以水湿、痰饮、瘀血、沫，出尽为痊愈标准。

慢性肺源性心脏病

本病是由于肺、胸廓或肺动脉的慢性病变导致肺动脉高压、右心负荷过重造成右心室扩大或肥厚，最后导致右心功能不全的一种心脏病。属中医学"咳嗽"、"哮证"、"喘证"、"心悸"、"水肿"和"肺胀"的范畴。

一、诊断要点

（一）右心功能不全

颈静脉怒张，肝大压痛，肝颈回流征（＋），下肢水肿及脉压增高。

（二）肺动脉高压，右室增大

体征：剑突下出现收缩期搏动，肺动脉瓣第二音亢进，二尖瓣区心音较心尖区明显增强或出现收缩期杂音。X线：①右肺下动脉干扩张：横径≥15mm，或右肺下动脉横径与支气管横径比≥1.07；或经动态观察较原右肺下动脉干增宽2mm以上。②肺动脉中段凸出或其高度≥3mm。③肺动脉（中心肺动脉）扩张和外围分支纤细，两者形成鲜明对比。④圆锥部显著凸出（在前斜位45°）或锥高≥7mm。⑤右心室增大。心电图：有相应的改变。

二、中医分型

（一）加重期

1. 肺肾虚外感 发热恶寒，咳嗽痰多，气急胀满，胸闷气短，动则加重，语声低怯，面目浮肿，舌淡苔白，脉浮数。

2. 脾肾阳虚水泛 心悸怔忡，下肢或全身浮肿，畏寒肢冷，脘闷食少，便溏，舌淡苔白滑，脉弦或结代。

3. 痰浊蒙窍 神志恍惚或不清，言语不清，喉中痰鸣，痰塞胸胀，面青肢冷，苔滑，脉滑数。

4. 元阳欲脱 喘急鼻煽，额汗如油，端坐呼吸，心悸烦躁，面青唇紫肢冷，痰鸣，脉浮大无根或见歇止。

（二）缓解期

1. **肺肾气虚**　胸满气短，动则喘息，语声低怯，或面目浮肿，苔白，脉沉弱。

2. **肺肾阴虚**　咳嗽少痰，动则气促，胸满烦躁，五心烦热，舌红少苔，脉沉细。

3. **瘀血阻络**　胸闷气喘，唇青面暗，舌暗有瘀斑，脉涩。

三、治疗方法

毫针针刺拔罐发泡疗法。

主穴：合谷、上脘、中脘、下脘、心俞、肺俞、风池、大椎、关元、膻中、足三里、肾俞、三焦俞、丰隆、内关、三阴交。配穴：肺肾感受外邪，加天突、尺泽、太渊；脾肾阳虚水泛，加脾俞；痰浊蒙窍，加列缺；元阳欲脱，加人中、涌泉；缓解期：肺肾气虚，加气海；肺肾阴虚，加太溪。

毫针刺入主穴上脘、中脘、下脘、膻中（只拔罐，不针刺）、心俞、肺俞、风池、大椎、关元、足三里、肾俞、三焦俞、丰隆、内关、三阴交、合谷（全取）、配穴天突（只拔罐，不针刺）、尺泽、太渊、列缺、人中、涌泉、内关、太溪（根据不同病人的临床症状辨证取穴），得气后，肺肾虚感受外邪和痰浊蒙窍选用泻法进行调针；脾肾阳虚和肺肾气虚选用平补平泻法进行调针；元阳欲脱和肺肾阴虚选用补法进行调针，然后将合谷、心俞、肺俞、风池、大椎、关元、足三里、肾俞、三焦俞、丰隆、内关、三阴交穴位上的针拔入罐内，病重留针留罐1.5小时，病轻留针留罐1个小时，达到出水泡为止，取下罐和针，用针刺破水泡，让水湿、痰饮、瘀血（出得多）、沫（出得少），排出体外，用消毒后的棉花盖在出水泡处，再在棉花盖上一层纱布，用胶布固定上，第一次治疗完成。这种对出水泡处的处理，是防止衣裤摩擦出水泡处，增加病人的疼痛。如天气不冷时治疗，出水泡处可以不做任何处理，就用棉花经常擦出水泡处流出的水湿、痰饮、瘀血、沫，第一次治疗

完成。第二次用同样的方法治疗。病重选 1 日 2 次治疗，10
次为 1 个疗程。病轻可选 1 日 1 次治疗，10 天为 1 个疗程。
以水湿、痰饮、瘀血、沫，出尽为痊愈标准。

慢性心力衰竭

本病系指心脏或心脏外疾病致心脏负荷过重、心肌收缩力
减弱、心排血量减少而不能满足身体代谢的需要，使血液及体
液在体内淤积的一组临床综合征。属于中医学"心悸"、"怔
忡"、"水肿"、"咳喘"、"虚劳"等范畴。

一、诊断要点

（一）左室衰竭

轻者有劳力性呼吸困难，随病情加重，休息时亦出现端坐
呼吸及夜间阵发性呼吸困难；咳出泡沫样浆液痰，痰中可带血
或咯血，声音嘶哑；心尖搏动移向左下方，第一心音减低，肺
动脉第二音亢进，心率加快，心尖部可闻及收缩期杂音，两肺
底湿啰音，或有干啰音或哮鸣音，发绀。

（二）右室衰竭

上腹部饱胀或胀痛，食欲不振，甚则恶心、呕吐；呼吸困
难，尿少；唇甲发绀，颈静脉怒张，肝大有压痛，肝颈回流征
阳性；全身性水肿，以身体下垂部位明显，重者可有胸、腹
水；心界向双侧扩大，剑突下方搏动明显，三尖瓣区有收缩期
杂音，重的可出现舒张期奔马律；双侧心室衰竭。开始时以一
侧为重，由左心室衰竭发展到右室衰竭，出现右室衰竭后肺淤
血症状可比前减轻。

（三）辅助检查

X 线：显示心脏大小及搏动衰弱，肺淤血和肺水肿；心电
图：左右房室肥大及心律失常；静脉压测定：右室衰竭时增
高；循环时间测定：左室衰竭、臂到舌时间延长，臂到肺时间

不延长；右室衰竭，臂到肺、臂到舌时间均延长。

二、中医分型

（一）心气不足，肝气郁结

心悸气短，劳而引发，自汗乏力，肋下痞块，颧赤唇暗。舌暗红，苔薄白，脉细弱、涩或结代。

（二）气阴两虚，脉络瘀阻

心悸气短，动则加重，头晕、心烦热，喜冷，盗汗，肋下痞块，颧赤唇暗，舌红或有瘀斑，脉细数。

（三）心脾两虚，肺气不降

心悸，咳嗽喘息，面色㿠白，肢冷酸胀，溲短便溏，舌淡苔白，脉沉细迟。

（四）阳虚水泛，上凌心肺

心悸、咳逆倚息不得卧，面色青灰，张口抬肩，烦躁鼻煽，溲短肢肿，大汗肢厥，脉沉细欲绝。

三、治疗方法

毫针针刺拔罐发泡疗法。

主穴：中脘、下脘、脾俞、肾俞、合谷、内关、间使、少府、郄门、曲泽、气海、血海、足三里、膻中、双侧日月。配穴：心气不足、肝气郁结，加太冲、章门、肝俞；气血两虚、脉络瘀阻，加关元，归来；心脾两虚、肺气不降，加天枢；阳虚水泛、上凌心肺，加水分、中极、曲骨。

用毫针刺入主穴脾俞、肾俞、合谷、内关、间使、少府、郄门、曲泽、气海、血海、足三里、配穴太冲、章门、肝俞、关元、归来、天枢、水分、中极、曲骨（根据不同病人的临床症状辨证取穴），得气后，心气不足、肝气郁结选用泻法进行调针；气血两虚、脉络瘀阻选用平补平泻法进行调针；心脾两虚、肺气不降选用补法进行调针；阳虚水泛、上凌心肺选用泻法进行调针，然后将脾俞、肾俞、气海、血海、足三里、太冲、章门、肝俞、关元，归来、水分、中极穴位上的针拔入罐内；中脘、下脘、膻中、双侧日月穴位（只拔罐，不针刺）。病重留针留罐1.5小时左右，达到出水泡为止，取下罐和针，用针刺破水包，让水湿、痰饮、瘀血（出得多）、沫（出得少），排出体外，用消毒后的棉花盖在出水泡处，再在棉花盖上一层纱布，用胶布固定上，第一次治疗完成。这种对出水泡处的处理，是防止衣裤摩擦出水泡处，增加病人的疼痛。如天气不冷时治疗，出水泡处可以不做任何处理，就用棉花经常擦出水泡处流出的水湿、痰饮、瘀血、沫，第一次治疗完成。第二次用同样的方法治疗。病重选1日2次治疗，10次为1个疗程。病轻可选1日1次治疗，10天为1个疗程。以水湿、痰饮、瘀血、沫，出尽为痊愈标准。

阵发性心动过速

本病是一组快速的心律失常，较常见的有阵发性室上性心动过速、阵发性室性心动过速、心房颤动、心房扑动。属中医学"心悸"、"怔忡"、"昏厥"等范畴。

一、诊断要点

阵发性室上性心动过速：突发突止且反复发作，心律在160～220次/分，伴心悸、胸闷、头晕，无血压下降及休克，按压颈动脉窦或眼球等刺激迷走神经常常可终止发作；心律绝对规则，脉细数规则，心音常呈钟摆律；心电图示：心律规则，P波形态与窦性心律者不同，P波常与前一心动周期T波重叠而不易分辨，QRS波群形态正常，发作时ST段可下降，T波低平或倒置。

阵发性室性心动过速：发作时常有胸闷、心绞痛，甚则心源性休克；心率150～250次/分，可见显著的颈静脉搏动，第一心音强弱不等；心电图 QRS 波群宽大畸形，时限≥0.12 秒，节律可略不规则。T 波常与 QRS 主波方向相反。

心房颤动：阵发性发作，心室率不快时症状可不明显，心率增快时有心悸、气短、乏力、头晕；听诊时心律绝对不规则，心音强弱不等，脉短促；心电图：P 波消失，代之大小不等、形态不一的 F 波，频率在此 350～600 次/分，QRS 波群不规则。

心房扑动：发作时心悸、心前区不适，可伴有眩晕或昏厥；心率：120～180 次/分，规则，压迫颈静脉窦可使心率暂时减慢；心电图：P 波消逝，代之以大小形态一致的 F 波，频率在 250～350 次/分，心室律规则或随房室传导阻滞程度不同而有别，常呈 2：1 或 4：1 传导。

二、中医分型

（一）气血不足

心悸而烦，动而引发或加重，气短自汗，神疲乏力，面白无华，唇淡眩晕，失眠多梦。舌淡红，脉弱或结代。

（二）惊扰心神

惊悸胆怯，善惊易恐，甚则坐卧不安，多梦易醒，苔薄白，脉弦数。

（三）阴虚火旺

心悸不宁，心烦少寐，腰酸耳鸣，五心烦热，口干眩晕，舌红少苔，脉细数。

（四）痰火扰心

心悸时作，痰多胸闷，烦躁口干，便干溲黄，苔黄腻，脉弦数。

（五）阳虚水停

心下动悸，眩晕，气短喘满，渴不欲饮，脘闷吐涎，面色苍白，形寒肢冷，小溲短少，舌淡苔白滑，脉沉细滑。

（六）心血瘀阻

心悸不安，胸闷或刺痛，剧则汗出，时作时止，舌质暗，或见瘀斑，脉细涩，或见结代。

三、治 疗 方 法

毫针针刺拔罐发泡疗法

主穴：膻中、中脘、下脘、脾俞、合谷、内关、心俞、肾俞、神藏、屋翳、膺窗、天溪、乳根、气海、血海。配穴：心气不足加膈俞；阴虚火旺加太溪；心血瘀阻加大陵、巨阙；痰火扰心加丰隆。

毫针刺入主穴合谷、内关、心俞、肾俞、脾俞、气海、血海（全取）、配穴膈俞、太溪、大陵、巨阙、丰隆（根据不同病人的临床症状辨证取穴），得气后，气血不足选用补法进行调针；阴虚火旺选用平补平泻法进行调针，心血瘀阻、痰火扰心选用泻法进行调针，然后将心俞、肾俞、脾俞、血海、气海、膈俞、丰隆穴位上的针拔入罐内，中脘、下脘、神藏、屋翳、膺窗、天溪、乳根穴位只拔罐，不针刺。经常发病者留针留罐 1.5 小时，达到出水泡为止，取下罐和针，用针刺破水泡，让水湿、痰饮、瘀血（出得多）、沫（出得少），排出体外，用消毒后的棉花盖在出水泡处，再在棉花盖上一层纱布，用胶布固定上，第一次治疗完成。这种对出水泡处的处理，是防止衣裤摩擦出水泡处，增加病人的疼痛。如天气不冷时治疗，出水泡处可以不做任何处理，就用棉花经常擦出水泡处流出的水湿、痰饮、瘀血、沫，第一次治疗完成。第二次用同样的方法治疗。病重选 1 日 2 次治疗，10 次为 1 个疗程。病轻可选 1 日 1 次治疗，10 天为 1 个疗程。以水湿、痰饮、瘀血、沫，出尽为痊愈标准。

病态窦房结综合证

本病因窦房结缺血、炎症、纤维化或坏死，导致起搏功能或冲动的传出发生障碍，产生一系列心律失常，可伴不同程度的心、脑、肾供血不足症状，甚至发生猝死。中医学中"胸痹"、"心悸"、"晕厥"、"迟脉证"中可有类似描述。

一、诊断要点

以脑、心、肾等供血不足所引起的一系列临床症状为主。间歇性或持续性心动过缓，重者可发作阿-斯综合征、心绞痛、心力衰竭或休克；阵发性心房纤颤史；阿托品试验或异丙肾上腺素试验阳性；心电图：持续性心动过缓、窦房传导阻滞或窦性停搏，阵发性快速心房纤颤。

二、中医分型

（一）气虚痰阻

短气懒言，乏力自汗，胸闷痰多，眩晕，恶心，舌淡，脉沉迟或无力。

（二）阳虚夹痰

畏寒胸闷，胸痛固定，小溲清长，舌暗淡，或有瘀斑，脉沉迟或涩。

（三）阴虚内热

心悸盗汗，失眠多梦，烦急易怒，口干颧红，舌红少苔，脉细或数。

三、治疗方法

毫针针刺拔罐发泡疗法。

主穴：中脘、下脘、上脘、脾俞、百会、心俞、间使、大椎、通里、合谷、内关、关元、大陵、丰隆。配穴：气虚痰阻，加气海；阳虚夹痰，加膻中；阴虚内热，加神门、太溪。

毫针刺入主穴脾俞、百会、心俞、间使、大椎、通里、合谷、内关、关元、大陵、丰隆。配穴气海、膻中、神门、太溪（根据不同病人的临床症状辨证取穴），得气后，气虚痰阻和阳虚夹痰选用泻法进行调针；阴虚内热选用平补平泻法进行调针，然后将脾俞、心俞、大椎、通里、关元、丰隆、气海穴位上的针拔入罐内；中脘、下脘、上脘、膻中穴位，只拔罐不针刺。病重留针留罐 1.5 小时，达到出水泡为止，取下罐和针，用针刺破水泡，让水湿、痰饮、瘀血（出得多）、沫（出得少），排出体外，用消毒后的棉花盖在出水泡处，再在棉花盖上一层纱布，用胶布固定上，第一次治疗完成。这种对出水泡处的处理，是防止衣裤摩擦出水泡处，增加病人的疼痛。如天气不冷时治疗，出水泡处可以不做任何处理，就用棉花经常擦出水泡处流出的水湿、痰饮、瘀血、沫，第一次治疗完成。第二次用同样的方法治疗。病重选 1 日 2 次治疗，10 次为 1 个疗程。病轻可选 1 日 1 次治疗，10 天为 1 个疗程。以水湿、痰饮、瘀血、沫，出尽为痊愈标准。

第十三章 治疗消化系统疾病

贲门失弛缓症

本病是食管下端及贲门神经肌肉功能失常所致的贲门不能弛缓，食管张力和蠕动减低的食管扩张。属中医"噎膈"的范畴。

一、诊断要点

起病多缓慢，常为情绪波动或进食冷饮、辛辣所诱发；胸骨下部或剑突下疼痛，进食有梗噎感，吞咽困难，可有消瘦，但无恶病质，食管扩张可引起干咳，呃逆、声嘶；食管钡餐造影：显示贲门附近钡剂通过困难，食管下端黏膜光滑整齐，食管显著扩张，波动消失。

二、中医分型

（一）痰气互结

咽中梗阻，吞咽困难，口干咽燥，受情绪影响而波动，苔腻脉弦。

（二）瘀血内阻

进食吞咽困难，食下复吐，胸膈疼痛，甚则水饮难下，大便秘，形体消瘦，肌肤枯燥，舌红少津，脉细涩。

（三）津亏热结

吞咽涩痛、汤水可下，固体难咽，胸闷脘痞、口干咽燥、五心烦热，体瘦，舌红苔薄脉细数。

（四）阳气虚弱

饮食不下，缠绵不愈，面白神疲，形寒气短，泛吐清涎、面浮足肿，舌淡苔白脉细弱。

三、治疗方法

三棱针、毫针针刺拔罐发泡疗法。

主穴：十宣、中脘、下脘、上脘、脾俞、双侧日月、合谷、内关、巨阙、公孙、丰隆、足三里、三阴交。配穴：痰气互结，加人迎、廉泉；瘀血内阻，加膈俞、血海；津亏热结，加照海、太溪；阳气虚弱，加关元、气海。

先用三棱针刺放十宣穴，用力挤压出血，每日1次，只放3次（不能超过3次）。然后再用毫针刺入主穴中脘、下脘、上脘、脾俞、合谷、内关、巨阙、公孙、丰隆、足三里、三阴交。配穴人迎、廉泉、膈俞、血海、照海、太溪、关元、气海（根据不同病人的临床症状辨证取穴），得气后，痰气互结、瘀血内阻选用泻法进行调针；津亏热结选用平补平泻法进行调针；阳气虚弱选用补法进行调针，然后将脾俞、丰隆、足三里、三阴交、膈俞、血海、关元、气海穴位上的针拔入罐内；双侧日月、人迎、廉泉穴位，只拔罐不针刺。病重留针留罐1.5小时，达到出水泡为止，取下罐和针，用针刺破水泡，让水湿、痰饮、瘀血（出得多）、沫（出得少），排出体外，用消毒后的棉花盖在出水泡处，再在棉花盖上一层纱布，用胶布固定上，第一次治疗完成。这种对出水泡处的处理，是防止衣裤摩擦出水泡处，增加病人的疼痛。如天气不冷时治疗，出水泡处可以不做任何处理，就用棉花经常擦出水泡处流出的水湿、痰饮、瘀血、沫，第一次治疗完成。第二次用同样的方法治疗。病重选1日2次治疗，10次为1个疗程。病轻可选1日1

次治疗，10 天为 1 个疗程。以水湿、痰饮、瘀血、沫，出尽为痊愈标准。

急性胃炎

本病是指各种原因所致的急性胃黏膜炎性变化。临床上一般分为急性单纯性胃炎、急性化脓性胃炎、急性感染性胃炎、急性腐蚀性胃炎、急性糜烂性胃炎。属中医"呕吐"或"胃脘痛"范畴。

一、诊断要点

由于酗酒，刺激性食物及药物引起，有上腹部不适、疼痛，食欲减退，恶心呕吐，一般不很严重；食物中毒所致，症状轻重不一，多在食后数小时至 24 小时内发病，中上腹部不适、疼痛，甚至绞痛、食欲减退、恶心呕吐，可伴急性水样腹泻，严重者可有发热、失水、酸中毒、休克等中毒症状，体检上中腹及脐周有轻压痛，肠鸣音亢进；由解热镇痛药如阿司匹林、吲哚美辛（消炎痛）、肾上腺皮质激素和应激状态等引起，多见上消化道出血，呕血，黑便，出血量大，可发生低血容量休克，伴有上腹疼痛，食欲减退，头晕；胃镜下可见胃黏膜充血，水肿，黏液增多，表面有灰黄色渗出物，少数可见到黏膜大面积糜烂，浅表溃疡和出血。

二、中医分型

（一）寒湿犯胃

突发胃痛，恶寒喜暖，得热痛减，口干不渴，吐泻清稀，苔薄白，脉弦紧。

（二）食滞伤胃

脘腹胀痛、嗳腐吞酸，拒按，吐泻后胀痛得减，舌苔厚腻，脉滑。

（三）肝气犯胃

胃脘胀痛、连及两胁，嗳气频繁，苔薄白，脉沉弦。

（四）肝胃湿热

胃脘灼痛，痛势急迫，心烦口渴，吐泻频作，泛酸嘈杂、口苦，舌红苔黄腻，脉弦滑。

（五）瘀血内停

胃脘疼痛，固定拒按，食后痛甚，吐血便黑，舌暗苔白，脉涩。

三、治 疗 方 法

三棱针、毫针针刺拔罐发泡疗法。

主穴：十宣、中脘、下脘、上脘、脾俞、双侧日月、合谷、内关、足三里、公孙、三阴交。配穴：寒湿犯胃，加阴陵泉；食滞伤胃，加梁门、天枢；肝气犯胃，加阳陵泉、肝俞；肝胃湿热加内庭；瘀血内停，加膈俞、血海。

先用三棱针刺放十宣穴，用力挤压出血，每日1次，只放3次（不能超过3次）。然后再用毫针刺入主穴中脘、下脘、上脘、脾俞、合谷、内关、足三里、公孙、三阴交。配穴阴陵泉、梁门、天枢、阳陵泉、肝俞、内庭、膈俞（根据不同病人的临床症状辨证取穴），得气后，寒湿犯胃、肝胃湿热选用平补平泻法进行调针；食滞伤胃、肝气犯胃、瘀血内停选用泻法进行调针，然后将中脘、下脘、上脘、脾俞、足三里、三阴交、阴陵泉、阳陵泉、肝俞、膈俞穴位上的针拔入罐内；双侧日月穴位，只选拔罐不针刺。病程时间长病重，留针留罐1.5小时，病程时间短病轻，留针留罐1小时，达到出水泡为止，取下罐和针，用针刺破水泡，让水湿、痰饮、瘀血、沫（都出得多），排出体外，用消毒后的棉花盖在出水泡处，再在棉花盖上一层纱布，用胶布固定上，第一次治疗完成。这种对出水泡处的处理，是防止衣裤摩擦出水泡处，增加病人的疼痛。如天气不冷时治疗，出水泡处可以不做任何处理，就用棉花经常擦出水泡处流出的水湿、痰饮、瘀血、沫，第一次治疗完成。第二次用同样的方法治疗。病重选 1 日 2 次治疗，10 次为 1 个疗程。病轻可选 1 日 1 次治疗，10 天为 1 个疗程。以水湿、痰饮、瘀血、沫，出尽为痊愈标准。

慢 性 胃 炎

本病是指由于不同病因引起的胃黏膜慢性炎症或萎缩性病变。属中医"胃脘痛"范畴。

一、诊断要点

饭后饱胀，嗳气，可有食欲减退，恶心，少有呕吐。胆汁反流者常有明显的上腹部不适或疼痛，食后为重，可伴恶心和胆汁性呕吐。萎缩性胃炎者有贫血，消瘦，舌炎，舌萎缩，腹泻等表现；钡餐造影：肥厚性胃炎可见黏膜皱襞肥大，萎缩性胃炎可见黏膜皱襞变浅，消失，胃排空时间缩短；胃镜及活组织检查：浅表性胃炎，胃黏膜充血，红白相间，以红象为主，稠性黏液附着于黏膜；黏膜水肿，活检可见黏膜呈卡他性改变，伴有渗出、出血、糜烂；肥厚性胃炎：黏膜色调幽暗，失去光泽，皱襞粗大，松软，黏膜增厚，呈结节状。活检：皱襞粗大肥厚，炎症浸润黏膜间质细胞，腺体大量增生；萎缩性胃炎：黏膜呈灰红、灰白色，皱襞变细，平坦；黏膜下血管显露。活检可见黏膜皱襞变薄；炎症浸润黏膜下层，腺体大部消失。

二、中医分型

（一）肝胃不和

胃脘作痛，胁胀，呃逆吞酸，多情志不舒时犯病，大便不畅，舌苔薄白，脉弦滑。

（二）脾胃阳虚

胃脘隐痛，喜按喜暖，吞酸呃逆，神疲面黄，便溏，苔滑舌淡，脉虚沉缓。

（三）胃阴不足

食欲不振，口干舌燥，烦热便干，苔少质红，脉细数。

（四）瘀血内阻

脘痛经久，痛有定处，拒按，呕血黑便，舌暗苔白，脉涩。

（五）胃热夹滞

胃脘胀痛，吞酸嘈杂，口臭，面赤，口舌生疮，苔黄厚，脉滑数。

三、治疗方法

三棱针、毫针针刺拔罐发泡疗法。

主穴：中脘、内关、足三里、胃俞、肝俞、脾俞、三阴交、下脘。配穴：肝胃不和加太冲、行间；脾胃阳虚加气海；胃阴不足加太溪；瘀血内阻加血海、膈俞；胃热夹滞加天枢、内庭。

先用三棱针刺放十宣穴，用力挤压出血，每日 1 次，只放 3 次（不能超过 3 次）。然后再用毫针刺入主穴（全取），配穴（根据不同病人的临床症状辨证取穴）得气后，肝胃不和选用平补平泻法进行调针；脾胃阳虚、胃阴不足选用补法进行调针；瘀血内阻、胃热夹滞选用泻法进行调针，然后将中脘、足三里、胃俞、肝俞、脾俞、三阴交、下脘、太冲、气海、太溪、血海、膈俞、天枢、穴位上的针拔入罐内，病程时间长，留针留罐 1.5 小时，达到出水泡为止，取下罐和针，用针刺破水泡，让水湿、痰饮（出得多）、瘀血、沫（出得少），排出体外，用消毒后的棉花盖在出水泡处，再在棉花盖上一层纱布，用胶布固定上，第一次治疗完成。这种对出水泡处的处理，是防止衣裤摩擦出水泡处，增加病人的疼痛。如天气不冷时治疗，出水泡处可以不做任何处理，就用棉花经常擦出水泡处流出的水湿、痰饮、瘀血、沫，第一次治疗完成。第二次用同样的方法治疗。病重选1日2次治疗，10次为1个疗程。病轻可选1日1次治疗，10天为1个疗程。以水湿、痰饮、瘀血、沫，出尽为痊愈标准。

胃神经官能症

本病系由高级神经功能紊乱所引起的胃功能性障碍。属中医"肝胃不和"的范畴。

一、诊断要点

与精神应激和情绪有关；进食后呕吐，无恶心，吐后即可进食。上腹痛，恶心，呕吐，可吐出胆汁，伴食欲不振。反复发作连续性嗳气，因吞下大量气体常可使腹胀加重。胸骨后发闷，咽下困难。幽门痉挛可致剧烈上腹痛。

二、中医分型

（一）肝胃不和

嗳气、吞酸、呕吐、胸胁闷胀，苔薄白，脉弦。

（二）胃气上逆

呃逆，嗳气，呕吐频繁，胸胁胀痛，胃脘作痛，苔白厚，脉弦。

（三）肝脾不和

脘部胀满，胁肋胀痛，嗳气，矢气较多，便溏，遇怒加重，舌淡苔白，脉弦细。

三、治疗方法

三棱针、毫针针刺拔罐发泡疗法。

主穴：三棱针、中脘、内关、足三里、公孙、合谷、太冲、胃俞、脾俞、胆俞、三阴交。配穴：肝胃不和，加太溪；胃气上逆，加上脘；肝脾不和，加肝俞。

先用三棱针刺放十宣穴，用力挤压出血，每日1次，只放2次（不能超过3次）。毫针刺入主穴上脘、中脘、双侧日月、内关、足三里、公孙、合谷、太冲、胃俞、三阴交、脾俞、配穴太溪、上脘、肝俞（根据不同病人的临床症状辨证取穴），得气后，肝胃不和、肝脾不和选用平补平泻法进行调针；胃气上逆选用泻法进行调针，然后将中脘、足三里、胃俞、三阴交、脾俞、上脘、肝俞穴位上的针拔入罐内，留针留罐1.5小时，达到出水泡为止，取下罐和针，用针刺破水泡，让水湿、痰饮（出得多）、瘀血、沫（出得少），排出体外，用消毒后的棉花盖在出水泡处，再在棉花盖上一层纱布，用胶布固定上，第一次治疗完成。这种对出水泡处的处理，是防止衣裤摩擦出水泡处，增加病人的疼痛。如天气不冷时治疗，出水泡处可以不做任何处理，就用棉花经常擦出水泡处流出的水湿、痰饮、瘀血、沫，第一次治疗完成。第二次用同样的方法治疗。病重选1日2次治疗，10次为1个疗程。病轻可选1日1次治疗，10天为1个疗程。以水湿、痰饮、瘀血、沫，出尽为痊愈标准。

胃、十二指肠溃疡

本病是常见的消化道疾病，其形成与酸性胃液的消化作用有密切关系，为胃肠道与胃液接触部位的慢性溃疡。属中医学"胃脘痛"范畴。

一、诊断要点

慢性反复发作的上腹部疼痛，周期性发作，有典型的节律性疼痛、胃小弯溃疡多于餐后30分钟至2小时疼痛，逐渐消失，于下次餐后重现，十二指肠溃疡多于空腹时疼痛，进食后消失。伴有恶心、嗳气、反酸。发作期可有上腹部压痛；并发症有：急性穿孔：突然上腹疼痛，难以忍受，伴呕恶，烦躁不安。体检有上腹部板样强直，伴明显压痛与反跳痛。X线透视可见膈下游离气体。出血：呕血或黑便、伴面色苍白，昏厥、脉速及出冷汗，出血后疼痛减轻。幽门梗阻：餐后上腹饱胀，嗳气、反酸，每日或数日呕吐食物，吐后痛减。体检时有胃蠕动波及振水声；胃液分析：胃溃疡胃酸分泌可正常或降低，十二指肠球部溃疡胃酸增多，最大游离酸分泌量（MAO）>40毫当量/毫克。（正常 10.1～34.6 毫当量/毫克）。钡餐造影：可见龛影及黏膜皱襞集中等直接征象。激惹或变形等直接征象又仅作参考。胃镜检查：可见圆形或椭圆形底部平整、边缘整齐溃疡。

二、中医分型

（一）脾胃虚寒

胃疼，喜暖喜按，饥时疼痛，得食则缓，舌淡苔白，脉沉细。

（二）肝胃不和

脘腹疼痛、纳少嗳气，泛酸呕恶，苔白腻、脉弦。

（三）胃阴不足

胃脘疼痛，嘈杂灼热，口干心烦，舌红苔少，脉虚数。

（四）瘀血内阻

脘痛剧烈，痛处不移，肢寒多汗，食后痛甚，黑便，舌暗苔白、脉涩。

（五）胃中蕴热

胃脘灼痛，食入痛重，喜冷饮，口干烦躁，便秘溲赤，吞酸、舌红苔黄腻，脉弦数。

三、治疗方法

三棱针、毫针针刺拔罐发泡疗法。

主穴：十宣、中脘、下脘、内关、足三里、合谷、胃俞、三阴交、脾俞、双侧日月、膈俞、丰隆。配穴：脾胃虚寒，加梁门、建里；肝胃不和，加肝俞、太冲；胃阴不足，加梁丘、太溪、阴陵泉；瘀血内阻，加血海；胃中蕴热，加天枢。

先用三棱针刺放十宣穴，用力挤压出血，每日1次，只放3次。毫针刺入主穴中脘、下脘、内关、足三里、合谷、胃俞、三阴交、脾俞、双侧日月、膈俞、丰隆（全取）、梁门、建里、肝俞、太冲、梁丘、太溪、阴陵泉、血海、天枢（根据不同病人的临床症状辨证取穴），得气后，脾胃虚寒、胃阴不足选用补法进行调针；肝胃不和选用平补平泻法进行调针；瘀血内阻、胃中蕴热选用泻法进行调针，然后将中脘、下脘、足三里、胃俞、三阴交、脾俞、膈俞、丰隆、梁门、建里、肝俞、阴陵泉、血海穴位上的针拔入罐内；双侧日月穴位，只拔罐不针刺。病重留针留罐1.5小时，达到出水泡为止，取下罐和针，用针刺破水泡，让水湿、痰饮（出得多）、瘀血、沫（出得少），排出体外，用消毒后的棉花盖在出水泡处，再在棉花盖上一层纱布，用胶布固定上，第一次治疗完成。这种对出水泡处的处理，是防止衣裤摩擦出水泡处，增加病人的疼痛。如天气不冷时治疗，出水泡处可以不做任何处理，就用棉花经常擦出水泡处流出的水湿、痰饮、瘀血、沫，第一次治疗完成。第二次用同样的方法治疗。病重选1日2次治疗，10次为1个疗程。病轻可选1日1次治疗，10天为1个疗程。以水湿、痰饮、瘀血、沫，出尽为痊愈标准。

胃　下　垂

本病指站立时胃小弯切迹低于髂嵴连线以下，十二指肠球部向左偏移之症。属中医"腹胀"、"嗳气"等范畴。

一、诊断要点

本病患者多为瘦长体形，可伴眩晕、心悸、直立性低血压、昏厥等症；轻度胃下垂无症状，重者可有腹胀、腹痛、恶心、呕吐、腹泻便秘交替出现的症状。上腹部可扪及强烈主动脉搏动，食后叩诊胃下极可下移至盆腔，同时有肝、肾内脏下垂；胃肠钡餐造影，立位胃小弯切迹低于髂嵴连线水平，张力减退，十二指肠壅滞。

二、中医分型

(一) 中气下陷

脘腹重坠、胀满，食后胀重，平卧可缓，食少纳呆，面黄声低，气短，舌淡苔白，脉沉无力。

(二) 胃肠停饮

脘腹胀满，水走肠间漉漉有声，恶心，呕吐清涎，喜暖畏寒，背寒如掌大，苔白滑，脉弦细。

(三) 肝胃不和

胸胃胀满，气怒则重，呃逆嗳气，吞酸，郁闷，善太息，苔薄，脉弦。

三、治疗方法

艾条灸、毫针针刺拔罐发泡疗法。

主穴：下脘、中脘、胃俞、足三里、脾俞、梁门、气海、关元、肝俞、涌泉、合谷、内关、肾俞、三焦俞。配穴：中气下陷，加百会；胃肠停饮，加幽门、阴陵泉、肓俞、天枢；肝胃不和，加行间。

先用毫针刺入主穴下脘、中脘、胃俞、足三里、脾俞、梁门、气海、关元、肝俞、涌泉、合谷、内关。配穴百会、加幽门、阴陵泉、肓俞、天枢、行间（根据不同病人的临床症状辨证取穴），得气后，中气下陷选用补法进行调针；胃肠停饮选用泻法进行调针；肝胃不和选用平补平泻法进行调针，然后将下脘、中脘、胃俞、足三里、脾俞、梁门、气海、关元、肝俞、肾俞、三焦俞、阴陵泉穴位上的针拔入罐内，病重留针留罐1.5小时，达到出水泡为止，取下罐和针，用针刺破水泡，让水湿、痰饮（出得多）、瘀血、沫（出得少），排出体外，用消毒后的棉花盖在出水泡处，再在棉花盖上一层纱布，用胶布固定上，第一次治疗完成。这种对出水泡处的处理，是防止衣裤摩擦出水泡处，增加病人的疼痛。如天气不冷时治疗，出水泡处可以不做任何处理，就用棉花经常擦出水泡处流出的水湿、痰饮、瘀血、沫，第一次治疗完成。第二次用同样的方法治疗。病重选1日2次治疗，10次为1个疗程。病轻可选1日1次治疗，10天为1个疗程。水湿、痰饮、瘀血、沫出尽后，足三里、脾俞、肾俞、气海、关元、肝俞、涌泉穴位，再用艾条灸，1日1次治疗，10天为1个疗程。

胃黏膜脱垂症

本病系指胃窦部黏膜松弛，时而脱入幽门管所致。在中医学"腹痛"、"血证"、"呕吐"病证中有类似描述。

一、诊断要点

无周期性和节律性的发作性上腹痛，进食及服碱性药物后不能缓解，有时进食后及右侧位时加重；以黑便常见的上消化道出血，出血前可伴有恶心、呕吐；有持续性上腹痛、呕吐等幽门梗阻症状；消化不良症状：嗳气、反酸、腹胀；钡剂造影：幽门管增宽，其中可见脱垂黏膜皱纹，胃蠕动增强，十二指肠底部呈现残缺阴影，如在球底中央，使球部呈"香蕈状"变形，可见不同程度的幽门梗阻。

二、中医分型

(一) 脾胃气虚

上腹隐痛，喜按喜暖，面黄乏力，倦怠消瘦，食少纳呆，舌淡苔白，脉沉细。

(二) 肝胃郁热

上腹灼痛，嘈杂，反酸，呕吐，口苦咽干，胁肋胀满，急躁易怒，苔薄白，脉弦。

(三) 胃阴不足

胃脘灼痛，口燥咽干，饥不欲食，呃逆脘痞，干呕便秘，舌红少苔，脉弦细。

三、临床症状

出血：黑便多见，偶有吐血，上腹疼痛，痛有定处，舌暗苔白，脉涩；噎膈：上腹疼痛，恶心呕吐，呕吐剧烈，吐后觉舒。

四、治疗方法

三棱针、毫针针刺拔罐发泡疗法、艾条灸。

主穴：十宣、上脘、中脘、足三里、合谷、内关、大陵、梁门、三阴交、胃俞、脾俞、肝俞、肾俞。配穴：肝胃郁热，加太冲；胃阴不足，加建里。

先用三棱针刺放十宣穴，用力挤压出血，每日1次，只放3次。毫针刺入主穴上脘、中脘、足三里、合谷、内关、大陵、梁门、三阴交、胃俞、脾俞、肝俞、肾俞、太冲、建里（根据不同病人的临床症状辨证取穴），得气后，肝胃郁热选用泻法进行调针；胃阴不足选用平补平泻法进行调针，然后将上脘、中脘、足三里、三阴交、胃俞、脾俞、肝俞、肾俞穴位上的针拔入罐内，病重留针留罐1.5小时，病轻留针留罐1小时，达到出水泡为止。取下罐和针，用针刺破水泡，让水湿、痰饮、瘀血（出得多）、沫（出得少），排出体外，用消毒后的棉花盖在出水泡处，再在棉花盖上一层纱布，用胶布固定上，第一次治疗完成。这种对出水泡处的处理，是防止衣裤摩擦出水泡处，增加病人的疼痛。如天气不冷时治疗，出水泡处可以不做任何处理，就用棉花经常擦出水泡处流出的水湿、痰饮、瘀血、沫，第一次治疗完成。第二次用同样的方法治疗。病重选1日2次治疗，10次为1个疗程。病轻可选1日1次治疗，10天为1个疗程。以水湿、痰饮、瘀血、沫出尽为痊愈标准。最后再用艾条灸上脘、中脘、合谷、足三里、三阴交。

急 性 肠 炎

本病系夏秋季因进食刺激性食物、暴饮暴食、腹部受凉或进腐败食物引起肠道急性炎症。属中医"泄泻"范畴。

一、诊 断 要 点

起病急，于进食致病食物数小时至24小时发病。腹痛腹泻，多时每日可达数10次，黄水样便，可带泡沫或少量黏液，脐周腹痛及压痛，可伴恶心，呕吐，食欲不振。全身症状：发热头痛，呕吐频繁可致脱水，电解质紊乱，重者可出现休克；白细胞计数：轻度增加。便常规：外观：黄色水样有黏液；镜检：少量黏液及红、白细胞。

二、中 医 分 型

（一）湿热泻

腹痛即泻，泻下急迫，泻后痛减，粪黄臭秽，肛门灼热，烦热口渴、苔黄腻，脉濡数。

（二）寒湿泻

腹泻肠鸣，大便清稀，胸闷纳少，或兼发热恶寒，头痛身痛，苔薄白，脉濡缓。

（三）伤食泻

腹痛胀满，泻后痛减，便臭腐败，嗳腐纳差，苔垢浊，脉滑。

三、治 疗 方 法

三棱针、毫针针刺拔罐发泡疗法。

主穴：十宣、天枢、上巨虚、胃俞、足三里、大椎、中脘、下脘、合谷、肝俞、脾俞、胆俞、内关。配穴：湿热型，加阳陵泉；寒湿型，加曲池、风池；饮食所伤，加下巨虚。

先用三棱针刺放十宣穴，用力挤压出血，每日1次，只放2次。然后用毫针刺入主穴天枢、上巨虚、胃俞、足三里、大椎、中脘、下脘、合谷、肝俞、脾俞、胆俞、内关、配穴阳陵泉、曲池、风池、下巨虚（根据不同病人的临床症状辨证取穴），得气后，湿热型选用泻法进行调针；寒湿型选用平补平泻法进行调针；饮食所伤选用补法进行调针，然后将上巨虚、胃俞、足三里、大椎、中脘、下脘、肝俞、脾俞、胆俞、阳陵泉、曲池、风池、下巨虚穴位上的针拔入罐内，病重留针留罐1.5小时，病轻留针留罐1小时，达到出水泡为止。取下罐和针，用针刺破水泡，让水湿、痰饮、沫、瘀血（都出得多），排出体外，用消毒后的棉花盖在出水泡处，再在棉花盖上一层纱布，用胶布固定上，第一次治疗完成。这种对出水泡处的处理，是防止衣裤摩擦出水泡处，增加病人的疼痛。如天气不冷时治疗，出水泡处可以不做任何处理，就用棉花经常擦出水泡处流出的水湿、痰饮、瘀血、沫，第一次治疗完成。第二次用同样的方法治疗。病重选1日2次治疗，10次为1个疗程。病轻可选1日1次治疗，10天为1个疗程。以水湿、痰饮、瘀血、沫出尽为痊愈标准。

慢 性 肝 炎

本病是指由病毒、药物或其他原因引起的肝脏炎症，其病程超过 6 个月以上者，可确诊为肝炎。本病主要包括慢性迁延性肝炎和慢性活动性肝炎，属中医学"胁痛"、"黄疸"、"癥瘕"等范畴。

一、诊断要点

迁延性肝炎：病程一般在 6 个月以上，具有下列 3 项者，可确诊；经常反复出现症状：乏力，肝区痛，腹胀、食欲不振等；肝脏肿大，伴有压痛或偶见黄疸；肝功能检查结果不正常。

慢性活动性肝炎：病程超过 1 年，经常或反复出现症状，如明显的食欲减退、乏力，关节痛，时有发热等，体力下降，并在下列 4 项中至少有 1 项持续或反复发作者，可确诊；肝脏明显肿大，压痛显著或硬度有明显改变。可伴蜘蛛痣；无其他原因解释的脾脏逐渐肿大；出现黄疸；肝功能检查有明显阳性结果。如絮状试验强阳性，血小板减少，血清丙种球蛋白增高，白蛋白减少等。

二、中医分型

（一）湿热未清

口苦口臭，恶心厌油，纳呆腹胀，右胁胀痛，大便黏滞，苔黄腻脉弦。

（二）肝胃不和

胸胁胀满，嗳气吞酸，消化不良，食欲不振，苔薄白，脉沉弦。

（三）脾虚湿滞

身倦乏力，食欲不振，腹胀肠鸣，便溏，苔薄白腻质淡边有齿痕，脉沉缓。

（四）气血两虚

面白无华，倦怠乏力，心悸气短、肢冷纳呆，经少不调，舌淡苔白，脉弱。

（五）脾肾两虚

腰膝酸软，肢冷便溏，神倦腿肿，带下清稀，舌淡苔白，脉沉无力。

（六）肝肾阴虚

头晕耳鸣，咽干口燥，五心烦热，心烦失眠，右胁隐痛，劳后尤甚，腰酸腿软，舌红少津，苔少，脉沉弱细。

（七）瘀血痞积

面色晦暗，胁痛，朱砂掌明显，右腹痞硬，舌暗红有瘀斑，脉沉弱细涩。

三、治疗方法

毫针针刺拔罐发泡疗法。

主穴：上脘、中脘、下脘、合谷、内关、胃俞、肝俞、胆俞、脾俞、三焦俞。配穴：湿热未清，加阴陵泉；肝胃不和，加膈俞；脾虚湿滞，加足三里；气血两虚，加气海；脾肾两虚，加肾俞；肝肾阴虚，加太溪；瘀血痞积，加血海。

毫针刺入主穴上脘、中脘、下脘、合谷、内关、胃俞、肝俞、胆俞、脾俞、三焦俞、配穴阴陵泉、膈俞、足三里、气海、肾俞、太溪、血海（根据不同病人的临床症状辨证取穴），得气后，将上脘、中脘、下脘、胃俞、肝俞、胆俞、脾俞、三焦俞、阴陵泉、膈俞、足三里、气海、肾俞、血海穴位上的针拔入罐内，病重留针留罐1.5小时，病轻留针留罐1小时，达到出水泡为止。取下罐和针，用针刺破水泡，让水湿、痰饮、沫、瘀血（都出得多），排出体外，用消毒后的棉花盖在出水泡处，再在棉花盖上一层纱布，用胶布固定上，第一次治疗完成。这种对出水泡处的处理，是防止衣裤摩擦出水泡处，增加病人的疼痛。如天气不冷时治疗，出水泡处可以不做任何处理，就用棉花经常擦出水泡处流出的水湿、痰饮、瘀血、沫，第一次治疗完成。第二次用同样的方法治疗。病重选 1 日 2 次治疗，10 次为 1 个疗程。病轻可选 1 日 1 次治疗，10 天为 1 个疗程。以水湿、痰饮、瘀血、沫出尽为痊愈标准。

慢 性 肠 炎

本病系非特异性细菌感染引起，多是由于急性食物中毒，沙门氏菌感染后及机体抵抗力降低，肠功能紊乱而致。属中医"泄泻"范畴。

一、诊断要点

有急性肠炎史，因延误治疗或内在原因致使迁延不愈中反复发作；发作时出现肠炎症状、腹部压痛。病久可有营养不良；粪检：镜下可见白细胞、红细胞与少量脓细胞。结肠镜检：除外其他特异性肠炎。

二、中医分型

（一）脾胃虚弱

大便溏泻，食谷不化，脘闷不舒，食欲不振，面黄乏力，舌淡苔白，脉缓。

（二）脾肾阳虚

五更泄泻，完谷不化，脐腹冷痛，肠鸣，形寒肢冷，苔白质淡，脉沉。

（三）肝气乘脾

平日胸胁痞满，嗳气食少，每因气怒发生腹痛泄泻，泻后痛减，舌红苔薄，脉弦。

三、治疗方法

毫针针刺拔罐发泡疗法、艾条灸穴位。

主穴：下脘、天枢、中脘、上巨虚、内关、气海、足三里、合谷、下巨虚、关元、三阴交、脾俞、胃俞、肾俞。配穴：脾胃虚弱，加梁门；脾肾阳虚，加次髎；肝气乘脾，加太冲、中封、阴陵泉。

用毫针刺入主穴下脘、天枢、中脘、上巨虚、内关、气海、足三里、合谷、下巨虚、关元、三阴交、脾俞、胃俞、肾俞。配穴梁门、次髎、太冲、中封、阴陵泉（根据不同病人的临床症状辨证取穴），得气后，脾胃虚弱，选用平补平泻法进行调针；脾肾阳虚选用补法进行调针；肝气乘脾选用泻法进行调针，然后将下脘、中脘、上巨虚、气海、足三里、下巨虚、关元、三阴交、脾俞、胃俞、肾俞、次髎、阴陵泉穴位上的针拔入罐内，病重留针留罐 1.5 小时，病轻留针留罐 1 小时，达到出水泡为止。取下罐和针，用针刺破水泡，让水湿、痰饮、沫、瘀血（都出得多），排出体外，用消毒后的棉花盖在出水泡处，再在棉花盖上一层纱布，用胶布固定上，第一次治疗完成。这种对出水泡处的处理，是防止衣裤摩擦出水泡处，增加病人的疼痛。如天气不冷时治疗，出水泡处可以不做任何处理，就用棉花经常擦出水泡处流出的水湿、痰饮、瘀血、沫，第一次治疗完成。第二次用同样的方法治疗。病重选 1 日 2 次治疗，10 次为 1 个疗程。病轻可选 1 日 1 次治疗，10 天为 1 个疗程。以水湿、痰饮、瘀血、沫出尽为痊愈标准。

直 肠 脱 垂

本病是指肛管、直肠黏膜、直肠全层与部分乙状结肠脱出肛门外的一种疾病。属中医"脱肛"范畴。

一、诊断要点

排便时肿物脱出肛门外，轻者可自行还纳，重则不能自行还纳，常有肛门下坠及大便排不尽感，可伴大便失禁；患者蹲位做排便动作时，可见直肠呈环状或柱状脱出，直肠指诊括约肌松弛；脱出物嵌顿时，可见黏膜充血、水肿、溃疡和出血等。

二、中医分型

（一）湿热内蕴

肛门脱出，红肿疼痛，面唇红赤，口渴便秘，舌红苔黄，脉弦数。

（二）中气下陷

肛门脱出，面白唇淡，气短，舌淡苔少，脉沉弱无力。

（三）肾阳不足

肛门脱出，五更溏泄，腰膝酸软，形寒肢冷，尿频清长，舌淡苔白，脉沉细。

三、治疗方法

毫针针刺拔罐发泡疗法、艾条灸穴位。

主穴：中脘、下脘、胃俞、脾俞、大肠俞、小肠俞、气海、肾俞、涌泉、合谷、内关。配穴：湿热内蕴，加足三里；中气下陷，加艾条灸气海、肾俞、涌泉；肾阳不足，加阳陵泉、命门。

用毫针刺入主穴中脘、下脘、胃俞、脾俞、大肠俞、小肠俞、气海、肾俞、涌泉、合谷、内关（主穴全取）、配穴足三里，中气下陷加艾条灸气海、肾俞、涌泉、主穴选用补法进行调针；肾阳陵泉、命门（根据不同病人的临床症状辨证取穴），得气后，湿热内蕴选用泻法进行调针；中气下陷主穴选用补法进行调针；气海、肾俞、涌泉选用艾条灸，每个穴位灸 5 分钟；肾阳不足选用平补平泻法进行调针，然后将中脘、下脘、胃俞、脾俞、大肠俞、小肠俞、气海、肾俞、涌泉穴位上的针拔入罐内，病重留针留罐 1.5 小时，病轻留针留罐 1 小时，达到出水泡为止。取下罐和针，用针刺破水泡，让水湿、痰饮、沫、瘀血（都出得多），排出体外，用消毒后的棉花盖在出水泡处，再在棉花盖上一层纱布，用胶布固定上，第一次治疗完成。这种对出水泡处的处理，是防止衣裤摩擦出水泡处，增加病人的疼痛。如天气不冷时治疗，出水泡处可以不做任何处理，就用棉花经常擦出水泡处流出的水湿、痰饮、瘀血、沫，第一次治疗完成。第二次用同样的方法治疗。病重选 1 日 2 次治疗，10 次为 1 个疗程。病轻可选 1 日 1 次治疗，10 天为 1 个疗程。以水湿、痰饮、瘀血、沫出尽为痊愈标准。

溃疡性结肠炎

本病是一种原因不明，可能与自身免疫有关的结肠炎，其病变主要在直肠和结肠的黏膜和黏膜下层，多累及远端结肠，以溃疡为主。多见于青壮年，属中医"泄泻"、"腹痛"范畴。

一、诊断要点

主要表现为反复发作，不同程度的黏液血性腹泻，腹痛伴里急后重，轻者大便次数不多，无全身症状；重者大便每日 10～30 次，每次量少，有发热，多关节炎等肠外表现。少数暴发有大量水泻、高热、贫血、消瘦及衰竭等。腹部可触及痉挛性结肠，压痛明显；粪检：外观为黏液脓性，镜检有红白细胞，无特异性病原体，培养（－）；乙状结肠镜检：早期可见肠黏膜充血、水肿、颗粒性弥漫性炎症、多发性浅表溃疡、黏膜脆性增高，易接触出血。重者有自发性出血、溃疡。后期肠腔变窄，有瘤状假息肉，肠壁僵硬，扩张度低；钡剂灌肠：可见结肠黏膜粗乱，有颗粒样外观，结肠袋形加深，有溃疡者管壁内部变形，呈锯齿状；后期见结肠缩短，管壁僵直等。

二、中医分型

（一）湿热下注

多在急性期，发热腹痛，腹泻，里急后重，大便不爽，苔腻，脉滑。

（二）肝旺脾虚

怒后腹痛肠鸣，泻后痛减，脘闷纳少，胸胁胀痛，苔薄白，脉弦细。

（三）脾胃虚弱

肠鸣腹泻，缠绵不愈，完谷不化，纳呆胸闷，无力，舌淡苔白，脉濡缓。

（四）肾阳虚衰

黎明腹泻，肠鸣腹痛，迁延日久，畏寒面白，腰膝酸软，苔白，脉沉细无力。

三、治疗方法

毫针针刺拔罐发泡疗法。

主穴：支沟、大肠俞、足三里、上脘、中脘、下脘、合谷、内关、三阴交、脾俞、肾俞、长强。配穴：湿热下注，加阴陵泉；肝旺脾虚，加太冲、肝俞；脾俞虚弱，加胃俞；肾阳虚衰，加命门、气海。

用毫针刺入主穴支沟、大肠俞、足三里、上脘、中脘、下脘、合谷、内关、三阴交、脾俞、肾俞、长强（全取）、配穴阴陵泉、太冲、肝俞、胃俞、命门、气海（根据不同病人的临床症状辨证取穴），得气后，然后将支沟、大肠俞、足三里、上脘、中脘、下脘、三阴交、脾俞、肾俞、长强、阴陵泉、肝俞、胃俞、命门、气海穴位上的针拔入罐内，病重留针留罐

1.5小时，病轻留针留罐1小时，达到出水泡为止。取下罐和针，用针刺破水泡，让水湿、痰饮、沫、瘀血（都出得多），排出体外，用消毒后的棉花盖在出水泡处，再在棉花盖上一层纱布，用胶布固定上，第一次治疗完成。这种对出水泡处的处理，是防止衣裤摩擦出水泡处，增加病人的疼痛。如天气不冷时治疗，出水泡处可以不做任何处理，就用棉花经常擦出水泡处流出的水湿、痰饮、瘀血、沫，第一次治疗完成。第二次用同样的方法治疗。病重选1日2次治疗，10次为1个疗程。病轻可选1日1次治疗，10天为1个疗程。以水湿、痰饮、瘀血、沫出尽为痊愈标准。

第十四章 治疗传染病

风　疹

风疹是由风疹病毒所致的出疹性传染病，属中医"风痧"范畴。

一、诊断要点

多发于春秋两季，5岁以下小儿多见，发病前2~3周内有风疹患者接触史。前驱期：多在24小时内，有发热，咳嗽，咽痛，流涕，结膜充血等症状，体温38℃左右，耳后及枕部淋巴结肿胀、压痛；出疹期：发病1~2天后即见皮疹，从面部、躯干开始，1天内布满全身，但手掌、足底常无疹。皮疹为淡红色斑丘疹，初像麻疹，后似猩红热，经2~3天消退；恢复期：皮疹消退，症状好转，疹后无色素沉着与脱屑；白细胞总数初期稍减，后期淋巴细胞与浆细胞增多，荧光素标抗体及血清学检查可助诊。

二、中医分型

（一）邪郁肺卫

发热恶风，咳嗽喷嚏，流清涕，神疲纳差，疹色淡红，疹点稀疏，分布均匀，有痒感，苔薄黄，脉浮数。指纹紫在风关。

（二）邪热炽盛

壮热心烦，口渴神疲，唇干面红，便干溲赤，疹色鲜红或紫暗成片，痒重，舌红苔黄糙，脉洪数。指纹紫，达风关或上达气关。

三、治疗方法

三棱针、毫针针刺法。

主穴：十宣、中脘、合谷、内关、足三里、少商、丰隆、大椎。配穴：邪郁肺卫，加风门；邪热炽盛，加曲池。

先用三棱针刺放十宣穴，用力挤压出血，每日1次，只放3次。再用毫针刺入主穴中脘、合谷、内关、少商、丰隆、足三里、大椎。配穴：风门、曲池（根据不同病人的临床症状辨证取穴），得气后，邪郁肺卫选用平补平泻法进行调针；邪热炽盛选用泻法进行调针，留针30分钟。每日1次，5次痊愈。

百 日 咳

本病是儿童常见的一种呼吸道传染病。由百日咳嗜血杆菌引起喉、气管和支气管的卡他性炎症。以阵发性痉挛性咳嗽和咳嗽终止时出现鸡鸣样吸气吼声为特征。本病可持续数周至3个月左右，故称"百日咳"。属中医"顿咳"范畴。

一、诊断要点

多发生于冬春两季，婴幼儿多见，病前1～2周内有与百日咳患儿接触史。临床表现：早期似感冒咳嗽，热退后咳嗽加重，呈日轻夜重趋势，1周后出现阵发性、痉挛性、连续性咳嗽、咳后有吸气性鸡鸣回音，咳后吐大量白色泡沫状痰，每日发作数次至数十次，而肺部多无异常体征。辅助检查：白细胞检查：白细胞总数明显增高，可达（3～5）×10^9/L，淋巴细胞高达60％～90％。细菌培养：鼻咽拭或痰培养，早期阳性率较高；血清学检查：阳性率较高。

二、中医分型

（一）时疫挟风热

身热重，恶风微汗，鼻塞流浊涕，咽红，频咳痰黏。入夜为甚，苔薄白，脉浮有力。

（二）时疫挟风寒

恶寒发热，咽痒鼻塞，咳声重浊，痰白而稀，苔薄白，脉浮。

（三）痰热闭肺

咳嗽持续，日轻夜重，伴深吸气时鸡鸣声，痰多而黏，待吐出食物痰涎后，阵咳暂停，面赤神烦，便干溲赤，苔黄微厚，脉数有力。

（四）脾肺两虚

痉咳渐减，干咳无力，神倦自汗，纳差消瘦，苔薄白或舌红少苔，脉沉无力。

三、治疗方法

三棱针、毫针针刺法。

主穴：十宣、中脘、大椎、肺俞、合谷、内关、足三里、四缝穴、少商、丰隆、脾俞。配穴：时疫挟风热者，加曲池、定喘；时疫挟风寒，加风门、风池；痰热闭肺，加尺泽；脾肺两虚，加三阴交。

先用三棱针刺放十宣穴，用力挤压出血，每日1次，只放3次。再用毫针刺入主穴中脘、大椎、肺俞、合谷、内关、足三里、四缝穴、少商、丰隆、脾俞、曲池、定喘、风门、风池、尺泽、三阴交（根据不同病人的临床症状辨证取穴），得气后，时疫挟风热、时疫挟风寒选用平补平泻法进行调针；痰热闭肺选用泻法进行调针；脾肺两虚选用补法进行调针，留针30分钟，每日1次，10次为1个疗程。

流行性腮腺炎

本病系由病毒所致的急性传染病，以腮腺非化脓性肿胀疼痛，并可累及其他腺体及器官为特征。本病多发于冬、春两季，主要为儿童发病，患者病前 2～3 周内有与腮腺炎患者接触史。病后可获持久免疫。属中医"痄腮"范畴。

一、诊断要点

临床表现：发热，一侧或双侧腮腺非化脓性肿痛，以耳垂为中心，表面不红，边缘不清，触诊有弹性、压痛。腮腺管口红肿，挤压无脓性分泌物。部分病人可伴舌下腺、颌下腺与淋巴发炎肿大，可并发脑膜炎、睾丸炎，卵巢炎及胰腺炎；辅助检查：白细胞总数正常或稍多，淋巴细胞相对增多；尿、血淀粉酶增多；补体结合试验：于 1～2 周末滴定度在 1：80 可以确诊。

二、中医分型

（一）温毒在表

畏寒发热，耳下腮部酸痛，咀嚼不便，一侧或双侧腮部漫肿，舌苔薄白或薄黄，脉浮数。

（二）热毒蕴结

壮热头痛，烦渴引饮，腮肿胀痛，坚硬拒按，舌红苔黄，脉滑数。

（三）邪毒内陷心肝

腮部肿大或腮部突发壮热，头痛项强，甚则神昏，抽搐，舌绛，脉数；一侧或双侧睾丸肿胀疼痛，发热，呕吐，少腹痛，舌红，脉数。

三、治疗方法

三棱针、毫针针刺法。

主穴：十宣、翳风、颊车、外关、合谷、中渚、内关、身柱、少商、三阴交、中脘、脾俞。配穴：温毒在表，加风府；热毒蕴结，加曲池、商阳、中冲；邪毒内陷心肝，加人中；如并发睾丸炎加血海、行间。

先用三棱针刺放十宣穴，用力挤压出血，每日 1 次，只放 3 次。再用毫针刺入主穴翳风、颊车、外关、合谷、中渚、内关、身柱、少商、三阴交、中脘、脾俞、风府、曲池、商阳、中冲、人中、血海、行间（根据不同病人的临床症状辨证取穴），得气后，温毒在表、热毒蕴结、邪毒内陷心肝选用泻法进行调针，留针 30 分钟，每日 1 次，10 次为 1 个疗程。

病毒性肝炎

本病是由肝炎病毒引起的一种常见传染病。可分为甲型、乙型及非甲非乙型，主要经口、血液及注射途径传染。属中医"温热"、"黄疸"、"胁痛"的范畴。

一、诊断要点

甲型肝炎儿童发病率高，多在秋冬季节发病。乙型肝炎多见于成人，四季散在发病；近期突然出现无其他原因可解释的消化道症状，如食欲减退，肝区疼痛，恶心，呕吐，腹胀，伴疲乏无力或发热，尿黄，腹泻等。查体肝大，有压痛及叩击痛。部分病人可见巩膜、皮肤黄染；肝功能检查：GPT 明显升高，超过 8U/L，CCTF 两个加号以上；血清总胆红素在 1mg% 以上或黄疸指数 10U 以上。乙型肝炎表面抗原（HBsAg）：乙型肝炎者为阳性，少数急性黄疸型肝炎亦可出现阳性。急性黄疸性肝炎可见尿胆红素及尿胆原阳性。肝穿刺：对诊断不清的病例可做肝活动组织病理检查；诊断标准：可参考1984年12月30日在南宁召开的第三次肝炎会议修订的《病毒性肝炎防治方案》。

二、中医分型

（一）湿热熏蒸

恶心，厌油，纳呆，溲黄，便干稀不调，白睛、皮肤黄染，苔黄腻，脉弦滑。

（二）湿浊壅滞

纳呆，厌油，呕恶，脘腹痞闷，便溏，苔白滑腻，脉濡。

（三）毒热蕴郁

身目深黄，神昏躁动，腹满口臭，衄血发斑，尿短赤，苔垢腻，质绛，脉弦大。

（四）瘀热发黄

身黄色暗，皮肤瘙痒，苔黄腻，质暗红，脉弦实有力。

（五）寒湿凝滞

身黄色如烟熏，口淡不思饮水，身寒喜暖，便溏，苔薄白，质淡润，脉沉细。

三、治疗方法

毫针针刺拔罐发泡疗法。

主穴：内关、上脘、中脘、下脘、日月、期门、合谷、外关、太冲、阳陵泉、足三里、中封、肝俞、脾俞、三焦俞、胆俞、丰隆、三阴交。配穴：湿热熏蒸，加大椎；湿浊壅滞，加阴陵泉；毒热蕴郁，加劳宫、涌泉；瘀热发黄，加血海、章门；寒湿凝滞，加劳宫。

用毫针刺入主穴内关、上脘、中脘、下脘、合谷、外关、太冲、阳陵泉、足三里、中封、肝俞、脾俞、三焦俞、胆俞、丰隆、三阴交。配穴大椎、阴陵泉、劳宫、涌泉、血海、劳宫

（根据不同病人的临床症状辨证取穴），得气后，湿热熏蒸、湿浊壅滞、毒热蕴郁、寒湿凝滞全选用泻法进行调针，然后将上脘、中脘、下脘、阳陵泉、足三里、肝俞、脾俞、三焦俞、胆俞、丰隆、三阴交、大椎、阴陵泉、血海、章门穴位上的针拔入罐内，病重留针留罐 1.5 小时，病轻留针留罐 1 小时，达到出水泡为止。取下针和罐，用针刺破水泡，让水湿、痰饮、沫（出得多）、瘀血（出得少），排出体外，用消毒后的棉花盖在出水泡处，再在棉花盖上一层纱布，用胶布固定上，第一次治疗完成。这种对出水泡处的处理，是防止衣裤摩擦出水泡处，增加病人的疼痛。如天气不冷时治疗，出水泡处可以不做任何处理，就用棉花经常擦出水泡处流出的水湿、痰饮、瘀血、沫，第一次治疗完成。第二次用同样的方法治疗。病重选 1 日 2 次治疗，10 次为 1 个疗程。病轻可选 1 日 1 次治疗，10 天为 1 个疗程。以水湿、痰饮、瘀血、沫出尽为痊愈标准。

注意：甲肝、乙肝治疗相同，针、罐必须专人专用。

肺　结　核

本病是由结核杆菌引起的发生于肺部的慢性传染病，其病变特征有结核结节、干酪坏死、空洞形成，属中医"肺痨"范畴。

一、诊断要点

多见于青年，有与开放性结核病人密切接触史。全身症状：倦怠乏力，烦躁心悸，长期低热，潮红，盗汗，食欲减退。呼吸道症状：咳嗽、咯血、胸痛、呼吸困难；早期病变小者无阳性体征，一般在肩胛区或锁骨上下部听到湿性啰音，对诊断有帮助。如病变广泛，组织破坏严重可有患侧呼吸运动减弱，叩诊浊音，听诊有较多的湿性啰音等；辅助检查：血沉增快，OT 试验强阳性者，提示活动性结核存在，痰找结核菌有确诊意义。X线表现大致有渗出性病灶、干酪性病灶、纤维钙化或增殖性病灶及空洞性病灶。

二、中医分型

（一）肺阴亏损

倦怠乏力，午后发热，咽干口渴，胸闷隐痛，干咳少痰，痰中带血。舌红苔薄少津，脉细数。

（二）肺肾两虚

咳嗽胸痛，反复咯血，声嘶气促，两颧潮红，骨蒸潮热，手足烦热，盗汗、遗精、呛咳痰少。舌红绛脉细数。

（三）肺脾两虚

咳嗽，喘息，气怯声低，面白脸肿，形体消瘦，颧红，自汗，纳呆便溏。舌光质红，脉沉细无力。

（四）阴阳两虚

咳嗽气短，声音嘶哑，劳热骨蒸，形寒肢冷，面目浮肿，食少便溏。舌红而干，脉细数。

三、治疗方法

毫针针刺拔罐发泡疗法。

主穴：天突、上脘、中脘、结核穴、合谷、肺俞、大椎、足三里、膏肓、太渊、肩井穴、孔最、内关、脾俞、三阴交、丰隆。配穴：咳嗽，加大杼、列缺；咯血，加膈俞、巨骨、尺泽、郄门；胸痛，加膻中、期门、支沟；盗汗，加复溜、阴郄；发热，加曲池、间使；头痛，加太阳、印堂、合谷；食欲不振，加胃俞、肝俞；遗精，加气海、关元；月经不调，加气海。

用毫针刺入天突穴位（毫针刺入天突穴位效果显著。但是，如果针灸技术过不了关，天突穴位就不能选针刺法，只能选拔罐发泡法），留针30分钟取针，只针刺不拔罐。毫针再刺入其他主穴上脘、中脘、结核穴、合谷、肺俞、大椎、足三里、膏肓、太渊、肩井穴、孔最、内关、脾俞、三阴交、丰隆、胃俞。配穴：大杼、列缺、膈俞、巨骨、尺泽、郄门、膻中、期门、支沟、复溜、阴郄、曲池、间使、太阳、印堂、肝俞、气海、关元（根据不同病人的临床症状辨证取穴），得气后，咳嗽选用泻法进行调针；咯血选用平补平泻法进行调针；胸痛、头痛选用泻法进行调针；盗汗食欲不振选用平补平泻法进行调针；遗精、月经不调选用补法进行调针，然后将上脘、中脘、结核穴、肺俞、大椎、足三里、肩井穴、脾俞、三阴交、丰隆、胃俞、大杼、膈俞、曲池、肝俞、关元、气海穴位上的针拔入罐内，病重留针留罐 1.5 小时，病轻留针留罐 1 小时，达到出水泡为止。取下罐和针，用针刺破水泡，让水湿、痰饮、瘀血、沫（都出得多），排出体外，用消毒后的棉花盖在出水泡处，再在棉花盖上一层纱布，用胶布固定上，第一次治疗完成。这种对出水泡处的处理，是防止衣裤摩擦出水泡处，增加病人的疼痛。如天气不冷时治疗，出水泡处可以不做任何处理，就用棉花经常擦出水泡处流出的水湿、痰饮、瘀血、沫，第一次治疗完成。第二次用同样的方法治疗。病重选 1 日 2 次治疗，10 次为 1 个疗程。病轻可选 1 日 1 次治疗，10天为 1 个疗程。以水湿、痰饮、瘀血、沫出尽为痊愈标准。

注意：治疗以上各种传染，针、罐必须专人专用。

第十五章 治疗常见中医病症

高 热

凡患者体温在 39℃ 以上者均属此症。绝大多数是由于急性感染，其他为过敏或变态反应、结缔组织疾病、血液病、组织坏死与血液分解产物的吸收、物理及化学因素、恶性肿瘤等引起。中医称之为"壮热"、"实热"、"日晡潮热"等。

一、诊断要点

有外感病因，及传染病接触史；体温持续在 39℃ 以上；有某一系统的炎症表现；参考条件：胸透、血、尿常规、血、尿淀粉酶、尿三胆、肝功、肥达氏反应、B 超、腰穿、CT 扫描或磁共振等检查提示阳性者，有助于诊断。

二、中医分型

（一）表寒

恶寒、发热、头痛、无汗，鼻塞流涕或咳嗽无痰，音哑。舌苔薄白，脉浮紧。

（二）表热

发热不恶风或微恶风寒，口渴头痛、咳黄痰。舌尖边红，苔薄白或微黄，脉浮数。

（三）表湿

身体重痛为主，微寒微热，无汗或少汗。舌苔薄白而腻，脉濡缓。

（四）痰热壅肺

身热汗出，口渴，胸胁闷痛，咳嗽气急，咳痰黏稠或铁锈色。舌质红、苔黄，脉滑数。

（五）肝脾湿热

发热口苦，胁痛脘痞腹胀，恶心或呕吐、或身目发黄。舌苔黄腻，脉滑数。

（六）膀胱湿热

身热口渴，尿频，尿急而痛，淋漓不畅，溲短赤甚则带血，少腹或腰痛。舌苔黄腻或少津，脉滑数。

（七）热入营血

灼热夜数。

（八）热入心包

身热灼手，神昏谵语，烦躁不安，痰壅气粗，舌强短缩。舌质绛，苔黄燥，脉细数而滑。

三、治疗方法

三棱针、毫针针刺拔罐发泡疗法。

主穴：十宣、少商、内关、委中、合谷、曲池、风池、足三里、外关、三阴交、丰隆、肝俞。配穴：表寒，加列缺；表热，加鱼际；表湿，加阴陵泉；痰热壅肺，加肺俞；肝胆湿热，加胆俞、太冲、阳陵泉；膀胱湿热，加膀胱俞、中极、阴陵泉；热入营血，加曲泽；热入心包，加人中、印堂、神门。

先用三棱针刺十宣穴和少商穴，用手挤压出血，每日1次，连刺3天。再用毫针刺入主穴内关、委中、合谷、曲池、风池、足三里、外关、三阴交、丰隆、肝俞、配穴列缺、鱼际、阴陵泉、肺俞、胆俞、太冲、阳陵泉、膀胱俞、中极、阴陵泉、曲泽、人中、印堂、神门（根据不同病人的临床症状辨证取穴），得气后，表寒、表热、表湿选用泻法进行调针；痰热壅肺、肝胆湿热、膀胱湿热选用泻法进行调针；热入营血、热入心包选用平补平泻法进行调针，然后将委中、合谷、曲池、风池、足三里、外关、三阴交、丰隆、肝俞、配穴列缺、鱼际、肺俞、胆俞、太冲、阳陵泉、膀胱俞、中极、阴陵泉、曲泽穴位上的针拔入罐内，病重留针留罐1.5小时，病轻留针留罐1小时，达到出水泡为止。取下罐和针，用针刺破水泡，让水湿、痰饮、瘀血、沫（都出得多），排出体外，用消毒后的棉花盖在出水泡处，再在棉花盖上一层纱布，用胶布固定上，第一次治疗完成。这种对出水泡处的处理，是防止衣裤摩擦出水泡处，增加病人的疼痛。如天气不冷时治疗，出水泡处可以不做任何处理，就用棉花经常擦出水泡处流出的水湿、痰饮、瘀血、沫，第一次治疗完成。第二次用同样的方法治疗。病重选1日2次治疗，10次为1个疗程。病轻可选1日1次治疗，10天为1个疗程。以水湿、痰饮、瘀血、沫出尽为痊愈标准。

中　暑

中暑是发生在夏季或高温作业下的一种急性病。在夏令暑热环境下，人体处于劳倦或饥饿状态时，元气亏虚，暑热乘虚而入，随体质的不同，或燔灼阳明或触犯心包，甚者导致阴阳离决。临床以壮热、烦渴、汗出、昏迷、肢厥为特征。

一、诊断要点

多发于夏季或高温作业时。突然昏厥、壮热、烦渴、汗出。

二、中医分型

(一) 暑入阳明

头痛头晕，恶热心烦，面红气粗，口燥渴饮，汗多，舌红少津，脉洪大而芤。

(二) 暑犯心包

猝然晕倒，不省人事，身热肢厥，气粗如喘，牙关微紧或口开。脉洪大或滑数。

(三) 阴阳离决

头晕心慌，四肢无力，汗出肢冷，昏仆；脉细数而微。

三、治疗方法

三棱针、毫针针刺法。

主穴：十宣、中脘、内关、足三里、大椎、合谷、风池、委中、太冲。配穴：暑入阳明，加百会、曲泽。暑犯心包或阴阳离决，加神门；昏厥，加百会、劳宫、涌泉；惊厥，加后溪；暑湿，加阴陵泉；抽筋，加承山、人中。

先用三棱针刺十宣穴和少商穴，用手挤压出血，每日1次，连刺2天。然后将毫针刺入主穴中脘、内关、足三里、大椎、合谷、风池、委中、太冲（全取）。配穴：百会、曲泽、神门、昏厥、百会、劳宫、涌泉、后溪、阴陵泉、承山、人中（根据不同病人的临床症状辨证取穴），得气后，暑入阳明选用泻法进行调针，暑犯心包选用泻法进行调针；昏厥和阴阳离决选用补法进行调针；惊厥选用平补平泻法进行调针；暑湿选用泻法进行调针；抽筋选用强刺激泻法进行调针，留针40分钟，间歇20分钟调一次针。2次痊愈。

黄　疸

黄疸亦称黄瘅，有阳黄、阴黄和急黄之分。主要病因为时气疫毒、湿热、寒湿之邪侵袭，或酒食不节、劳倦内伤以致肝胆脾胃功能失调。寒湿阻遏，湿热蕴蒸、气机郁滞，肝失疏泄，胆液渗溢于肌肤而发为黄疸。本病相当于西医的黄疸型肝炎、胆道梗阻类疾病。

一、诊断要点

临床表现以面、目、身肤熏黄，胁痛，小便黄赤，大便灰或白为本病特征；发病前多见时气疫毒、湿热、寒湿之邪侵袭，或酒食不节，素日身体虚弱；发病初期不出现黄疸及其他体征，而是发热、纳差、恶心、呕吐、腹胀、四肢无力。脉弦或浮弦，舌质红，苔黄腻或少腻。以综合性诊断方法为主，包括接触史，症状体征及发病过程进行具体分析、参考黄疸指数。

二、中医分型

(一) 阳黄

1. 热重于湿　身目俱黄，黄色鲜明，多兼发热，口渴、口干而苦，恶心，心中懊侬，腹部胀满；大便秘结，小便短少而黄赤。舌苔黄腻，脉弦数或洪大。

2. 湿重于热　身目俱黄，但不如前者明显，头重身困，胸脘痞满，食欲减退，呕吐恶心，腹胀、大便溏。舌苔厚腻微黄，脉弦滑或濡缓或沉迟。

(二) 阴黄

身目俱黄，黄色晦暗或如烟熏，纳少、脘闷，神疲畏寒，口淡不渴，腹胀，大便溏薄。舌质淡，苔腻，脉濡缓或沉迟。

(三) 急黄

发病急骤，黄疸迅速加深，其色如金；高热烦渴，胁痛，腹胀满，神昏谵语或见衄血、便血，肌肤出现瘀斑。舌质红绛，苔黄而燥，脉弦滑数或细数。

三、治疗方法

毫针针刺拔罐发泡疗法。

主穴：阴陵泉、足三里、肝俞、胆俞、至阳、太冲、行间、膻中、阳陵泉、合谷、内关。配穴：阳黄：热重于湿，加内庭；湿重于热，加三阴交；脘痞，加中脘；呕吐，加上脘；便秘，加天枢。阴黄：神疲无力，加气海；大便溏泄，加关元。

阴黄和阳黄取主穴都相同。毫针刺入主穴阴陵泉、足三里、肝俞、胆俞、至阳、太冲、行间、膻中、阳陵泉、合谷、内关（全取）。配穴：阳黄：热重于湿，加内庭；湿重于热，加三阴交；脘痞，加中脘；呕吐，加上脘；便秘，加天枢。阴黄：神疲无力，加气海；大便溏泄，加关元（根据不同病人的临床症状辨证取穴），得气后，阳黄：热重于湿、湿重于热、脘痞、便秘全部选用泻法进行调针；阴黄：神疲无力、大便溏泄选用平补平泻法，需进行调针，然后将阴陵泉、足三里、肝俞、胆俞、至阳、太冲、行间、膻中、阳陵泉、合谷、内关、内庭、三阴交、中脘、呕吐、上脘、天枢、气海、关元穴位上的针拔入罐内，病重留针留罐 1.5 小时，病轻留针留罐 1 小时，达到出水泡为止。取下罐和针，用针刺破水泡，让水湿、痰饮（出得多）、瘀血、沫（出得少），排出体外，用消毒后的棉花盖在出水泡处，再在棉花盖上一层纱布，用胶布固定上，第一次治疗完成。这种对出水泡处的处理，是防止衣裤摩擦出水泡处，增加病人的疼痛。如天气不冷时治疗，出水泡处可以不做任何处理，就用棉花经常擦出水泡处流出的水湿、痰饮、瘀血、沫，第一次治疗完成。第二次用同样的方法治疗。病重选 1 日 2 次治疗，10 次为 1 个疗程。病轻可选 1 日 1 次治疗，10 天为 1 个疗程。以水湿、痰饮、瘀血、沫出尽为痊愈标准。

阴黄和阳黄的治疗，取穴相同，手法不同。

胃　脘　痛

胃脘痛是指因饮食、劳倦、受寒、情志而致人体歧骨下至脐上部位发生疼痛。西医的消化性溃疡、急性胃炎、慢性胃炎、胃神经官能症，可参考本病进行辨证治疗。

一、诊断要点

有疼痛症状；疼痛在歧骨以下，肚脐以上部位；中脘穴、脾俞穴、胃俞穴常有压痛；多有饮食不节、劳累过度、胃部受寒、多思暴怒等病史；参考条件：胃镜检查、钡餐造影胃有炎症或溃疡；大便潜血检查阳性。

二、中医分型

（一）饮食停滞

进食不节，食停中脘，胃脘胀痛，拒按、进食痛增，呕吐酸腐，大便不畅，时秘时溏，气味特臭。脉象弦滑，舌苔厚腻。

（二）肝气犯胃

发病前有生气发怒、郁闷不乐的情况，胃脘阵痛，攻窜两胁腰背，生气加重，有吐酸，口苦，矢气、打呃疼痛稍缓的特点。脉象沉弦，舌苔薄白。

（三）脾胃虚寒

病程久，有受寒凉史，胃脘隐痛，喜热按，得食痛减，泛吐清水，倦怠懒言，肢冷便溏。脉象弦迟，舌苔薄白，舌边齿痕明显。

三、治疗方法

毫针针刺拔罐发泡疗法。

主穴：合谷、内关、足三里、膻中、双侧日月、上脘、中脘、脾俞、胃俞、膈俞、丘墟、肾俞、下脘。配穴：饮食停滞，加章门、内庭；肝气犯胃，加太冲、期门；脾胃虚寒，加公孙、关元。

先用三棱针刺十宣穴，用手挤压出血，每日1次，连刺3天。毫针刺入主穴合谷、内关、足三里、脾俞、胃俞、膈俞、丘墟、肾俞、下脘。配穴：内庭、太冲、公孙、关元、肾俞（根据不同病人的临床症状辨证取穴），得气后，饮食停滞和肝气犯胃全部选用泻法进行调针；脾胃虚寒选用平补平泻法进行调针，然后将足三里、脾俞、胃俞、膈俞、关元穴位上的针拔入罐内，章门、期门、膻中、双侧日月、上脘、中脘、下脘穴位只拔罐不针刺。病重留针留罐1.5小时，病轻留针留罐1小时，达到出水泡为止。取下罐和针，用针刺破水泡，让水湿、痰饮（出得多）、瘀血、沫（出得少），排出体外，用消毒后的棉花盖在出水泡处，再在棉花盖上一层纱布，用胶布固定上，第一次治疗完成。这种对出水泡处的处理，是防止衣裤摩擦出水泡处，增加病人的疼痛。如天气不冷时治疗，出水泡处可以不做任何处理，就用棉花经常擦出水泡处流出的水湿、痰饮、瘀血、沫，第一次治疗完成。第二次用同样的方法治疗。病重选1日2次治疗，10次为1个疗程。病轻可选1日1次治疗，10天为1个疗程。以水湿、痰饮、瘀血、沫出尽为痊愈标准。

癫 狂

癫狂以精神错乱、言行失常为主症。癫属阴，症为语无伦次，沉默痴呆或静而多哭；狂属阳，症为狂言妄语，喧扰不宁，动而多怒。两者在病理上有一定的联系，病情可相互转化，故常癫狂并称，癫证又称文痴，发病较缓，多因积忧久虑，企欲不遂，耗伤心营；或脾气郁积，痰浊内生，蒙蔽心神而致神志错乱。狂证又称武痴，发病较急，多由痰火素盛，复因暴怒急躁，肝阳夹痰火上扰神明，遂致神志失常而成狂症，与西医的精神分裂症相类似。

一、诊断要点

精神错乱，言行失常，痴笑、木僵、幻视、幻听，或少卧不饥，自高贤、自辩智、自尊贵，或弃衣而走、登高而歌、毁物损人，不能自制者；有一定的家族遗传史。

二、中医分型

（一）癫证

1. 痰气郁结　精神抑郁、表情淡漠、神志痴呆，语无伦次；喃喃自语，或沉默不语；喜怒无常、多疑妄想，甚则妄见妄闻；动作离奇，不知秽浊；不思饮食；苔腻、脉滑。

2. 心脾两虚　神思恍惚；失眠、多梦、心悸易惊；沉默寡言、悲伤欲哭；倦怠无力，饮食减少、面色少华；舌质淡，脉细弦。

（二）狂证

1. 痰火上扰　面色垢赤，两目怒视；狂躁不安，喧扰不宁，打人毁物，多怒；高傲自居，无理好辩；赤身露体，不避亲疏，登高而歌，狂乱不可制约；舌苔黄腻，脉滑数。

2. 火盛伤阴　烦躁善惊，形体消瘦；少寐神倦，唇燥口干，小便短黄；舌红，少苔，脉细数。

三、癫证治疗方法

毫针针刺拔罐发泡疗法。

主穴：百会、神门、足三里、行间、膻中、内关、丰隆、三阴交、脾俞、肝俞、心俞、中脘。配穴：痰气郁结，加印堂、期门；心脾两虚，加厥阴俞、公孙。

毫针刺入主穴百会、神门、足三里、行间、膻中、内关、丰隆、三阴交、脾俞、肝俞、心俞、中脘。配穴：印堂、期门、厥阴俞、公孙（根据不同病人的临床症状辨证取穴），得气后，痰气郁结，选用泻法进行调针；心脾两虚选用补法进行调针，然后足三里、膻中、丰隆、三阴交、脾俞、肝俞、心俞、中脘，期门、厥阴俞穴位上的针拔入罐内，病重留针留罐1.5小时，病轻留针留罐1小时，达到出水泡为止。取下罐和针，用针刺破水泡，让水湿、痰饮（出得多）、瘀血、沫（出得少），排出体外，用消毒后的棉花盖在出水泡处，再在棉花盖上一层纱布，用胶布固定上，第一次治疗完成。这种对出水泡处的处理，是防止衣裤摩擦出水泡处，增加病人的疼痛。如天气不冷时治疗，出水泡处可以不做任何处理，就用棉花经常擦出水泡处流出的水湿、痰饮、瘀血、沫，第一次治疗完成。第二次用同样的方法治疗。病重选1日2次治疗，10次为1个疗程。病轻可选1日1次治疗，10天为1个疗程。以水湿、痰饮、瘀血、沫出尽为痊愈标准。

四、狂证治疗方法

毫针针刺拔罐发泡疗法。

主穴：百会、神门、足三里、合谷、行间、膻中、内关、丰隆、三阴交、心俞、中脘、肾俞。配穴：痰火上扰加太冲、人中、劳宫；火盛伤阴加太溪、涌泉、大钟、商丘。

毫针刺入主穴百会、神门、足三里、合谷、行间、膻中、内关、丰隆、三阴交、心俞、肾俞（主穴全取）、配穴太冲、人中、劳宫、太溪、涌泉、大钟、商丘（根据不同病人的临床症状辨证取穴），得气后，痰火上扰选用泻法进行调针；火盛伤阴选用平补平泻法进行调针，然后将足三里、膻中、丰隆、三阴交、心俞、中脘、肾俞穴位上的针拔入罐内，病重留针留罐1.5小时，病轻留针留罐1小时，达到出水泡为止。取下罐和针，用针刺破水泡，让水湿、痰饮、瘀血、沫（都出得多），排出体外，用消毒后的棉花盖在出水泡处，再在棉花盖上一层纱布，用胶布固定上，第一次治疗完成。这种对出水泡处的处理，是防止衣裤摩擦出水泡处，增加病人的疼痛。如天气不冷时治疗，出水泡处可以不做任何处理，就用棉花经常擦出水泡处流出的水湿、痰饮、瘀血、沫，第一次治疗完成。第二次用同样的方法治疗。病重选1日2次治疗，10次为1个疗程。病轻可选1日1次治疗，10天为1个疗程。以水湿、痰饮、瘀血、沫出尽为痊愈标准。

注意：针刺拔罐发泡疗法效果比针刺法治疗效果显著，治愈后不易复发，便需要病人配合治疗，如病人神志不清，不能配合，只有用针刺法治疗。

梅 核 气

梅核气系指咽喉有异物感，梗塞不适，咯之不出，咽之不下的症状，但不影响饮食进入。该病多见于中、青年人，以女性多见，因情志不畅，精神抑郁而起病。本证类似西医的神经官能症。

一、诊断要点

咽喉有异物感，咯之不出，咽之不下；不妨碍饮食进入。

二、中医分型

（一）肝气上逆

喉间如有异物感，状如炙膏，咯之不出，咽之不下，时或消失，吞咽无妨，每因情志不畅而症状加重，伴有头晕，心烦易怒，胸胁胀满，嗳气。苔薄白，脉弦。

（二）痰热郁结

喉中梗塞，时轻时重，痰多而黏或色黄难出，胸闷纳呆，失眠多梦。舌苔腻，脉濡滑。

（三）阴虚肺热

喉中有梗塞感，咽喉焮红，干燥微痛；干咳少痰，烦热盗汗，五心烦热。舌质红，苔薄黄，脉细数。

三、治疗方法

毫针针刺拔罐发泡疗法。

主穴：人迎、天突、廉泉、风池、心俞、肾俞、神门、三阴交、足三里、丰隆、合谷、内关、肝俞、肺俞、脾俞。配穴：痰热郁结，加少商；肝气上逆，加膻中；阴虚肺热，加气海、大椎。

廉泉、人迎、天突3个主穴位不针刺，直接在穴位上拔罐，与其他穴位上留罐时间一样长。再用毫针刺入主穴风池、心俞、肾俞、神门、三阴交、足三里、丰隆、合谷、内关、肝俞、肺俞、脾俞。配穴：少商、膻中、气海、大椎（根据不同病人的临床症状辨证取穴），得气后，痰热郁结、肝气上逆选用泻法进行调针；阴虚肺热选用平补平泻法进行调针，然后将风池、心俞、肾俞、三阴交、足三里、丰隆、肝俞、肺俞、脾俞、膻中、气海、大椎穴位上的针，拔入罐内，病重留针留罐1.5小时，病轻留针留罐1小时，达到出水泡为止。取下罐和针，用针刺破水泡，让水湿、痰饮、瘀血、沫（都出得多），排出体外，用消毒后的棉花盖在出水泡处，再在棉花盖上一层纱布，用胶布固定上，第一次治疗完成。这种对出水泡处的处理，是防止衣裤摩擦出水泡处，增加病人的疼痛。如天气不冷时治疗，出水泡处可以不做任何处理，就用棉花经常擦出水泡处流出的水湿、痰饮、瘀血、沫，第一次治疗完成。第二次用同样的方法治疗。病重选1日2次治疗，10次为1个疗程。病轻可选1日1次治疗，10天为1个疗程。以水湿、痰饮、瘀血、沫出尽为痊愈标准。

瘰 疬

瘰疬是指生于颈项，累累如串珠的结核。小者如瘰，大者属疬。欲称"疬子颈"或"老鼠疮"。西医的颈淋巴结核相当于本病。

一、诊断要点

颈部结核（单个或多个），始发活动无痛，皮色如常，继之结核增大，皮核粘连，渐有轻痛；成脓时，皮色暗红，结核变软；破溃后，脓液清稀，夹败絮样物；可曾患痨病。参考条件：病理切片可助确诊。

二、中医分型

（一）肝郁痰凝

颈项结核，按之坚实，活动无痛，皮色如常，可伴胸闷胁胀。舌苔薄白，脉弦滑。

（二）阴虚火旺

颈项结核，增大互粘，可皮色暗红，午后潮热，颧红盗汗，或咳嗽无痰，或眩晕耳鸣。舌红少苔，脉细数。

（三）气血两虚

颈项结核，破溃脓液清稀，夹有败絮样物，形瘦神疲，面色无华。舌淡苔薄，脉细弱。

三、治疗方法

皮肤针、毫针针刺拔罐发泡疗法。

主穴：阿是穴（患病淋巴结处和周围，按入针方位围刺），肩井、足临泣、结核穴、外关、肺俞、合谷、丰隆、足三里、内关、脾俞、气海、血海。配穴：肝郁痰凝，加肝俞；阴虚火旺，加心俞；气血两虚，加支沟、翳风。

　　皮肤针针刺阿是穴，将阿是穴拔入罐内，与其他穴位上留罐时间一样长。再将毫针刺入其他主穴肩井、足临泣、结核穴、外关、肺俞、合谷、丰隆、足三里、内关、脾俞、气海、血海（全选）、肝俞、心俞、支沟、翳风（根据不同病人的临床症状辨证取穴）得气后，肝郁痰凝选用泻法进行调针；阴虚火旺选用平补平泻法进行调针；气血两虚选用补法进行调针，然后将肩井、足临泣、结核穴、外关、肺俞、丰隆、足三里、脾俞、气海、血海、肝俞、心俞穴位上的针拔入罐内，病重留针留罐1.5小时，病轻留针留罐1小时，达到出水泡为止。取下罐和针，用针刺破水泡，让水湿、痰饮、瘀血、脓（都出得多）、沫（出得少），排出体外，用消毒后的棉花盖在出水泡处，再在棉花盖上一层纱布，用胶布固定上，第一次治疗完成。这种对出水泡处的处理，是防止衣裤摩擦出水泡处，增加病人的疼痛。如天气不冷时治疗，出水泡处可以不做任何处理，就用棉花经常擦出水泡处流出的水湿、痰饮、瘀血、沫，第一次治疗完成。第二次用同样的方法治疗。病重选1日2次治疗，10次为1个疗程。病轻可选1日1次治疗，10天为1个疗程。以水湿、痰饮、瘀血、沫、脓，出尽为痊愈标准。

斜　颈

　　斜颈是指头向患侧倾斜、颈前倾并旋向健侧、患侧面部软组织萎缩削平。一般是指因一侧胸锁乳突肌挛缩而造成的肌性斜颈。极少数为脊柱畸形引起的骨性斜颈，视力障碍的代偿姿势性斜颈、颈部肌麻痹导致的神经性斜颈。因斜颈可并发有其他先天性畸形（如畸形足、髋关节脱位），且多数病儿在生后发现颈部一侧有菱形肿块，继则头部倾斜，故又有先天性斜颈之称。据临床观察多数发生在右侧。

治 疗 方 法

皮肤针、毫针针刺拔罐发泡疗法。

主穴：阿是穴（肿块中心、压痛点）用皮肤针针刺阿是穴后，再将毫针刺入阿是穴，并拔入罐内，病重留罐 1.5 小时，病轻留罐 1 小时，达到出水泡，出瘀血多为止。取下罐，用针刺破水泡，让水湿、痰饮、瘀血、（都出得多）、沫（出得少），排出体外。用皮针刺阿是穴，只刺 3 次。用消毒后的棉花盖在出水泡处，再在棉花盖上一层纱布，用胶布固定上，第一次治疗完成。这种对出水泡处的处理，是防止衣裤摩擦出水泡处，增加病人的疼痛。如天气不冷时治疗，出水泡处可以不做任何处理，就用棉花经常擦出水泡处流出的水湿、痰饮、瘀血、沫，第一次治疗完成。第二次用同样的方法治疗。病重选 1 日 2 次治疗，10 次为 1 个疗程。病轻可选 1 日 1 次治疗，10 天为 1 个疗程。以水湿、痰饮、瘀血、沫、脓，出尽为痊愈标准。

此法对治疗先天性畸形收效差点，治疗后天性畸形收效较好。

妊 娠 恶 阻

妊娠早期出现恶心呕吐，食入即吐者称为恶阻，又称子病，妊娠阻病。因妊娠后血聚于养胎，冲脉之气盛。冲脉隶属于阳明附于肝，冲气上逆犯胃，胃失和降，发为恶阻。肝气旺者，横逆犯胃，或素体脾胃虚弱，痰涎壅盛，随冲气上逆犯胃亦现呕吐恶心频作。西医称之"妊娠呕吐"。

一、诊 断 要 点

妊娠早期出现恶心呕吐，或食入即吐。尿酮体化验"阳性"。

二、中医分型

（一）脾胃虚弱

妊娠以后，恶心呕吐，口淡或呕吐清涎，精神倦怠，肢体乏力，头晕，思睡，胸脘满闷。舌淡苔白润，脉滑无力。

（二）肝胃不和

妊娠初期，呕吐酸水或苦水，食入即吐，胸胁胀满，嗳气叹息，头晕目眩，频渴口苦。舌质淡红，舌苔微黄，脉弦滑。

（三）痰湿内阻

呕吐痰涎，食后吐更甚，脘闷不思食，口淡不欲饮，倦怠嗜卧。舌苔白腻，脉滑。

（四）气阴两亏

呕吐剧烈，久吐不止，反复发作，甚则吐血或呕吐物中带血，神疲肢软，面容憔悴，目眶下陷，咽干口渴，饮而即吐，尿少。舌质红少苔无津，脉细滑无力。尿酮体检查"强阳性"。

三、治疗方法

推拿、按摩合并治疗。

合谷、内关、足三里、脾俞、肝俞、胃俞、胆俞、三阴交。

双手大拇指用力不轻不重，推拿、按摩以上诸穴，每日1次，10次为1个疗程。

子　痫

妊娠6至7个月后，或正常分娩时，突然四肢抽搐，牙关紧闭，不省人事，少时自醒，多反复发作，称为"子痫"。妊娠期间如水肿、蛋白尿、血压高，则为"先兆子痫"。本病由阴血亏虚，外感风寒，或肝经郁热而引起筋脉失养，肢体拘挛而致。

一、诊断要点

妊娠 6 至 7 个月后，或正常分娩时，突然四肢抽搐、牙关紧闭，不省人事，少时自醒，多反复发作。或妊娠期间出现水肿、蛋白尿、血压高。可伴有其他症状。

二、中医分型

(一) 外感风寒

妊娠数月，发热恶寒，头痛胸闷，手足抽搐，不省人事。舌质淡，苔白，脉浮滑而紧。

(二) 肝热生风

妊娠数月，时感头晕，烦躁易怒，突然昏倒，四肢抽搐，神志不清。舌质红，苔黄，脉弦数。

三、治疗方法

按摩治疗。

人中、内关、风池、足三里、三阴交、太溪、阳陵泉、神门。每日 2 次，10 次为 1 个疗程。

产 后 腹 痛

产妇分娩后，出现的胃脘部和小腹部疼痛者，称为产后腹痛。小腹部疼痛也称"儿枕痛"。经产妇和初产妇均可出现腹痛，但经产妇较多见。现代医学的"子宫收缩乏力"属本范畴。

一、诊断要点

分娩后出现腹痛，多见于产后 2～3 天。恶露量多或量少淋漓不净。有急产病史，滞产史或大失血史。饮食不节，过食生冷或油腻者，或感受风寒者。

二、中医分型

（一）血虚腹痛

小腹部隐隐作痛，喜热喜按，头晕心悸，面色㿠白或萎黄，大便干燥，腰部坠胀，恶露量少，质稀。舌淡苔薄白，脉虚细。

（二）寒凝腹痛

腹部冷痛，得热痛减，四肢不温，面色㿠白，恶露量少，色暗伴有血块。舌黯淡，苔白，脉沉紧。

（三）血瘀腹痛

小腹剧痛，拒按，或有瘀块，恶露时有时无，或有血块。舌质暗或瘀斑，脉弦涩。

（四）食滞腹痛

饮食不节或过食肥甘厚腻之品，脘腹胀而痛，嗳腐吞酸。苔厚腻，脉滑数。

三、治疗方法

（一）产后月经干净后3天的治疗方法

毫针针刺拔罐发泡疗法、配艾条灸法治疗。

主穴：中脘、下脘、内关、合谷、中极、三阴交、足三里、关元、子宫、肾俞、脾俞。配穴：血虚腹痛，加血海；寒凝腹痛，加阳陵泉、涌泉；血瘀腹痛，加气海；食滞腹痛，加胃俞、三焦俞。

先用毫针针刺入主穴中脘、下脘、内关、合谷、中极、三阴交、足三里、关元、子宫、肾俞、脾俞（全选）。配穴血海、阳陵泉、涌泉、气海、胃俞、三焦俞（根据不同病人的临床症状辨证取穴）得气后，血虚腹痛选用补法进行调针；寒凝腹痛选用平补平泻法进行调针；血瘀腹痛、食滞腹痛，选用泻法进行调针，然后将中脘、下脘、内关、合谷、中极、三阴交、足三里、关元、子宫、肾俞、脾俞、血海、阳陵泉、涌泉、气海、胃俞、三焦俞穴位上的针拔入罐内，病重留针留罐1.5小时，达到出水泡为止。取下罐和针，用针刺破水泡，让水湿、痰饮、瘀血（都出得多）、沫（出得少），排出体外，用消毒后的棉花盖在出水泡处，再在棉花盖上一层纱布，用胶布固定上，第一次治疗完成。这种对出水泡处的处理，是防止衣裤摩擦出水泡处，增加病人的疼痛。如天气不冷时治疗，出水泡处可以不做任何处理，就用棉花经常擦出水泡处流出的水湿、痰饮、瘀血、沫，第一次治疗完成。第二次用同样的方法治疗。每日1次治疗，10天为1个疗程。以水湿、痰饮、瘀血、沫，出尽为痊愈标准。

然后再用艾条取灸穴位：中极、三阴交、足三里、关元、子宫、肾俞、脾俞。这样的治疗，对产后身体的恢复，很有好处。

（二）产后月经未净治疗方法

产妇小腹痛重者，只能选择艾条灸法治疗。

主穴：中脘、下脘、内关、合谷、中极、三阴交、足三里、关元、子宫、肾俞、脾俞。配穴：血虚腹痛，加血海；寒凝腹痛，加阳陵泉、涌泉；血瘀腹痛，加气海；食滞腹痛，加胃俞、三焦俞。

老生姜切1厘米厚薄片，用三棱针将生姜片刺很多针眼，放在主穴中脘、下脘、内关、合谷、中极、三阴交、足三里、关元、子宫、肾俞、脾俞（全选）。配穴：血虚腹痛，加血海；寒凝腹痛，加阳陵泉、涌泉；血瘀腹痛，加气海；食滞腹痛，加胃俞、三焦俞穴位上面，用艾条直接灸穴位上的生姜片。以局部皮肤有热度感计算，每个穴位灸5分钟。这样的治疗，对产后身体的恢复，很有好处。

以上2种不同的治疗法，根据不同病人的临床症状辨证取穴；根据不同病人的临床症状，灵活掌握应用。

胞衣不下

胞衣不下是指胎儿娩出后1小时，胎盘完全剥离而不能脱出者。其主要症状为产后阴道大量出血或流血不止，若不及时处理，往往会导致严重后果。本病的发生主要是产妇体质虚弱，元气受损或产程过长，耗伤气血，无力推送胞衣所致。也有因调摄失宜，复感外邪，气血凝滞所致者。另外，产时下血过多，产路干涩，也可导致胞衣不下。西医认为主要是因产后宫缩乏力所致。

一、诊断要点

胎儿娩出后1小时，胎盘完全剥离而不能脱出。产后阴道大量出血或流血不止。有某些导致宫缩乏力的因素，如精神紧张，体质素弱，内分泌失调，电解质不平衡，以及子宫发育异常和病变，或者妊娠末期子宫过度膨胀，产期使用麻醉药物影响。

二、中医分型

(一) 元气不足
出血量多，色淡，少腹胀，按之不痛，神疲乏力，头晕目昏，心悸气短。舌淡，脉虚。

(二) 寒凝气滞
流血量少，色暗，腹部刺痛拒按。苔白腻，脉弦紧或涩。

三、治疗方法

毫针针刺法。

主穴：合谷、内关、足三里、三阴交、秩边、中极。

用毫针刺入合谷、内关、足三里、三阴交、秩边、中极穴位（全选），元气不足选用补法进行调针；寒凝气滞选用平补平泻法进行调针。留针 40 分钟，10 分钟调 1 次针。治疗 1 次胞衣即下。

脚 湿 气

脚湿气是由于水湿浸渍，坐卧湿地，或地居潮湿，外染湿毒，浸淫肌肤；或接触病者的鞋袜等用品，以致虫毒之邪染着而成。病变常限于足部趾缝间皮肤，少数抓破染毒，可并发红丝疔或丹毒。与西医足癣相似。

一、诊断要点

皮损常补发于单侧 1、2 或 3、4 趾缝间，轮廓鲜明，逐渐浸淫蔓延至足跟、足跖；皮损以水泡、糜烂、脱屑，角化为特点；患处浸渍湿烂或粟粒大小水泡，攒集皮下，或皲裂蜕皮，伴有瘙痒。发病前可伴有手癣、甲癣。起病缓慢，易于反复发作。入夏加剧，冬日皲裂。参考条件：皮屑直接镜检可见到菌丝，或真菌培养阳性，均有助于诊断。

二、中医分型

（一）湿热蕴毒

皮损为粟粒至帽针大小水泡，或伴有脓疱，攒集皮下，水泡干涸后，叠起白皮，或日久又生水泡，反复不已。舌红苔腻，脉象滑数。

（二）湿毒浸淫

患处叠起针尖大小半透明水泡，疱壁坚实，搔破流水，湿烂浸淫，蔓延成片，上覆白皮，疱底鲜红，瘙痒剧烈，伴有恶臭。舌红苔腻，脉象滑数。

（三）血燥阴伤

皮损干燥粗糙变厚，形如胼胝，纹理宽深，常伴皲裂，叠起白皮，痒痛相兼。舌红少苔，脉象细数。

三、治疗方法

毫针针刺拔罐发泡疗法（病程时间长、经常复发用此法治疗）。

主穴：阿是穴（脚患病处）、曲池、血海、三阴交、胃俞、中脘、脾俞、三焦俞、肾俞、足三里。配穴：湿热蕴毒，加风池、环跳；湿毒浸淫，加大椎、风市；血燥阴伤，加膈俞、阴陵泉。

（一）毫针刺破脚湿气水泡

双手戴上一次性手套，脚湿气水泡局部用75％酒精消毒，然后用1次性毫针刺破脚湿气水泡，用手用力挤压刺破脚湿气水泡处，让水湿、瘀血排出体外，用扑热息痛片或去痛片打成细末，涂在出水泡处，隔1日用同样的方法，连用4次痊愈，但容易复发。

（二）毫针刺入主穴

用毫针刺主穴阿是穴（双手戴上一次性手套，脚湿气水泡局部用75％酒精消毒，然后用毫针刺破脚湿气水泡，用手用力挤压刺破脚湿气水泡处，让水湿、瘀血排出体外）、曲池、血海、三阴交、胃俞、中脘、脾俞、三焦俞、肾俞、足三里。配穴：风池、环跳、大椎、风市、膈俞、阴陵泉（根据不同病人的临床症状辨证取穴），得气后，将曲池、血海、三阴交、足三里、风池、环跳、大椎、风市、膈俞、阴陵泉穴位上的针拔入罐内，病程时间长，经常复发者，留针留罐1.5小时，病程时间短，不经常复发者，留针留罐1小时，达到出水泡为止，取下罐和针，用针刺破水泡，让水湿、痰饮、瘀血（出得多）、沫（出得少），排出体外，用消毒后的棉花盖在出水泡处，第一次治疗完成。这种对出水泡处的处理，是防止衣裤摩擦出水泡处，增加病人的疼痛。如天气不冷时治疗，出水泡处可以不做任何处理，就用棉花经常擦出水泡处流出的水湿、痰饮、瘀血、沫，第一次治疗完成。第二次用同样的方法治疗。每日1次治疗，10天为1个疗程。以水湿、痰饮、瘀血、沫，出尽为痊愈标准。痊愈后，不易复发。

（三）三棱针刺破脚湿气水泡

双手戴上一次性手套，脚湿气水泡局部用75％酒精消毒，然后用消好毒的三棱针刺破脚湿气水泡，用手用力挤压刺破脚湿气水泡处，让水湿、痰饮、瘀血、沫，排出体外。根据不同病人的临床症状和承受疼痛能力，可选择1日多次用同样的方法治疗，一直达到患病处水湿、痰饮、瘀血、沫，出尽为痊愈标准。连用3天痊愈，不易复发。

疝　气

本病又名狐疝、小肠疝，是出现在小腹部下方的可回复性肿物，相当于西医的腹股沟疝。本病发生于幼儿少年者多为先天不足，暴怒号哭，气机失于疏泄；发生于壮年多为劳役、强力举重，筋络受损；发生于老年则多由咳嗽便秘，气血不足，筋脉弛缓，不能摄纳；发于妇人则为生育过多，气血虚弱，中气下陷。

一、诊断要点

腹股沟区出现可回复性肿物，形如囊球，平卧消失，行立则出小腹入囊中，按之柔软。肿物逐渐增大，伴少腹下坠感，行路不便，偶遇嵌顿不得回纳则疼痛加剧，甚至发生肠梗阻则呕吐腹胀，不得大小便。

二、中医分型

（一）气滞寒凝

病人情绪抑郁或急燥，少腹冷痛，坠胀，矢气不畅。舌苔薄白或稍腻，脉弦紧。

（二）气虚下陷

年老体弱，或先天不足，或妇人多产，或壮年强力举重，少腹坠胀。舌淡边有齿痕，脉弱无力。

三、治疗方法

毫针针刺拔罐发泡疗法，用于治疗成人。

主穴：中脘、下脘、大敦、关元、神阙、血海、气海、曲骨、气冲、命门。配穴：气滞寒凝，加足三里、三阴交；气虚下陷，加长强、命门。

用毫针刺入主穴中脘、下脘、大敦、关元、神阙、血海、气海、曲骨、气冲、命门（全选）。配穴：足三里、三阴交、长强、命门（根据不同病人的临床症状辨证取穴），得气后，气滞寒凝选用平补平泻法进行调针；气虚下陷选用补法进行调针，然后将中脘、下脘、大敦、关元、神阙、血海、气海、曲骨、气冲、命门、足三里、三阴交、长强、命门穴位上的针拔入罐内，病程时间长，病重留针留罐1.5小时，病程时间短，病轻留针留罐1小时，达到出水泡为止。取下罐和针，用针刺破水泡，让水湿、痰饮、瘀血、沫（都出得多），排出体外，用消毒后的棉花盖在出水泡处，第一次治疗完成。这种对出水泡处的处理，是防止衣裤摩擦出水泡处，增加病人的疼痛。如天气不冷时治疗，出水泡处可以不做任何处理，就用棉花经常擦出水泡处流出的水湿、痰饮、瘀血、沫，第一次治疗完成。第二次用同样的方法治疗。每日 1 次治疗，10 天为 1 个疗程。以水湿、痰饮、瘀血、沫，出尽为痊愈标准。痊愈后，不易复发。

第十六章 治疗疑难病

厥 证

厥证是以突然昏倒，不省人事，面色苍白，四肢厥冷，移时逐渐苏醒，不留后遗症为主要特征的一种疾病。起病急暴，病情危重，变化迅速，甚则危及生命。西医的休克、虚脱、昏厥、中暑、低血糖昏迷以及精神性疾患，如癔病性昏迷等，均属本病范畴。

一、诊断要点

突然晕厥或昏仆，不省人事，面色苍白，四肢厥冷。伴有情志刺激，暴饮暴食，暑热劳作，创伤出血等诱因而突然致病。起病急暴，病情危重。

二、中医分型

（一）气厥

1. 实证　突然昏倒，不省人事，口噤拳握，呼吸气粗，四肢厥冷。舌苔薄白，脉伏或沉弦。

2. 虚证　眩晕昏仆，面色苍白，呼吸微弱，汗出肢冷。舌质紫，脉沉微。

（二）血厥

1. 实证　突然昏倒，不省人事，牙关紧闭，面赤而唇红。舌红紫暗，脉多沉弦。

2. 虚证　突然昏厥，面色苍白，口唇无华，四肢震颤，目陷口张，自汗肤冷，呼吸微弱。舌质淡红，脉芤或细数无力。

（三）痰厥

突然昏厥，喉有痰声，呕吐涎沫，呼吸气粗。舌苔白腻，脉象沉滑。

（四）食厥

暴饮暴食后，突然昏厥；气息窒塞，脘腹胀满。舌苔厚腻，脉象滑实。

（五）暑厥

有伤暑史，头晕头痛，不省人事，胸闷身热，面色潮红，继而卒仆，或有谵妄。舌红而干，脉象洪数，或虚弦而数。

（六）虫厥

头晕头痛，甚则晕厥，腹痛，手足逆冷，恶心呕吐，时则吐蛔，消渴，气上撞心。舌苔白或黄微腻，舌质淡红，脉弦滑。

三、治疗方法

三棱针、毫针针刺法。

主穴：十宣、百会、人中、少商、内关、足三里、合谷、涌泉。配穴：气厥，加膻中、太冲、心俞；痰厥，加丰隆、阴陵泉、行间。

先用三棱针刺十宣穴和少商穴，用手挤压出血，每日1次，只刺1次。毫针刺入主穴百会、人中、内关、足三里、合谷、涌泉（全取）、配穴膻中、太冲、心俞、丰隆、阴陵泉、行间（根据不同病人的临床症状辨证取穴），得气后，气厥选用补法进行调针；痰厥选用泻法进行调针，留针30分钟，每日1次，2次恢复正常。

如经常出现厥证，可用三棱针、毫针针刺拔罐发泡疗法治疗。

主穴：十宣、百会、人中、少商、胃俞、肝俞、气海、脾俞、内关、足三里、合谷、涌泉、膻中、丰隆、心俞、中脘、上脘。配穴：气厥，加太冲；痰厥，加阴陵泉、行间。

先用三棱针刺十宣穴，用手挤压出血，每日1次，如果是初次发病，只刺1次。如果是发病多次可选用每日1次，连续刺3次。再用毫针刺入主穴百会、人中、胃俞、肝俞、气海、脾俞、内关、足三里、合谷、涌泉、膻中、丰隆、心俞、中脘、上脘。配穴：太冲、阴陵泉、行间（根据不同病人的临床症状辨证取穴），得气后，然后将胃俞、肝俞、气海、脾俞、足三里、膻中、丰隆、心俞、中脘、上脘、阴陵泉穴位上的针拔入罐内，气厥选用补法进行调针；痰厥选用泻法进行调针，如经常出现厥证留针留罐1.5小时，达到出水泡为止。让水湿、痰饮、瘀血、沫（都出得多），排出体外，用消毒后的棉花盖在出水泡处，第一次治疗完成。这种对出水泡处的处理，是防止衣裤摩擦出水泡处，增加病人的疼痛。如天气不冷时治疗，出水泡处可以不做任何处理，就用棉花经常擦出水泡处流出的水湿、痰饮、瘀血、沫，第一次治疗完成。第二次用同样的方法治疗。每日1次治疗，10天为1个疗程。以水湿、痰饮、瘀血、沫，出尽为痊愈标准。痊愈后，不易复发。

痉　　证

痉，以项背强急，口噤不开，甚至角弓反张、神昏为主症；病在筋脉，其外因是风寒热湿合邪而致；其中有些是时令病，流行性传染性疾病。内因是肾阴下亏及津血虚亏而致。更主要的致病因素是受内伤"七情"的影响，从而导致体内正常的体液在运行时突然受阻，发生稽留而致病。其特点是病起突然，来势危险，变化迅速。相当于西医的各种原因引起的高热惊厥、颅内感染性疾患、脑血管意外、颅内占位性病变、流脑。

一、诊断要点

发热或不发热或恶寒。具备以下主症其中之2项者：突然发病；项背强急；口噤不开；角弓反张；不省人事；手足蠕动。素有阴虚阳亢史。参考条件：腰穿或CT检查有助于诊断。

二、中医分型

（一）外感痉证

刚痉，风寒外束，发热无汗，反恶寒，肩背拘紧。脉浮紧，苔薄白。柔痉，风寒外束，发热汗出而不恶寒。脉浮数或弦数，苔薄黄。

（二）疫毒内盛

感受疫疠，邪毒内盛，发病突然，身热不退，颈项强直，口噤不开，四肢抽搐，角弓反张，神昏谵语。舌质红绛，苔黄燥，脉弦细数。相互染易。

（三）温邪内陷

感受温热病邪，热极生风而致痉，四肢抽搐，壮热谵语，颈项强直，牙关紧闭，角弓反张。舌质红或绛，苔黄燥，脉弦数。

（四）虚风内动

手足蠕动，手足心热，热势不高，颧红，口干舌燥，神志恍惚。舌质红，苔少，脉虚细而数。

（五）肝阳上亢

头痛，呕吐，颈强直，甚者昏迷。舌质红，苔薄黄，脉弦。

三、治疗方法

三棱针、毫针针刺拔罐发泡疗法。

主穴：合谷、内关、太冲、期门、十宣、人中、涌泉、大椎、肝俞、脾俞、神门、心俞、肾俞、中脘、丰隆。配穴：外感痉证，加风池、曲池；疫毒内盛，加足三里；温邪内陷，加三阴交；虚风内动，加神阙。

先用三棱针刺十宣穴，用手挤压出血，每日1次，如果是初次发病，只刺1次。如果是发病多次可选用每日1次，连续刺3次。再用毫针刺入主穴合谷、内关、太冲、期门、人中、涌泉、大椎、肝俞、脾俞、神门、心俞、肾俞、中脘、丰隆（全选）。配穴：风池、曲池、足三里、三阴交、神阙（根据不同病人的临床症状辨证取穴），得气后，外感痉证和疫毒内盛选用泻法进行调针；温邪内陷和虚风内动选用平补平泻法进行调针，然后将期门、大椎、肝俞、脾俞、心俞、肾俞、中脘、丰隆、风池、曲池、足三里、三阴交穴位上的针拔入罐内，病重留针留罐1.5小时，病轻留针留罐1小时，达到出水泡为止。取下罐和针，用针刺破水泡，让水湿、痰饮、瘀血、沫（都出得多），排出体外，用消毒后的棉花盖在出水泡处，第一次治疗完成。这种对出水泡处的处理，是防止衣裤摩擦出水泡处，增加病人的疼痛。如天气不冷时治疗，出水泡处可以不做任何处理，就用棉花经常擦出水泡处流出的水湿、痰饮、瘀血、沫，第一次治疗完成。第二次用同样的方法治疗。每日1次治疗，10天为1个疗程。以水湿、痰饮、瘀血、沫，出尽为痊愈标准。痊愈后，不易复发。

疼　痛　症

疼痛，是受水湿、痰饮、瘀血、沫（体内垃圾）（《黄帝内经》、《杂病广要》"流水不腐，户枢不蠹"，"通则不痛，痛则不通"、"怪病（疑难重病）责于痰，久病必有瘀"、"水湿、痰饮、瘀血、沫"是致病的病理产物）的影响，从而造成经络气血不通，或致气血精津亏虚，脏腑经脉失养所引起的症状，是临床上最常见的症状之一，包括头痛、心痛、胁痛、肩背痛、胃脘痛、腰痛、腹痛、痹证、疝痛等。

一、诊断要点

主要根据患者主诉某一部位或无固定位置的疼痛。疼痛的性质可有胀痛、刺痛、绞痛、重痛、灼痛、冷痛、隐痛、掣痛、切痛、绵绵作痛等。可伴有其他症状。

二、中医分型

（一）感受外邪

风邪所致：其致痛常突然或反复发作，疼痛部位游走不定；寒邪所致：疼痛剧烈，收引拘急，得热则缓；湿邪与痰浊上扰或下注所致：痛重酸楚，迁延难愈；温热病邪与火热内郁，伤及经络：以灼痛为特点。

（二）脏腑功能失调

肾虚髓海不足，清窍失养之头痛；肾虚之腰痛、骨痛；心气不足、胸阳不振之胸痛；心血瘀阻之心痛；肝阳不足、肝气郁滞、肝经实火、肝阳偏亢之头痛、胁痛；脾胃虚寒，经脉失去温煦之胃脘痛，腹痛等。

（三）气滞

以胀痛、痛无定处，得嗳气、矢气则减为特点，常见于胃脘痛、胸胁胀痛、腹胀痛等。

（四）血瘀

以痛如锥刺，固定不移，或有癥块为特点，常见于瘀血阻络之头痛、胁痛、胃脘痛、腹痛等。

（五）气血亏虚

如头痛、胸痛、胁痛、腹痛等，以疼痛隐隐、绵绵不休，揉按则减为特点。

（六）其他

如食滞、外伤、中毒、虫积、虫兽咬伤等皆可致疼痛，并有其特点。

三、治疗方法

三棱针、毫针针刺拔罐发泡疗法。按疼痛部位取主穴，按辨证取配穴。

（一）治疗头部疼痛主穴

十宣、合谷、太阳、风池、列缺、外关、百会、大椎、中脘、足三里、三阴交、肾俞、脾俞。配穴：肝郁化火，加肝俞、三焦俞、阳陵泉、太冲；脾胃虚寒，加胃俞；肾气不足，加气海、血海；外感风邪，加曲池。

先用三棱针刺十宣穴，用手挤压出血，每日1次，如果是初次发病，只刺1次。如果是发病多次可选用每日1次，连续刺3次。再用毫针刺入主穴合谷、太阳、风池、列缺、外关、百会、大椎、中脘、足三里、三阴交、肾俞、脾俞。配穴肝俞、三焦俞、阳陵泉、太冲、胃俞、气海、血海、曲池（根据不同病人的临床症状辨证取穴），得气后，肝郁化火、外感风邪，选用泻法进行调针；脾胃虚寒选用平补平泻法进行调针；肾气不足，选用补法进行调针。然后将风池、外关、大椎、中脘、足三里、三阴交、肾俞、脾俞、肝俞、三焦俞、阳陵泉、气海、血海、曲池穴位上的针拔入罐内，病重留针留罐1.5小时，病轻留针留罐1小时，达到出水泡为止。取下罐和针，用针刺破水泡，让水湿、痰饮、瘀血、沫（都出得多），排出体外，用消毒后的棉花盖在出水泡处，第一次治疗完成。这种对出水泡处的处理，是防止衣裤摩擦出水泡处，增加病人的疼痛。如天气不冷时治疗，出水泡处可以不做任何处理，就用棉花经常擦出水泡处流出的水湿、痰饮、瘀血、沫，第一次治疗完成。第二次用同样的方法治疗。每日1次治疗，10天为1个疗程。以水湿、痰饮、瘀血、沫，出尽为痊愈标准。

（二）治疗面部（包括三叉神经痛）**疼痛主穴**

合谷、颊车、下关、巨髎、四白、中脘、足三里、三阴交、肾俞、脾俞、大椎。配穴：肝郁化火，加肝俞、三焦俞、阳陵泉、太冲；脾胃虚寒，加胃俞；肾气不足，加气海、血海；外感风邪，加曲池。

先用三棱针刺十宣穴，用手挤压出血，每日1次，如果是初次发病，只刺1次。如果是发病多次可选用每日1次，连续刺3次。再用毫针刺入主穴合谷、颊车、下关、巨髎、四白、中脘、足三里、三阴交、肾俞、脾俞、大椎。配穴肝俞、三焦俞、阳陵泉、太冲、胃俞、气海、血海、曲池（根据不同病人的临床症状辨证取穴），得气后，肝郁化火、外感风邪，选用泻法进行调针；脾胃虚寒选用平补平泻法进行调针；肾气不足，选用补法进行调针。然后将颊车、下关、巨髎、四白、中脘、足三里、三阴交、肾俞、脾俞、大椎、肝俞、三焦俞、阳陵泉、胃俞、气海、血海、曲池穴位上的针拔入罐内，病重留针留罐1.5小时，病轻留针留罐1小时，达到出水泡为止。取下罐和针，用针刺破水泡，让水湿、痰饮（出得多）、瘀血、沫（出得少），排出体外，用消毒后的棉花盖在出水泡处，第一次治疗完成。这种对出水泡处的处理，是防止衣裤摩擦出水泡处，增加病人的疼痛。如天气不冷时治疗，出水泡处可以不做任何处理，就用棉花经常擦出水泡处流出的水湿、痰饮、瘀血、沫，第一次治疗完成。第二次用同样的方法治疗。每日1次治疗，10天为1个疗程。以水湿、痰饮、瘀血、沫，出尽为痊愈标准。

说明：脸上出水泡，恢复正常比其他局部治疗出水泡快。不会留下瘢痕。

(三) 治疗颈部疼痛主穴

十宣、风池、肩井、大椎、肩中俞、中脘、足三里、三阴交、肾俞、脾俞、身柱。配穴：肝郁化火，加肝俞、三焦俞、阳陵泉、太冲；脾胃虚寒，加胃俞；肾气不足，加气海、血海；外感风邪，加曲池。

先用三棱针刺十宣穴，用手挤压出血，每日1次，如果是初次发病，只刺1次。如果是发病多次可选用每日1次，连续刺3次。再用毫针刺入主穴风池、肩井、大椎、肩中俞、中脘、足三里、三阴交、肾俞、脾俞、身柱、肝俞、三焦俞、阳陵泉、太冲、胃俞、气海、血海、曲池（根据不同病人的临床症状辨证取穴），得气后，肝郁化火、外感风邪，选用泻法进行调针；脾胃虚寒选用平补平泻法进行调针；肾气不足，选用补法进行调针。然后将风池、肩井、大椎、肩中俞、中脘、足三里、三阴交、肾俞、脾俞、身柱、肝俞、三焦俞、阳陵泉、胃俞、气海、血海、曲池穴位上的针拔入罐内，病重留针留罐1.5小时，病轻留针留罐1小时，达到出水泡为止。取下罐和针，用针刺破水泡，让水湿、痰饮（出得多）、瘀血、沫（出得少），排出体外，用消毒后的棉花盖在出水泡处，第一次治疗完成。这种对出水泡处的处理，是防止衣裤摩擦出水泡处，增加病人的疼痛。如天气不冷时治疗，出水泡处可以不做任何处理，就用棉花经常擦出水泡处流出的水湿、痰饮、瘀血、沫，第一次治疗完成。第二次用同样的方法治疗。每日1次治疗，10天为1个疗程。以水湿、痰饮、瘀血、沫，出尽为痊愈标准。

(四) 治疗胸部疼痛主穴

十宣、合谷、内关、膻中、阿是穴、紫宫、上脘、中脘。配穴：肝郁化火，加肝俞、三焦俞、阳陵泉、太冲；脾胃虚寒，加胃俞；肾气不足，加气海、血海；外感风邪，加曲池。

先用皮肤针针刺阿是穴，拔上罐，和其他留罐时间一样。

三棱针刺十宣穴，用手挤压出血，每日1次，如果是初次发病，只刺1次。如果是发病多次可选用每日1次，连续刺3次。再用毫针刺入主穴合谷、内关、膻中、紫宫、上脘、中脘。配穴肝俞、三焦俞、阳陵泉、太冲、胃俞、气海、血海、曲池（根据不同病人的临床症状辨证取穴），得气后，肝郁化火、外感风邪，选用泻法进行调针；脾胃虚寒选用平补平泻进行调针；肾气不足，选用补法进行调针。然后将膻中、上脘、中脘、肝俞、三焦俞、阳陵泉、太冲、胃俞、气海、血海、曲池穴位上的针拔入罐内，病重留针留罐1.5小时，病轻留针留罐1小时，达到出水泡为止。取下罐和针，用针刺破水泡，让水湿、痰饮（出得多）、瘀血、沫（出得少），排出体外，用消毒后的棉花盖在出水泡处，第一次治疗完成。这种对出水泡处的处理，是防止衣裤摩擦出水泡处，增加病人的疼痛。如天气不冷时治疗，出水泡处可以不做任何处理，就用棉花经常擦出水泡处流出的水湿、痰饮、瘀血、沫，第一次治疗完成。第二次用同样的方法治疗。每日1次治疗，10天为1个疗程。以水湿、痰饮、瘀血、沫，出尽为痊愈标准。

（五）治疗胁痛主穴

十宣、阳陵泉、阿是穴、合谷、内关、太冲、日月、中脘、期门。配穴：肝郁化火，加肝俞、三焦俞、阳陵泉、太冲；脾胃虚寒，加胃俞；肾气不足，加气海、血海；外感风邪，加曲池。

先用皮肤针针刺阿是穴，拔上罐，和其他留罐时间一样。三棱针刺十宣穴，用手挤压出血，每日1次，如果是初次发病，只刺1次。如果是发病多次可选用每日1次，连续刺3次。再用毫针刺入主穴阳陵泉、合谷、内关、太冲；日月、中脘、期门穴只拔罐不针刺。配穴肝俞、三焦俞、阳陵泉、太冲、胃俞、气海、血海、曲池（根据不同病人的临床症状辨证取穴），得气后，肝郁化火、外感风邪，选用泻法进行调针；

脾胃虚寒选用平补平泻法进行调针；肾气不足，选用补法进行调针。然后将肝俞、三焦俞、阳陵泉、胃俞、气海、血海、曲池穴位上的针拔入罐内，病重留针留罐 1.5 小时，病轻留针留罐 1 小时，达到出水泡为止。取下罐和针，用针刺破水泡，让水湿、痰饮、瘀血、沫（都出得多），排出体外，用消毒后的棉花盖在出水泡处，第一次治疗完成。这种对出水泡处的处理，是防止衣裤摩擦出水泡处，增加病人的疼痛。如天气不冷时治疗，出水泡处可以不做任何处理，就用棉花经常擦出水泡处流出的水湿、痰饮、瘀血、沫，第一次治疗完成。第二次用同样的方法治疗。每日 1 次治疗，10 天为 1 个疗程。以水湿、痰饮、瘀血、沫，出尽为痊愈标准。

（六）治疗腹痛主穴

十宣、合谷、内关、中脘、下脘、足三里、中极、关元、三阴交。配穴：肝郁化火，加肝俞、三焦俞、阳陵泉、太冲；脾胃虚寒，加胃俞；肾气不足，加气海、血海；外感风邪，加曲池。

三棱针刺十宣穴，用手挤压出血，每日 1 次，如果是初次发病，只刺 1 次。如果是发病多次可选用每日 1 次，连续刺 3 次。再用毫针刺入主穴合谷、内关、中脘、下脘、足三里、中极、关元、三阴交。配穴：肝俞、三焦俞、阳陵泉、太冲、胃俞、气海、血海、曲池（根据不同病人的临床症状辨证取穴），得气后，肝郁化火、外感风邪，选用泻法进行调针；脾胃虚寒选用平补平泻法进行调针；肾气不足，选用补法进行调针。然后将中脘、下脘、足三里、中极、关元、三阴交、肝俞、三焦俞、阳陵泉、太冲、胃俞、气海、血海、曲池穴位上的针拔入罐内，病重留针留罐 1.5 小时，病轻留针留罐 1 小时，达到出水泡为止。取下罐和针，用针刺破水泡，让水湿、痰饮（出得多）、瘀血、沫（出得少），排出体外，用消毒后的棉花盖在出水泡处，第一次治疗完成。这种对出水泡处的处理，是防止衣裤摩擦出水泡处，增加病人的疼痛。如天气不冷时治疗，出水泡处可以不做任何处理，就用棉花经常擦出水泡处流出的水湿、痰饮、瘀血、沫，第一次治疗完成。第二次用同样的方法治疗。每日 1 次治疗，10 天为 1 个疗程。以水湿、痰饮、瘀血、沫，出尽为痊愈标准。

（七）治疗上肢关节疼痛（如果是单侧上肢关节疼痛，在治疗时一定要双侧上肢关节同时治疗）**主穴**

十宣、曲池、手三里、合谷、外关。配穴：肝郁化火，加肝俞、三焦俞、阳陵泉、太冲；脾胃虚寒，加胃俞、中脘、下脘；肾气不足，加气海、血海、肾俞；外感风邪，加曲池、内关。

三棱针刺十宣穴，用手挤压出血，每日 1 次，如果是初次发病，只刺 1 次。如果是发病多次可选用每日 1 次，连续刺 3 次。再用毫针刺入主穴曲池、手三里、合谷、外关。配穴肝俞、三焦俞、阳陵泉、太冲、胃俞、中脘、下脘、气海、血海、肾俞、曲池、内关（根据不同病人的临床症状辨证取穴），得气后，肝郁化火、外感风邪，选用泻法进行调针；脾胃虚寒选用平补平泻法进行调针；肾气不足，选用补法进行调针。然后将曲池、手三里、外关、肝俞、三焦俞、阳陵泉、胃俞、中脘、下脘、气海、血海、肾俞、曲池穴位上的针拔入罐内，病重留针留罐 1.5 小时，病轻留针留罐 1 小时，达到出水泡为止。取下罐和针，用针刺破水泡，让水湿、痰饮（出得多）、瘀血、沫（出得少），排出体外，用消毒后的棉花盖在出水泡处，第一次治疗完成。这种对出水泡处的处理，是防止衣裤摩擦出水泡处，增加病人的疼痛。如天气不冷时治疗，出水泡处可以不做任何处理，就用棉花经常擦出水泡处流出的水湿、痰饮、瘀血、沫，第一次治疗完成。第二次用同样的方法治疗。每日 1 次治疗，10 天为 1 个疗程。以水湿、痰饮、瘀血、沫，出尽为痊愈标准。

（八）治疗上肢肩关节疼痛（如果是单侧上肢肩关节疼痛，在治疗时一定要双侧上肢肩关节同时治疗）**疼痛主穴**

十宣、肩髎、巨骨、臑俞、秉风、肩外俞、肩贞、肩髃、大椎、身柱、合谷。配穴：肝郁化火，加肝俞、三焦俞、阳陵泉、太冲；脾胃虚寒，加胃俞、中脘、下脘；肾气不足，加气海、血海、肾俞；外感风邪，加曲池、内关。

三棱针刺十宣穴，用手挤压出血，每日 1 次，如果是初次发病，只刺 1 次。如果是发病多次可选用每日 1 次，连续刺 3 次。再用毫针刺入主穴肩髎、巨骨、臑俞、秉风、肩外俞、肩贞、肩髃、大椎、身柱、合谷。配穴：肝俞、三焦俞、阳陵泉、太冲、胃俞、中脘、下脘、气海、血海、肾俞、曲池、内关（根据不同病人的临床症状辨证取穴），得气后，肝郁化火、外感风邪，选用泻法进行调针；脾胃虚寒选用平补平泻法进行调针；肾气不足，选用补法进行调针。然后将肩髎、巨骨、臑俞、秉风、肩外俞、肩贞、肩髃、大椎、身柱、肝俞、三焦俞、阳陵泉、胃俞、中脘、下脘、气海、血海、肾俞、曲池穴位上的针拔入罐内，病重留针留罐 1.5 小时，病轻留针留罐 1 小时，达到出水泡为止。取下罐和针，用针刺破水泡，让水湿、痰饮、瘀血、沫（都出得多），排出体外，用消毒后的棉花盖在出水泡处，第一次治疗完成。这种对出水泡处的处理，是防止衣裤摩擦出水泡处，增加病人的疼痛。如天气不冷时治疗，出水泡处可以不做任何处理，就用棉花经常擦出水泡处流出的水湿、痰饮、瘀血、沫，第一次治疗完成。第二次用同样的方法治疗。每日 1 次治疗，10 天为 1 个疗程。以水湿、痰饮、瘀血、沫，出尽为痊愈标准。

（九）治疗下肢关节疼痛（如果是单侧下肢关节疼痛，在治疗时一定要双侧下肢关节同时治疗）**主穴**

十宣、环跳、阳陵泉、秩边、殷门、风市、委中、昆仑。配穴：肝郁化火，加肝俞、三焦俞、阳陵泉、太冲；脾胃虚寒，加胃俞、中脘、下脘；肾气不足，加气海、血海、肾俞；外感风邪，加曲池、内关。

三棱针刺十宣穴，用手挤压出血，每日1次，如果是初次发病，只刺1次。如果是发病多次可选用每日1次，连续刺3次。再用毫针刺入主穴环跳、阳陵泉、秩边、殷门、风市、委中、昆仑。配穴：肝俞、三焦俞、阳陵泉、太冲、胃俞、中脘、下脘、气海、血海、肾俞、曲池、内关（根据不同病人的临床症状辨证取穴），得气后，肝郁化火、外感风邪，选用泻法进行调针；脾胃虚寒选用平补平泻法进行调针；肾气不足，选用补法进行调针。然后将环跳、阳陵泉、秩边、殷门、风市、委中、肝俞、三焦俞、阳陵泉、胃俞、中脘、下脘、气海、血海、肾俞、曲池穴位上的针拔入罐内，病重留针留罐1.5小时，病轻留针留罐1小时，达到出水泡为止。取下罐和针，用针刺破水泡，让水湿、痰饮、沫（出得多）、瘀血（出得少），排出体外，用消毒后的棉花盖在出水泡处，第一次治疗完成。这种对出水泡处的处理，是防止衣裤摩擦出水泡处，增加病人的疼痛。如天气不冷时治疗，出水泡处可以不做任何处理，就用棉花经常擦出水泡处流出的水湿、痰饮、瘀血、沫，第一次治疗完成。第二次用同样的方法治疗。每日1次治疗，10天为1个疗程。以水湿、痰饮、瘀血、沫，出尽为痊愈标准。

（十）治疗膝关节疼痛（如果是单侧膝关节疼痛，在治疗时一定要双侧膝关节同时治疗）**主穴**

内膝眼、外膝眼、阳陵泉、委中、血海。配穴：肝郁化火，加肝俞、三焦俞、阳陵泉、太冲；脾胃虚寒，加胃俞、中脘、下脘；肾气不足，加气海、血海、肾俞；外感风邪，加曲池、内关。

用毫针刺入主穴内膝眼、外膝眼、阳陵泉、委中、血海。配穴：肝俞、三焦俞、阳陵泉、太冲、胃俞、中脘、下脘、气海、血海、肾俞、曲池、内关（根据不同病人的临床症状辨证取穴），得气后，肝郁化火、外感风邪，选用泻法进行调针；脾胃虚寒选用平补平泻法进行调针；肾气不足，选用补法进行调针。然后将内膝眼、外膝眼、阳陵泉、委中、血海、肝俞、三焦俞、胃俞、中脘、下脘、气海、肾俞、曲池穴位上的针拔入罐内，病重留针留罐1.5小时，病轻留针留罐1小时，达到出水泡为止。取下罐和针，用针刺破水泡，让水湿、痰饮、沫、瘀血（都出得多），排出体外，用消毒后的棉花盖在出水泡处，第一次治疗完成。这种对出水泡处的处理，是防止衣裤摩擦出水泡处，增加病人的疼痛。如天气不冷时治疗，出水泡处可以不做任何处理，就用棉花经常擦出水泡处流出的水湿、痰饮、瘀血、沫，第一次治疗完成。第二次用同样的方法治疗。每日1次治疗，10天为1个疗程。以水湿、痰饮、瘀血、沫，出尽为痊愈标准。

（十一）治疗腰背疼痛主穴

殷门、委中、承山、昆仑、长强、命门、腰俞、肾俞、腰阳关、上髎、下极俞、脾俞、大椎、身柱、神道、至阳、中枢。配穴：肝郁化火，加肝俞、三焦俞、阳陵泉、太冲；脾胃虚寒，加胃俞、中脘、下脘；肾气不足，加气海、血海、肾俞；外感风邪，加曲池、内关。

用毫针刺入主穴殷门、委中、承山、昆仑、长强、命门、腰俞、肾俞、腰阳关、上髎、下极俞、脾俞、大椎、身柱、神道、至阳、中枢。配穴：肝俞、三焦俞、阳陵泉、太冲、胃俞、中脘、下脘、气海、血海、肾俞、曲池、内关（根据不同病人的临床症状辨证取穴），得气后，肝郁化火、外感风邪，选用泻法进行调针；脾胃虚寒选用平补平泻法进行调针；肾气不足，选用补法进行调针。然后将殷门、委中、承山、长强、命门、腰俞、肾俞、腰阳关、上髎、下极俞、脾俞、大椎、身柱、神道、至阳、中枢、肝俞、三焦俞、阳陵泉、胃俞、中脘、下脘、气海、血海、肾俞、曲池穴位上的针拔入罐内，病重留针留罐 1.5 小时，病轻留针留罐 1 小时，达到出水泡为止。取下罐和针，用针刺破水泡，让水湿、痰饮、沫、瘀血（都出得多），排出体外，用消毒后的棉花盖在出水泡处，第一次治疗完成。这种对出水泡处的处理，是防止衣裤摩擦出水泡处，增加病人的疼痛。如天气不冷时治疗，出水泡处可以不做任何处理，就用棉花经常擦出水泡处流出的水湿、痰饮、瘀血、沫，第一次治疗完成。第二次用同样的方法治疗。每日 1 次治疗，10 天为 1 个疗程。以水湿、痰饮、瘀血、沫，出尽为痊愈标准。

（十二）治疗痛经主穴

上脘、中脘、下脘、三阴交、气海、中极、足三里、肾俞。配穴：关元、归来、合谷、太冲。肝肾虚，加肝俞；寒凝，加血海；湿热，加阴陵泉。

在月经期间不能施治。在月经前 5 天或者是月经干净后 3 天才开始用毫针针刺拔罐发泡，每日 1 次，要根据出水湿、痰饮、瘀血、沫情况来决定治疗时间。血瘀者和寒凝者，针刺入穴位得气后，选用泻法进行调针；血虚、气虚者，针刺入穴位得气后，选用补法进行调针。然后将主穴上脘、中脘、下脘、三阴交、气海、中极、关元、肝俞、血海、足三里穴位上的针拔入罐内，留针留罐 1 小时左右，如果是多年痛经，久治不愈的顽症痛经病，可留针留罐 1.5 小时，达到出水泡为止。取下罐和针，用针刺破水泡，让水湿、痰饮、瘀血（出得多）、沫（出得少），排出体外，用消毒后的棉花盖在出水泡处，再在棉花上面盖上一层纱布，用胶布固定上，第一次治疗完成。这种对出水泡处的处理，是防止衣裤摩擦出水泡处，增加病人的疼痛。如天气不冷时治疗，出水泡处可以不做任何处理，就用棉花经常擦出水泡处流出的水湿、痰饮、瘀血、沫，第一次治疗完成。第二次用同样的方法治疗。病重选 1 日 2 次治疗，10

次为1个疗程。病轻可选1日1次治疗，10天为1个疗程。以水湿、痰饮、瘀血、沫，出尽为痊愈标准。

昏　　迷

昏迷是以神志不清为特征的病症。在中医学文献中一般描述为"不省人事"、"不知与人言"、"昏蒙"、"昏不知人"、"昏聩"、"神昏"等。本证是临床上常见的严重证候之一。现代医学的流行性乙型脑炎、流行性脑脊髓膜炎、败血症、中毒性肺炎、中毒性菌痢、脑卒中、肺源性脑病、心源性脑缺血综合征、癫痫、肝昏迷、糖尿病酸中毒、尿毒症以及药物、化学品中毒、电击、高温中暑等均可出现昏迷，可参考本篇辨证施治。

一、诊断要点

突然昏倒，面色苍白、四肢厥冷、神智不清。

二、中医分型

(一) 虚证
气息微弱，张口自汗，面色苍白，四肢厥冷。脉沉细。
(二) 实证
气壅息粗，四肢僵直，牙关紧闭。脉多沉实。

三、治疗方法

三棱针、毫针针刺拔罐发泡疗法，经常复发用此法治疗。
主穴：合谷、内关、足三里、神阙、三阴交、气海、涌泉、十宣。配穴：虚证，加关元、肾俞；实证，加劳宫、太冲。
三棱针刺十宣穴，用手挤压出血，每日1次，如果是初次发病，只刺1次。如果是发病多次可选用每日1次，连续刺3

次。再用毫针刺入主穴合谷、内关、足三里、神阙、三阴交、气海、涌泉（全取）、配穴关元、肾俞、劳宫、太冲（根据不同病人的临床症状辨证取穴），得气后，虚证选用补法进行调针；实证选用泻法进行调针。然后将足三里、关元、肾俞、气海、三阴交穴位上的针拔入罐内，经常复发，病程时间长，病重留针留罐 1.5 小时，复发次数少，病程时间短，病不重留针留罐 1 小时，达到出水泡为止。取下罐和针，用针刺破水泡，让水湿、痰饮、沫（出得多）、瘀血（出得少），排出体外，用消毒后的棉花盖在出水泡处，再在棉花上面盖上一层纱布，用胶布固定上，第一次治疗完成。这种对出水泡处的处理，是防止衣裤摩擦出水泡处，增加病人的疼痛。如天气不冷时治疗，出水泡处可以不做任何处理，就用棉花经常擦出水泡处流出的水湿、痰饮、瘀血、沫，第一次治疗完成。第二次用同样的方法治疗。病重选 1 日 2 次治疗，10 次为 1 个疗程。病轻可选 1 日 1 次治疗，10 天为 1 个疗程。以水湿、痰饮、瘀血、沫，出尽为痊愈标准。

咳　　嗽

咳嗽是肺系疾病的主要病症之一。可由于肺系受邪或它脏的疾患累致肺脏而引起。临床根据病因将其分为外感咳嗽和内伤咳嗽两大类。外感咳嗽是由于肺卫感邪，肺气失宣所致。感邪常有风寒、风热、燥热等。内伤咳嗽则为脏腑功能失调，累及于肺，肺脏受损，肺气失宣所发。老幼皆可患，四季均可发。本病常见于西医的急慢性支气管炎或支气管扩张等。部分慢性咳嗽患者经久反复，可发展为咳喘。针灸治疗的关键在于分清外感、内伤，属寒、属热而择法选穴。

一、诊断要点

以咳嗽为主症。兼有外感症状。兼有内伤症状。

二、中医分型

(一) 外感咳嗽

1. 风寒咳嗽 咳嗽痰稀色白，兼有外感风寒症状。脉浮紧，苔白。

2. 风热咳嗽 咳嗽痰稠而黄，兼有外感风热症状。脉浮数、苔薄黄。

(二) 内伤咳嗽

1. 痰湿犯肺 咳嗽、痰多色白，胸闷纳呆。苔白腻，脉濡滑。

2. 肝火灼肺 咳嗽痰少而稠，胸胁引痛、气逆作咳、面赤咽干。苔黄少津，脉弦数。

3. 肺虚咳嗽 干咳少痰，或痰中带血或咳血，潮热、盗汗、颧红消瘦、乏力失眠，五心烦热。舌红、少苔、脉细数。

三、治疗方法

毫针针刺拔罐发泡疗法。

主穴：合谷、内关、少商、肺俞、太渊、风池、大椎、定喘、上脘、中脘、丰隆、足三里、肾俞。配穴：风寒咳嗽，加列缺；风热咳嗽，加太白；痰湿咳嗽，加脾俞；肝火灼肺，加太冲、阳陵泉、尺泽、风池；肺虚咳嗽，加足三里、太溪、鱼际。

用毫针刺入主穴合谷、内关、少商、肺俞、太渊、风池、大椎、定喘、上脘、中脘、丰隆、足三里、肾俞、列缺、太白、脾俞、太冲、阳陵泉、尺泽、太溪、鱼际（根据不同病人的临床症状辨证取穴），得气后，风寒咳嗽、风热咳嗽、痰湿咳嗽选用泻法进行调针；肝火灼肺选用平补平泻法进行调针；肺虚咳嗽选用补法进行调针。然后将肺俞、太渊、风池、大椎、定喘、上脘、中脘、丰隆、足三里、肾俞、脾俞、阳陵泉、尺泽、风池、足三里穴位上的针拔入罐内，病重留针留罐1.5 小时，病轻留针留罐 1 个小时，达到出水泡为止。取下罐和针，用针刺破水泡，让水湿、痰饮、沫（出得多）、瘀血（出得少），排出体外，用消毒后的棉花盖在出水泡处，再在棉花上面盖上一层纱布，用胶布固定上，第一次治疗完成。这种对出水泡处的处理，是防止衣裤摩擦出水泡处，增加病人的疼痛。如天气不冷时治疗，出水泡处可以不做任何处理，就用棉花经常擦出水泡处流出的水湿、痰饮、瘀血、沫，第一次治疗完成。第二次用同样的方法治疗。病重选 1 日 2 次治疗，10次为 1 个疗程。病轻可选 1 日 1 次治疗，10 天为 1 个疗程。以水湿、痰饮、瘀血、沫，出尽为痊愈标准。

自汗、盗汗

自汗、盗汗是由于阴阳失调，腠理不固，而致汗液外泄失常的病症。不因外界环境因素的影响，而白昼时时汗出，动辄益甚者称为自汗；睡中汗出，醒来自止者称为盗汗。自汗、盗汗这一病症，既可单独出现，也可作为症状而伴见于其他疾病的过程中。现代医学中的自主神经紊乱、结核病、休克、风湿热、甲状腺功能亢进、一时性低血糖或某些传染病的异常出汗等，均可参考本证辨证施治。

一、诊断要点

动辄汗出或睡中汗出；伴有体倦乏力或时寒时热、午后潮热等。

二、中医分型

（一）肺卫不固

汗出恶风，稍劳尤甚，易于感冒，体倦乏力，面色少华。脉细弱，苔薄白。

（二）营卫不和

汗出恶风，周身酸楚，时寒时热，表现为半身、某局部出汗。脉缓，苔薄白。

（三）阴虚火旺

夜寐盗汗，或有自汗，五心烦热，或兼午后潮热，两颧色红。口渴，舌红少苔。脉细数。

（四）邪热郁蒸

蒸蒸汗出，汗液易黏或衣服黄染，面赤烘热，烦躁，口苦，小便色黄。舌苔薄黄，脉象弦数。

三、治疗方法

毫针针刺拔罐发泡疗法。

主穴：脾俞、肺俞、合谷、内关、足三里、大椎、中脘、肾俞。配穴：肺卫不固，加阴郄、阳陵泉；营卫不和，加关元；阴虚火旺，加阳陵泉、血海。

用毫针刺入主穴脾俞、肺俞、合谷、内关、足三里、大椎、中脘、肾俞。配穴：阴郄、阳陵泉、关元、血海（根据不同病人的临床症状辨证取穴），得气后，肺卫不固选用平补平泻法进行调针；阴虚火旺和营卫不和选用泻法进行调针。然后将脾俞、肺俞、足三里、大椎、中脘、肾俞、关元、阳陵泉、血海穴位上的针拔入罐内，病重留针留罐 1.5 小时，病轻留针留罐 1 小时，达到出水泡为止。取下罐和针，用针刺破水泡，让水湿、痰饮、沫（出得多）、瘀血（出得少），排出体外，用消毒后的棉花盖在出水泡处，再在棉花上面盖上一层纱布，用胶布固定上，第一次治疗完成。这种对出水泡处的处理，是防止衣裤摩擦出水泡处，增加病人的疼痛。如天气不冷时治疗，出水泡处可以不做任何处理，就用棉花经常擦出水泡处流出的水湿、痰饮、瘀血、沫，第一次治疗完成。第二次用同样的方法治疗。病重选 1 日 2 次治疗，10 次为 1 个疗程。病轻可选 1

日 1 次治疗，10 天为 1 个疗程。以水湿、痰饮、瘀血、沫，出尽为痊愈标准。

呃　逆

呃逆是指气逆上冲，喉间呃呃连声，声短而频，令人不能自制的一种病症。古称"哕"，又称"哕逆"。本病如为偶然发作，大多轻微，可以不药自愈；若持续不断，或反复发作者则需要治疗；久病体虚而呃逆不止者，每为病势衰危的征兆。呃逆多为中上二焦病，分为虚寒、虚热、实热 3 种类型。该症主要由于饮食不节，情志不畅，正气亏虚，导致胃气上逆所致。西医学的胃神经官能症，膈肌痉挛发生呃逆时可参照本症治疗。

一、诊断要点

呃声频频，连续或间断发作，不能自制。

二、中医分型

（一）胃中寒冷

呃声有力，沉缓而长，胃脘痞闷而冷，得热则舒，得寒则甚，纳少口不渴，小便清长、大便时溏。舌苔白润，脉象迟缓。

（二）胃火上逆

呃逆频频洪亮，冲逆而出，口臭烦渴，喜冷饮，小便短赤，大便秘结或溏垢不爽。舌红苔黄，脉象滑数。

（三）食阻中焦

呃声频短有力，口中酸臭，脘腹胀满，嗳腐吞酸或呕吐宿食，大便不爽。舌苔垢腻，脉弦滑或沉涩。

（四）气机郁滞

呃逆连声，胸肋胀满，常因情志不畅而诱发或加重，情志转舒则稍缓。舌苔薄白，脉弦。

（五）中气虚弱

呃声无力，气不得续，体倦无力，面色苍白，手足不温，食少便溏。舌淡苔白，脉细弱无力。

（六）胃阴不足

呃声急促而不连续，口干舌燥，大便干结。舌质红而干或有裂纹，脉细数。

（七）胃气衰败

重症见呃逆突发，声远而长，半刻一声，或四肢厥冷，头汗如油，或面黑如垢，神昏不清，或二便失禁。舌面如镜，脉微欲绝。

三、治 疗 方 法

毫针针刺拔罐发泡疗法。

主穴：合谷、膈俞、内关、中脘、足三里、期门、上脘、下脘、三焦俞、膻中、脾俞。配穴：食积，加巨阙、内庭；气滞，加太冲；胃寒，加胃俞。

毫针刺入主穴合谷、膈俞、内关、中脘、足三里、期门、上脘、下脘、三焦俞、膻中、脾俞（全选）。配穴：巨阙、内庭、太冲、胃俞（根据不同病人的临床症状辨证取穴），得气后，食积选用泻法进行调针；气滞选用平补平泻法进行调针；胃寒选用补法进行调针。然后将膈俞、中脘、足三里、期门、上脘、下脘、三焦俞、膻中、脾俞、巨阙、胃俞穴位上的针拔入罐内，病重（持续不断，或反复发作）留针留罐 1.5 小时（病轻可选用毫针针刺法，不用拔罐，1～2 次痊愈），达到出水泡为止。取下罐和针，用针刺破水泡，让水湿、痰饮（出得多）、沫、瘀血（出的少），排出体外，用消毒后的棉花盖在出水泡处，再在棉花上面盖上一层纱布，用胶布固定上，第一次治疗完成。这种对出水泡处的处理，是防止衣裤摩擦出水泡处，增加病人的疼痛。如天气不冷时治疗，出水泡处可以不做任何处理，就用棉花经常擦出水泡处流出的水湿、痰饮、瘀血、沫，第一次治疗完成。第二次用同样的方法治疗。病重选1日2次治疗，10次为1个疗程。病轻可选1日1次治疗，10天为1个疗程。以水湿、痰饮、瘀血、沫，出尽为痊愈标准。

呕　　吐

呕吐是临床常见的一个病症，可见于多种疾病之中，俱凡因寒热诸邪、痰湿、食积、肝气等导致中焦脾胃不和，胃气上逆，以呕吐为主症的即为呕吐病。中医认为有声无物为呕，有物无声为吐，有物有声为呕吐。西医的急、慢性胃炎，神经性呕吐，若呕吐症状明显时，均可按本节辨证治疗。

一、诊断要点

食物由胃经口吐出。伴有胃痛、恶心、头晕、胁痛。有胃脘受寒、饮食不节，郁怒病史。脉多滑数，舌淡红苔白或黄。

二、中医分型

（一）饮食积滞

饮食不节、暴饮暴食，呕吐酸腐、不消化食物，吐后轻快，伴脘腹胀痛、便秘、矢气。脉象滑实，舌苔厚腻。

（二）肝气犯胃

呕吐常因生气诱发或加重，常伴胸胁胀痛，易怒或郁闷不乐，轻时干呕、反酸，重时呕吐时发时止。脉弦，舌苔薄白。

（三）脾胃虚弱

呕吐时轻时重，吐势和缓，面黄纳少、神疲、便溏。脉象沉弱，舌苔薄白。

三、治疗方法

毫针针刺拔罐发泡疗法。

主穴：天枢、中脘、足三里、三焦俞、期门、合谷、内关、脾俞、胃俞、膻中、上脘、肝俞、三阴交。配穴：饮食积滞，加巨阙；肝气犯胃，加气海；脾胃虚弱，加气海，血海。

用毫针刺入主穴天枢、中脘、足三里、三焦俞、期门、合谷、内关、脾俞、胃俞、膻中、上脘、肝俞、三阴交。配穴：巨阙、气海、血海（根据不同病人的临床症状辨证取穴），得气后，饮食积滞选用泻法进行调针；肝气犯胃选用平补平泻法进行调针；脾胃虚弱选用补法进行调针。然后将天枢、中脘、足三里、三焦俞、期门、脾俞、胃俞、膻中、上脘、肝俞、三阴交、巨阙、气海，血海穴位上的针拔入罐内，病重留针留罐1.5小时，病轻留针留罐1小时，达到出水泡为止。取下罐和针，用针刺破水泡，让水湿、痰饮（出得多）、沫、瘀血（出得少），排出体外，用消毒后的棉花盖在出水泡处，再在棉花上面盖上一层纱布，用胶布固定上，第一次治疗完成。这种对出水泡处的处理，是防止衣裤摩擦出水泡处，增加病人的疼痛。如天气不冷时治疗，出水泡处可以不做任何处理，就用棉花经常擦出水泡处流出的水湿、痰饮、瘀血、沫，第一次治疗完成。第二次用同样的方法治疗。病重选1日2次治疗，10次为1个疗程。病轻可选1日1次治疗，10天为1个疗程。以水湿、痰饮、瘀血、沫，出尽为痊愈标准。这种治疗法除妊娠呕吐外，可治疗一切不同的病症引起的呕吐。

吞　　酸

酸水由胃中上泛，随即咽下的病症称为吞酸。外感寒邪客胃，胃阳被抑，浊阴不降，滞而化酸；或饮食不节，宿食停积，酿成湿热，蒸腐为酸；或郁怒伤肝，横逆犯胃，胃气上逆发为泛酸；或先天禀赋不足，饥饱劳碌，过服寒凉药物致伤脾胃之阳，亦可作酸。吞酸日久不愈者可变生胃脘痛，甚至噎膈、呕吐等病。吞酸或因外感，或因伤食，或因肝气，但主要与脾胃有关。西医学中反流性食管炎常见吞酸症状者可按此论治。

一、诊 断 要 点

吞酸吐酸，醋心嘈杂。胸脘灼痛，吞咽不利。参考条件：食管镜检查，食管下段充血水肿，或有糜烂。

二、中 医 分 型

（一）寒邪客胃

感冒风寒即吞酸吐酸，醋心，恶寒发热，头痛身疼。舌苔薄白，脉浮紧。

（二）食滞伤胃

暴饮暴食后吞酸吐酸，胸脘痞满，嗳腐食臭，恶心纳呆，食后加重，吐后症减。舌苔厚腻，脉滑。

（三）痰饮中阻

过食肥甘厚味，诱发吞酸吐酸，胸闷痰多，呕恶纳少，心悸眩晕。舌苔白腻或白滑。脉弦。

（四）肝胃不和

情志郁怒则吞酸吐酸，醋心胸闷，胁脘胀满，嗳气不舒，烦急易怒。舌边尖红，舌苔白，脉弦。

（五）胃热熏蒸

嗜烟饮酒，或过食辛辣而吞酸吐酸，胸脘灼痛，吞咽不畅，口苦口臭，咽干喜饮，或兼牙龈肿痛，大便秘结。舌质红，舌苔黄，脉滑数。

（六）中焦虚寒

食凉遇冷则吞酸吐酸，食后脘腹胀闷隐痛，食物不化，喜热喜按，乏力神疲，四末不温。舌质淡，舌苔白，脉沉迟。

三、治 疗 方 法

毫针针刺拔罐发泡疗法。

主穴：合谷、内关、足三里、中脘、脾俞、胃俞、手三里、梁门、建里、三焦俞、膻中、肝俞、丰隆。配穴：寒邪客胃，加大椎；食滞伤胃，加梁丘、公孙；痰饮中阻，加三阴交；肝胃不和，加巨阙；胃热熏蒸，加少商；中焦虚寒，加下脘。

用毫针刺入主穴合谷、内关、足三里、中脘、脾俞、胃俞、手三里、梁门、建里、三焦俞、膻中、肝俞、丰隆（全选）。配穴大椎、梁丘、公孙、三阴交、巨阙、少商、下脘（根据不同病人的临床症状辨证取穴），得气后，寒邪客胃、胃热熏蒸、食滞伤胃、痰饮中阻选用泻法进行调针；肝胃不和选用平补平泻法进行调针。然后将足三里、中脘、脾俞、胃俞、手三里、梁门、建里、三焦俞、膻中、肝俞、丰隆（全选）。配穴大椎、梁丘、公孙、三阴交、巨阙、少商、下脘穴位上的针拔入罐内，病重（经常吞酸）留针留罐1.5小时，病轻留针留罐1小时，达到出水泡为止。取下罐和针，用针刺破水泡，让水湿、痰饮（出得多）、沫、瘀血（出得少），排出体外，用消毒后的棉花盖在出水泡处，再在棉花上面盖上一层纱布，用胶布固定上，第一次治疗完成。这种对出水泡处的处理，是防止衣裤摩擦出水泡处，增加病人的疼痛。如天气不冷时治疗，出水泡处可以不做任何处理，就用棉花经常擦出水泡处流出的水湿、痰饮、瘀血、沫，第一次治疗完成。第二次用同样的方法治疗。病重选1日2次治疗，10次为1个疗程。病轻可选1日1次治疗，10天为1个疗程。以水湿、痰饮、瘀血、沫，出尽为痊愈标准。针刺拔罐发泡疗法治疗各种病因引起吞酸，妊娠吞酸不用此法治疗。

胁　　痛

胁痛是以一侧或两侧胁痛为主要表现的病症。胁痛有外感、内伤之别。外感多兼寒热表证，内伤多因肝火内郁、痰饮停伏，外伤血瘀以及肝肾亏损所致。临床上内伤胁痛居多，外感胁痛少见。西医中的肝、胆、胰脏以及肋间神经痛等病变均可出现胁痛证候。本条仅以肋间神经痛进行论述。

一、诊断要点

胁肋作痛。痛常与呼吸、咳嗽、转体、情志有关，局部可有触压痛。

二、中医分型

（一）肝气郁结

胁肋胀痛，性情急躁，胸脘满闷，恼怒抑郁，胁痛加剧，或肋刺痛，入夜更甚。舌质暗，苔少脉弦。

（二）肝阴不足

胁肋隐隐作痛，缠绵不休，烦热，头晕目眩，口干。舌质红，苔少，脉细数。

三、治疗方法

皮肤针、毫针针刺拔罐发泡疗法。

主穴：取阿是穴、合谷、内关、期门、日月、支沟、阳陵泉、足三里、三阴交。配穴：肝气郁结，加太冲；肝阴不足，加蠡沟、太溪；肝郁气滞，加膻中；瘀血内停，加膈俞、血海；肝络失养，加心俞、关元。

皮肤针重扣阿是穴，然后再拔上罐，留罐时间与其他穴位拔罐一样。再用毫针刺入主穴合谷、内关、期门、日月、支沟、阳陵泉、足三里、三阴交。配穴：太冲、蠡沟、太溪、膻中、膈俞、血海、心俞、关元（根据不同病人的临床症状辨证取穴），得气后，肝气郁结、肝郁气滞、瘀血内停选用泻法进行调针；肝阴不足、肝络失养选用补法进行调针。然后将期门、日月、阳陵泉、足三里、三阴交、蠡沟、膻中、膈俞、血海、心俞、关元穴位上的针拔入罐内，病重留针留罐1.5小时，病轻留针留罐1小时，达到出水泡为止。取下罐和针，用针刺破水泡，让水湿、痰饮（出得多）、沫、瘀血（出得少），排出体外，用消毒后的棉花盖在出水泡处，再在棉花上面盖上一层纱布，用胶布固定上，第一次治疗完成。这种对出水泡处的处理，是防止衣裤摩擦出水泡处，增加病人的疼痛。如天气不冷时治疗，出水泡处可以不做任何处理，就用棉花经常擦出水泡处流出的水湿、痰饮、瘀血、沫，第一次治疗完成。第二次用同样的方法治疗。病重选1日2次治疗，10次为1个疗程。病轻可选1日1次治疗，10天为1个疗程。以水湿、痰饮、瘀血、沫，出尽为痊愈标准。

腹　痛

腹痛是指胃脘部以下，耻骨部以上部位发生的疼痛。引起腹痛的常见原因有情志刺激、饮食不节、寒温失调等。在上述各种病因的作用下，导致气血不通或气虚、血虚、血瘀而引起的腹痛。腹痛大致包括现代医学的急慢性胰腺炎、急慢性腹膜炎、急慢性肠炎、肠痉挛等。

一、诊断要点

胃脘以下耻骨毛际上的部位发生疼痛。性质包括冷痛、灼痛、隐痛、绞痛、满痛、胀痛、刺痛等。

二、中医分型

(一)寒邪内积

腹暴痛，遇寒痛剧，得热痛减。面白，口不渴，尿清便溏。苔白，脉沉紧或弦紧。

(二)湿热壅滞

腹满痛，灼痛或拒按。烦渴口苦，发热，尿黄，大便溏滞或秘结。舌红，苔黄腻，脉滑数。

(三)中虚脏寒

腹痛绵绵，喜温喜按，时作时止，四肢不温，溲清便溏。舌淡苔白，脉沉细。

(四)饮食积滞

脘腹胀满疼痛，拒按，得食痛甚，泻后痛减。大便秘结，嗳腐吞酸，口喜冷饮，或小便黄赤，恶食。舌红，苔黄厚，脉滑实或滑数。

(五)气滞腹痛

腹痛胀闷，痛无定处，恼怒尤甚，嗳气，矢气后减轻，纳呆食少，善太息。舌苔薄白，脉弦。

(六)瘀血腹痛

腹部刺痛，拒按，痛处不移，入夜尤甚。舌质青紫有瘀斑，脉涩。

三、治疗方法

皮肤针、毫针针刺拔罐发泡疗法。

主穴：阿是穴、中脘、下脘、足三里、三阴交、脾俞、胃俞、太冲、天枢、神阙、合谷、内关、肝俞。配穴：寒邪内积，加公孙；湿热壅滞，加三焦俞、肓俞；中虚脏寒，加章门、气海；饮食积滞，加气海、内庭；气滞腹痛，加阳陵泉、期门；瘀血腹痛，加血海、膈俞、膻中。

皮肤针重扣阿是穴，然后再拔上罐，留罐时间与其他穴位拔罐一样。再用毫针刺入主穴中脘、下脘、足三里、三阴交、脾俞、胃俞、太冲、天枢、神阙、合谷、内关、肝俞（全选）。配穴：公孙、三焦俞、肓俞、章门、气海、内庭、阳陵泉、期门、血海、膈俞、膻中（根据不同病人的临床症状辨证取穴），得气后，寒热内积、湿热壅滞、饮食积滞全部选用泻法进行调针；中虚脏寒选用补法进行调针；瘀血腹痛可用皮肤针重扣血海、膈俞、膻中穴位，将四个穴位用毫针刺上拔入罐内。在将中脘、下脘、足三里、三阴交、脾俞、胃俞、天枢、神阙、肝俞、三焦俞、肓俞、章门、气海、阳陵泉、期门穴位上的针拔入罐内，病重留针留罐 1.5 小时，病轻留针留罐 1 小时，达到出水泡为止，取下罐和针，用针刺破水泡，让水湿、痰饮（出得多）、沫、瘀血（出得少），排出体外，用消毒后的棉花盖在出水泡处，再在棉花上面盖上一层纱布，用胶布固定上，第一次治疗完成。这种对出水泡处的处理，是防止衣裤摩擦出水泡处，增加病人的疼痛。如天气不冷时治疗，出水泡处可以不做任何处理，就用棉花经常擦出水泡处流出的水湿、痰饮、瘀血、沫，第一次治疗完成。第二次用同样的方法治疗。病重选 1 日 2 次治疗，10 次为 1 个疗程。病轻可选 1 日 1 次治疗，10 天为 1 个疗程。以水湿、痰饮、瘀血、沫，出尽为痊愈标准。再重的腹痛病经治疗 1 次，病情明显好转。

便　秘

便秘是指大便秘结不通而言。或排便间隔时间延长，或有便意而排出困难，或不能按正常人的规律在 48 小时内通便 1 次者，皆可称为便秘。发病原因较多，有因过食辛辣厚味而燥热内结；或因肠胃热滞郁结；或因气滞不行；或因发汗、利小便过多；或因气虚传导无力；或因阴虚久病；或因血虚肠燥；或因产妇气血未复，以及年老精血不足等所致。

一、诊断要点

大便涩滞，排便困难甚则大便不通。背部查体所见：在胸椎第10～12椎体两侧，腰、骶部可摸到结节、条索及压痛。

二、中医分型

（一）实证

脘腹满闷，大便燥结难下，口干口渴，唇赤，胃纳呆，胸椎第8～12椎体两侧，腰部可摸到结节、条索及压痛，第12胸椎至第1～2腰椎叩诊呈瘀音。脉细数，苔黄厚腻。

（二）虚证

脘腹有时不适，大便秘结，口微干，脸色苍白不华，或两颊色赤，第5～12胸椎两侧可摸到结节、条索及压痛，第12胸椎至第1～2腰椎叩诊呈瘀音。脉弦细，舌苔薄白稍腻。

三、治疗方法

毫针针刺拔罐发泡疗法。

主穴：合谷、足三里、三阴交、内关、脾俞、大肠俞、胃俞、上巨虚、支沟、中脘、下脘。配穴：实证：肠胃燥热，加曲池、天枢、大横；胃肠气郁，加阳陵泉、太冲；脘腹疼痛，加神阙、肓俞。虚证：气血两虚，加气海、血海；寒凝者，加神阙、关元；津液亏损者，加太溪、复溜。

用毫针刺入主穴合谷、足三里、三阴交、内关、脾俞、大肠俞、胃俞、上巨虚、支沟、中脘、下脘（患病多年，主穴全选）。配穴：实证：曲池、天枢、大横、阳陵泉、太冲、神阙、肓俞、气海、血海、神阙、关元、太溪、复溜（根据不同病人的临床症状辨证取穴），得气后，实证：肠胃燥热和胃肠气郁选用泻法进行调针；脘腹疼痛选用平补平泻法进行调针。虚证：气血两虚和津液亏损选用补法进行调针。然后将足三里、三阴交、脾俞、大肠俞、胃俞、上巨虚、中脘、下脘。配穴曲池、天枢、大横、阳陵泉、肓俞、气海、血海、关元穴位上的针拔入罐内，病重留针留罐1.5小时，病轻留针留罐1小时，达到出水泡为止。取下罐和针，用针刺破水泡，让水湿、痰饮、沫（出得多）、瘀血（出得少），排出体外，用消毒后的棉花盖在出水泡处，再在棉花上面盖上一层纱布，用胶布固定上，第一次治疗完成。这种对出水泡处的处理，是防止衣裤摩擦出水泡处，增加病人的疼痛。如天气不冷时治疗，出水泡处可以不做任何处理，就用棉花经常擦出水泡处流出的水湿、痰饮、瘀血、沫，第一次治疗完成。第二次用同样的方法治疗。病重选1日2次治疗，10次为1个疗程。病轻可选1日1次治疗，10天为1个疗程。以水湿、痰饮、瘀血、沫，出尽为痊愈标准。患多年顽固性便秘病，经1日2次治疗，不服任何药物，临床症状明显好转。

胸　痹

胸痹是以胸痛、心痛为主症的疾病。多属脏腑虚损，气机不畅，或过食肥甘，加之气候、精神影响，导致心气不足，胸阳不振，痰浊阻滞，气滞血瘀，以致经络瘀阻，心脉不通，不通则痛，与心、肝、脾、肾4脏有关。本病与西医学的"冠心病"、"心绞痛"症状相似。

一、诊断要点

中老年患者，常在劳累，情绪激动、寒冷、饱餐后发生心区疼痛，痛甚则可伴面色苍白，冷汗出。疼痛在胸骨后或以上腹部疼痛为主，常呈放射性到左肩，有时可沿前臂内侧而达小指及无名指，或放射到颈颌、左肩胛等处。疼痛常伴有沉闷感或压迫感，严重者有窒息感，患者常因疼痛而被迫停止活动。疼痛时可至数分钟到数小时，也有持续数日者。

二、中医分型

（一）气滞血瘀

心前区阵痛或刺痛固定不移，气短心悸，胸腹胀闷，苔白或腻，舌质红紫或有瘀斑，脉弦或滑数。

（二）痰浊阻滞

心前区痛，脘腹胀闷，纳食不佳，四肢困倦，有时恶心呕吐，便溏或轻度浮肿，面色不泽。舌苔白腻，舌质胖嫩或有齿痕，脉沉细滑。

（三）阴虚阳亢

胸闷刺痛，头重脚轻，心悸失眠，四肢麻木，手足心热，头痛眼花。苔薄白或无苔，舌红，脉弦或数。

（四）阴虚火旺

心前区痛，手足心热，口干喜饮，心烦不安，口苦舌糜，两颊潮红。苔少或无，舌质红少津，脉弦数。

（五）心脾两虚

胸前区痛，纳差，神疲。心悸气短，夜寐梦多或彻夜不眠，头晕无力，面色苍白。苔白或无苔，舌质淡红，脉细弱。

（六）胸阳不振，心血瘀阻

胸闷而痛、痛彻肩背，面青或白，肢凉怕冷。苔白或腻，舌质暗紫或紫斑，脉弱无力。

三、治疗方法

皮肤针、毫针针刺拔罐发泡疗法。

主穴：内关、印堂、公孙、心俞、膻中、太溪、神门、三阴交、足三里、神藏、膺窗、神封、厥阴俞、鸠尾、合谷、丰隆、中脘、肾俞。配穴：痰浊阻滞，加胃俞、气海、天枢；阴虚阳亢，加风池、太冲；阴虚火旺，加上百会；心脾两虚，加脾俞；胸阳不振，加气海；心血瘀阻，加血海、肝俞。

病重的患者先选用皮肤针针刺神藏、膺窗、神封、厥阴俞、心俞、膻中、鸠尾穴位后，再用毫针刺入神藏、膺窗、神封、厥阴俞、心俞、膻中、鸠尾、内关、脾俞、印堂、公孙、太溪、神门、三阴交、足三里、合谷、丰隆、中脘、肾俞（每次治疗主穴选用10～12个），配穴胃俞、气海、天枢、风池、太冲、百会、气海、血海（根据不同病人的临床症状辨证取穴），得气后，痰浊阻滞、心血瘀阻选用泻法进行调针；阴虚阳亢、阴虚火旺选用平补平泻法进行调针；心脾两虚、胸阳不振选用补法进行调针。然后将神藏、膺窗、神封、厥阴俞、心俞、膻中、鸠尾、脾俞、三阴交、足三里、胃俞、丰隆、中脘、气海、风池、肾俞、血海位上的针拔入罐内，病重留针留罐1.5小时，病轻留针留罐1小时，达到出水泡为止。取下罐和针，用针刺破水泡，让水湿、痰饮、沫、瘀血（都出得多），排出体外，用消毒后的棉花盖在出水泡处，再在棉花上面盖上一层纱布，用胶布固定上，第一次治疗完成。这种对出水泡处的处理，是防止衣裤摩擦出水泡处，增加病人的疼痛。如天气不冷时治疗，出水泡处可以不做任何处理，就用棉花经常擦出水泡处流出的水湿、痰饮、瘀血、沫，第一次治疗完成。第二次用同样的方法治疗。病重选1日2次治疗，10次为1个疗程。病轻可选1日1次治疗，10天为1个疗程。以水湿、痰饮、瘀血、沫，出尽为痊愈标准。患多年顽固性便秘病，经1日2次治疗，不服任何药物，临床症状得到明显好转。

腹　　泻

腹泻又称泄泻。主要症状为大便次数增多，粪便稀薄如糜，或呈水样便。多为湿邪内盛，胃肠功能失调而引起。病变部位在胃肠与脾胃。西医的急、慢性肠炎、肠功能紊乱可参考本节论治。

一、诊断要点

大便稀溏，次数增多，无里急后重。有受风寒，伤饮食的病史。伴有腹痛，呕吐，发热，尿少。脉象濡缓，苔多白腻。参考条件：大便常规检查红细胞白细胞每立方毫米 15 个以下。

二、中医分型

（一）寒湿型

发病急骤，大便次数多，清稀不臭，腹中雷鸣，身寒喜温，腹痛喜按，口中不渴。脉象沉迟，舌淡苔白。

（二）湿热型

发病急骤，大便次数多，泻下糜臭，腹痛即泻，肛门灼热，小便短赤，口渴欲饮。脉象滑数，舌苔黄。

（三）脾虚型

大便次数多，便溏或完全不化，脘腹胀满，进食后即要大泻；神疲倦怠，腹痛喜热喜按。脉细无力，舌淡苔白。

（四）肾虚型

大便次数多，天亮前即要大便，腹中微痛，得热腹痛稍减轻，腹部及下肢常畏寒。脉沉无力，舌苔薄白。

三、治疗方法

毫针针刺拔罐发泡疗法（急性腹泻，用毫针针刺法治疗，取穴，手法相同）。

主穴：天枢、足三里、合谷、脾俞、中脘、下脘、大肠俞、胃俞、肾俞、命门、关元、三阴交。配穴：寒湿，加气海；湿热，加内庭、阴陵泉；脾虚，加章门、太白；肾虚加太溪。

毫针刺入主穴天枢、足三里、合谷、脾俞、中脘、下脘、大肠俞、胃俞、肾俞、命门、关元、三阴交（全选）。配穴：

气海、内庭、阴陵泉、章门、太白、太溪（根据不同病人的临床症状辨证取穴），得气后，寒湿型、湿热型选用泻法进行调针，脾虚型、肾虚型选用补法进行调针。然后将天枢、足三里、合谷、脾俞、中脘、下脘、大肠俞、胃俞、肾俞、命门、关元、三阴交、气海、内庭、阴陵泉、章门、太白、太溪穴位上的针拔入罐内，病重留针留罐 1.5 小时，病轻留针留罐 1 小时，达到出水泡为止。取下罐和针，用针刺破水泡，让水湿、痰饮、沫（都出得多）、瘀血（出得少），排出体外，用消毒后的棉花盖在出水泡处，再在棉花上面盖上一层纱布，用胶布固定上，第一次治疗完成。这种对出水泡处的处理，是防止衣裤摩擦出水泡处，增加病人的疼痛。如天气不冷时治疗，出水泡处可以不做任何处理，就用棉花经常擦出水泡处流出的水湿、痰饮、瘀血、沫，第一次治疗完成。第二次用同样的方法治疗。病重选 1 日 2 次治疗，10 次为 1 个疗程。病轻可选 1 日 1 次治疗，10 天为 1 个疗程。以水湿、痰饮、瘀血、沫，出尽为痊愈标准。患多年顽固性腹泻病，经 1 日 2 次治疗，不服任何药物，临床症状明显好转。

心　悸

心悸是自觉心慌不安，不能自主，或脉象三伍不调的一种证候。发病与精神因素有关，精神刺激、紧张、劳累、失眠等均可引起。其伴发症状，常见有眩晕、耳鸣、健忘等。西医各种原因引起的心律失常，如心脏病、甲状腺功能亢进、贫血、心力衰竭、神经官能症引起的心慌不安等症状，都可参考心悸进行辨证施治。

一、诊断要点

心悸主要症状为心慌，惊恐不安。脉象可见数、缓、迟、促、结、代等。起病急，常突然发作，亦有的开始较轻，逐渐加重。并伴有胸闷、气短、汗出、头晕、恶心，或有阵发心痛、或有咳喘不能平卧等症状。

二、中医分型

（一）气阴两虚，心血不足

心悸，气短，动则加重，伴头晕，眼花，乏力、口渴等。舌淡或稍红，苔白，脉沉结或代。

（二）心肾不交，神志不安

心悸，惊恐不安，失眠多梦，睡中易醒，健忘；耳鸣目眩，腰酸腿软，夜尿多；虚烦，潮热，盗汗等。舌红少苔或光，脉虚数或促。

（三）肝肾阴虚，肝阳上亢

心悸，气短，烦躁，不寐，健忘；头晕，目眩，耳鸣，腰酸，口干，少津，五心烦热等。舌红无苔，或黄腻苔，脉细数无力。

（四）脾虚湿重，痰阻心络

心悸，胸闷，眩晕，肢冷；恶心呕吐，纳呆，痞满，痰多，溺少，便溏，水肿等。舌胖，苔白腻，脉滑、结或促。

（五）气滞血瘀，心络受阻

心悸，胸闷、憋气，阵发胸痛，唇紫，甲青等。舌暗有瘀斑少苔，脉涩促或结。

（六）阳气虚衰，血不荣脑

心悸，气短，胸闷，形体肢冷，头晕，目眩，突然昏倒，两目上翻，人事不省，或四肢抽搐。舌淡苔白，脉沉细而数促，或迟而代。

三、治疗方法

皮肤针、毫针针刺拔罐发泡疗法。

主穴：心俞、巨阙、神门、肾俞、内关、脾俞、合谷、神藏、膺窗、神封、乳根、气海、丰隆、足三里、中脘、膻中。配穴：气阴两虚，加血海；心肾不交，加厥阴俞；肝肾阴虚，加肝俞；肝阳上亢，加肝俞；脾虚湿重，加足三里；痰阻心络，加三阴交；气滞血瘀、心络受阻，加血海、肝俞；阳气虚衰、血不荣脑，加阳陵泉、大椎。

　　病重的患者先选用皮肤针针刺神藏、膺窗、神封、乳根、膻中穴位后，将神藏、膺窗、神封、乳根、膻中拔上罐内留1.5个小时，达到拔出水湿、痰饮、沫（都出得多）、瘀血（出得少）连续用皮肤针针刺3次治疗。如果第一次治疗水泡出得多，水湿、痰饮、沫、瘀血，都出得多，以后不用任何针刺，直接拔罐，一直让水湿、痰饮、沫、瘀血，出尽为止。再用毫针刺入其他主穴心俞、巨阙、神门、肾俞、内关、脾俞、合谷、神藏、膺窗、神封、乳根、气海、丰隆、足三里、中脘、膻中（全选）。配穴：血海、厥阴俞、足三里、三阴交、血海、肝俞、阳陵泉、大椎（根据不同病人的临床症状辨证取穴），得气后，心肾不交、气阴两虚、肝肾阴虚，选用补泻法进行调针；脾虚湿重选用平补平泻法进行调针；肝阳上亢、痰阻心络、气滞血瘀、心络受阻，选用泻法进行调针；阳气虚衰，血不荣脑选用补法进行调针。然后将巨阙、气海、血海、脾俞、肾俞、厥阴俞、肝俞、足三里、丰隆、阳陵泉、肾俞、大椎穴位上的针拔入罐内，病重留针留罐1.5小时，病轻留针留罐1小时，达到出水泡为止。取下罐和针，用针刺破水泡，让水湿、痰饮、沫（都出得多）、瘀血（出得少），排出体外，用消毒后的棉花盖在出水泡处，再在棉花上面盖上一层纱布，用胶布固定上，第一次治疗完成。这种对出水泡处的处理，是防止衣裤摩擦出水泡处，增加病人的疼痛。如天气不冷时治疗，出水泡处可以不做任何处理，就用棉花经常擦出水泡处流出的水湿、痰饮、瘀血、沫，第一次治疗完成。第二次用同样的方法治疗。病重选1日2次治疗，10次为1个疗程。病轻可选 1 日 1 次治疗，10 天为 1 个疗程。以水湿、痰饮、瘀血、沫，出尽为痊愈标准。

不　寐

不寐，即失眠，又称"不得眠"、"不得卧"、"目不瞑"等，是以失眠为主要表现的一种病症。不寐的证情不一，有初就寝就难以入寐，有寐而易醒，醒后不能再寐；亦有眠而不甜，时寐时醒，甚至整夜不能入寐者。本病相当于西医的神经官能症。

一、诊 断 要 点

不寐以失眠或不易入寐或寐而易醒为主要临床表现。

二、中 医 分 型

（一）心脾两虚

有劳倦思虑，久病或失血史，或年老体衰，难以入寐，或寐中多梦易醒，醒后不易再寐，或兼见心悸健忘，神症乏力，纳谷不馨，口淡无味，腹胀便溏，面色萎黄少华。舌质淡、苔薄白，脉细弱。

（二）心肾不交

心烦不寐，头晕耳鸣，五心烦热，口渴咽干，心悸盗汗，健忘梦遗，腰膝酸软，精神萎靡。舌质红或舌尖红，苔少，脉细数。

（三）心胆气虚

虚烦不寐，寐则多梦易惊醒，胆怯恐惧，心神不安，终日惕惕，遇事易惊，处事多虑，可兼见心悸、气短、自汗等。舌质正常或淡，脉弦细。

（四）肝郁化火

急躁易怒，不易入寐，多梦易惊，胸胁胀满，善太息，口苦目赤，尿黄便秘。舌质红，苔黄，脉弦数。

（五）痰热忧心

心烦不寐，噩梦纷纭，易惊易醒，脘腹痞满，口苦恶心，饮食少思，头重目眩，或兼咳嗽痰多。舌质红，苔黄腻，脉滑数。

（六）心火亢盛

失眠多梦，胸中烦热，心悸怔忡，面赤口苦，口舌生疮，尿短赤疼痛。舌质红，脉数有力。

（七）胃气不和

夜卧不宁，不能入寐，脘腹胀满，甚或胀痛，时而恶心、呕吐，嗳腐吞酸，大便异臭或不畅。苔黄腻，脉弦滑或滑数。

三、治疗方法

毫针针刺拔罐发泡疗法

主穴：神门、合谷、三阴交、隐白、大钟、脾俞、肾俞、期门、天枢、心俞、厥阴俞、中脘、肝俞、丰隆、足三里。配穴：心脾两虚，加百会；心肾不交，加太溪、复溜；心胆气虚，加曲泽、胆俞、间使；肝郁化火，加太冲、行间、阳陵泉、胆俞；痰火扰心，加中脘、间使；胃气不和，加梁门、内庭。

毫针刺入主穴神门、合谷、三阴交、隐白、大钟、脾俞、肾俞、期门、天枢、心俞、厥阴俞、中脘、肝俞、丰隆、足三里。配穴：百会、太溪、复溜、曲泽、太冲、行间、阳陵泉、胆俞、间使、梁门、内庭（根据不同病人的临床症状辨证取穴），得气后，心脾两虚、心肾不交、心胆气虚选用补法进行调针；肝郁化火、痰火扰心，选用泻法进行调针；胃气不和选用平补平泻法进行调针。然后将三阴交、脾俞、肾俞、期门、天枢、心俞、厥阴俞、中脘、肝俞、丰隆、足三里、曲泽、阳陵泉、胆俞穴位上的针刺入罐内，病重留针留罐 1.5 小时，病轻留针留罐1小时，达到出水泡为止。取下罐和针，用针刺破水泡，让水湿、痰饮、沫（都出得多）、瘀血（出得少），排出体外，用消毒后的棉花盖在出水泡处，再在棉花上面盖上一层纱布，用胶布固定上，第一次治疗完成。这种对出水泡处的处理，是防止衣裤摩擦出水泡处，增加病人的疼痛。如天气不冷时治疗，出水泡处可以不做任何处理，就用棉花经常擦出水泡处流出的水湿、痰饮、瘀血、沫，第一次治疗完成。第二次用同样的方法治疗。病重选1日2次治疗，10次为1个疗程。病轻可选1日1次治疗，10天为1个疗程。以水湿、痰饮、瘀血、沫，出尽为痊愈标准。

郁　证

郁证是由于情志不舒、气机郁滞所引起疾病的总称。情志不舒、气机郁滞进而可以导致脏腑失调，正常的体液内停不运行、血瘀、痰结、火郁诸症随之而起，所以郁证范围较广，计有"六郁"即气郁、血郁、痰郁、湿郁、火郁、食郁6种。本条所述以气郁为主。

一、诊断要点

女性多见，发病与精神因素关系密切。临床症状繁多，如神倦纳呆、失眠健忘、善怒多疑，或郁闷寡言，或多言不休，或善悲欲哭等。但检查时无相应器官的器质性病变。

二、中医分型

（一）肝气郁结

精神抑郁，胸闷胁痛，腹胀嗳气，不思饮食，或恶心呕吐，大便失调。脉弦苔薄白。

（二）心脾两虚

多思善虑，胆怯易惊，心慌心悸，失眠多梦，面色苍白，头晕眼花，记忆减退，神疲气短，饮食不振，或月经不调。舌质淡，苔薄白，脉细弱。

三、治疗方法

毫针针刺拔罐发泡疗法。

主穴：合谷、内关、蠡沟、三阴交、足三里、神门、心俞、肝俞、中脘、下脘、膻中、脾俞、血海。配穴：肝气郁结，加太冲、风池、期门；心脾两虚，加间使、太阳、气海。

毫针刺入主穴合谷、内关、蠡沟、三阴交、足三里、神门、心俞、肝俞、中脘、下脘、膻中、脾俞、血海（全选）。配穴：太冲、风池、期门、间使、太阳、气海（根据不同病人的临床症状辨证取穴），得气后，肝气郁结选用泻法进行调针；心脾两虚选用补法进行调针。然后将三阴交、足三里、心俞、肝俞、中脘、下脘、膻中、脾俞、血海、风池、期门、气海穴位上的针拔入罐内，病重留针留罐 1.5 小时，病轻留针留罐 1 小时，达到出水泡为止。取下罐和针，用针刺破水泡，让水湿、痰饮、沫、瘀血（都出得多），排出体外，用消毒后的棉花盖在出水泡处，再在棉花上面盖上一层纱布，用胶布固定上，第一次治疗完成。这种对出水泡处的处理，是防止衣裤摩擦出水泡处，增加病人的疼痛。如天气不冷时治疗，出水泡处可以不做任何处理，就用棉花经常擦出水泡处流出的水湿、痰饮、瘀血、沫，第一次治疗完成。第二次用同样的方法治疗。病重选 1 日 2 次治疗，10 次为 1 个疗程。病轻可选 1 日 1 次治疗，10 天为 1 个疗程。以水湿、痰饮、瘀血、沫，出尽为痊愈标准。

痿　证

痿证是以四肢痿软无力，不能随意活动，或伴有肌肉萎缩为特征的一类病症。尤以下肢较为多见，故又称"痿躄"。西医的多发性神经炎，进行性肌营养不良，脊椎灰白质炎等均属此范畴。

一、诊断要点

四肢痿软，尤以下肢痿废较重。肌肉逐渐消瘦，甚则肢体瘦削瘫痪。肢体虽痿废但无疼痛症状；部分病人初期伴有发热。

二、中医分型

（一）湿热

下肢痿软无力，久则肌肉萎缩，面黄身重，恶热喜凉，小便黄。脉滑数，苔黄腻。

（二）肺热

下肢痿软，甚则不能行动，喉干鼻燥，口渴心烦，咳嗽而呛，小便热痛。舌质红，苔黄，脉细数。

（三）肝肾阴虚

下肢渐痿，甚则肌肉萎缩不能行动，头晕目眩、腰背酸软、遗精早泄，手足心热。舌质红绛，脉细数。

三、治疗方法

毫针针刺拔罐发泡疗法。

（一）湿热

主穴：丰隆、中脘、三阴交、合谷、内关、足三里、解溪、髀关、秩边。配穴：上肢：肩髃、手三里、外关、八邪、肩髎、臑俞、大椎。下肢：环跳、阳陵泉、阴陵泉、风市、昆仑、内膝眼、外膝眼、委中。

用毫针刺入主穴：丰隆、中脘、三阴交、合谷、内关、足三里、解溪、髀关、秩边。配穴：上肢：肩髃、手三里、外关、八邪、肩髎、臑俞、大椎。下肢：环跳、阳陵泉、阴陵泉、风市、昆仑、内膝眼、外膝眼、委中得气后，全部穴位上的针选用泻法进行调针。然后将丰隆、中脘、三阴交、足三里、髀关、秩边、肩髃、手三里、外关、肩髎、臑俞、大椎、环跳、阳陵泉、阴陵泉、风市、内膝眼、外膝眼、委中穴位上的针拔入罐内，病重留针留罐1.5小时，病轻留针留罐1小时，达到出水泡为止。取下罐和针，用针刺破水泡，让水湿、痰饮、沫、瘀血（都出得多），排出体外，用消毒后的棉花盖在出水泡处，再在棉花上面盖上一层纱布，用胶布固定上，第一次治疗完成。这种对出水泡处的处理，是防止衣裤摩擦出水泡处，增加病人的疼痛。如天气不冷时治疗，出水泡处可以不做任何处理，就用棉花经常擦出水泡处流出的水湿、痰饮、瘀血、沫，第一次治疗完成。第二次用同样的方法治疗。病重选1日2次治疗，10次为1个疗程。病轻可选1日1次治疗，10天为1个疗程。以水湿、痰饮、瘀血、沫，出尽为痊愈标准。

（二）肺热

主穴：丰隆、肺俞、少商、列缺、尺泽、中脘、三阴交、合谷、内关、足三里、肾俞。配穴：上肢：肩贞、臂臑、曲池、四渎、阳池、外关。下肢：环跳、阳陵泉、风市、绝骨、昆仑、内膝眼、外膝眼、委中。

用毫针刺入主穴：丰隆、肺俞、少商、列缺、尺泽、中脘、三阴交、合谷、内关、足三里、肾俞。配穴：上肢：肩贞、臂臑、曲池、四渎、阳池、外关。下肢：环跳、阳陵泉、风市、绝骨、昆仑、内膝眼、外膝眼、委中（根据不同病人的临床症状辨证取穴），得气后，全部穴位上的针选用泻法进行调针。然后将丰隆、肺俞、少商、尺泽、中脘、三阴交、足三里、肾俞、肩贞、臂臑、曲池、外关、环跳、阳陵泉、风市、内膝眼、外膝眼、委中穴位上的针拔入罐内，病重留针留罐1.5小时，病轻留针留罐1小时，达到出水泡为止。取下罐和针，用针刺破水泡，让水湿、痰饮、沫、瘀血（都出得多），排出体外，用消毒后的棉花盖在出水泡处，再在棉花上面盖上一层纱布，用胶布固定上，第一次治疗完成。这种对出水泡处的处理，是防止衣裤摩擦出水泡处，增加病人的疼痛。如天气不冷时治疗，出水泡处可以不做任何处理，就用棉花经常擦出水泡处流出的水湿、痰饮、瘀血、沫，第一次治疗完成。第二次用同样的方法治疗。病重选1日2次治疗，10次为1个疗程。病轻可选1日1次治疗，10天为1个疗程。以水湿、痰饮、瘀血、沫，出尽为痊愈标准。

（三）肝肾阴虚

主穴：丰隆、肝俞、太溪、中脘、三阴交、合谷、内关、足三里、肾俞、长强、命门。配穴：上肢：肩髎、肩髃、肩前、肩后、曲池。下肢：环跳、阳陵泉、绝骨、太冲、解溪、足三里、八风。

用毫针刺入丰隆、肝俞、太溪、中脘、三阴交、合谷、内关、足三里、肾俞、长强、命门。配穴：上肢：肩髎、肩髃、肩前、肩后、曲池。下肢：环跳、阳陵泉、绝骨、太冲、解溪、足三里、风市、绝骨、昆仑、内膝眼、外膝眼、委中（根据不同病人的临床症状辨证取穴），得气后，全部穴位上的针选用补法进行调针。然后将丰隆、肝俞、中脘、三阴交、足三里、肾俞、长强、命门、肩髎、肩髃、肩前、肩后、曲池、环跳、阳陵泉、风市、绝骨、昆仑、内膝眼、外膝眼、委中穴位上的针拔入罐内，病重留针留罐1.5小时，病轻留针留罐1小时，达到出水泡为止。取下罐和针，用针刺破水泡，让水湿、痰饮、沫、瘀血（都出得多），排出体外，用消毒后的棉花盖在出水泡处，再在棉花上面盖上一层纱布，用胶布固定上，第一次治疗完成。这种对出水泡处的处理，是防止衣裤摩擦出水泡处，增加病人的疼痛。如天气不冷时治疗，出水泡处可以不做任何处理，就用棉花经常擦出水泡处流出的水湿、痰饮、瘀血、沫，第一次治疗完成。第二次用同样的方法治疗。病重选

1日2次治疗，10次为1个疗程。病轻可选1日1次治疗，10天为1个疗程。以水湿、痰饮、瘀血、沫，出尽为痊愈标准。

痹 证

痹证是以肢体关节、肌肉疼痛、麻木、酸楚肿胀，屈伸不利以及关节强直畸形为主要表现的一类病症。西医的风湿性关节炎、类风湿性关节炎，坐骨神经痛等出现痹证表现时，可按本病辨治。

一、诊断要点

一侧或双侧肢体关节或部分肌肉酸痛。肢体关节重滞麻木屈伸不利，天气变化酸痛症状加重。日久不愈可致肢体拘急或关节肿大变形。参考条件：部分病人化验检查，抗"O"、血沉、类风湿因子等有异常变化。

二、中医分型

（一）风邪偏胜

肢体关节作痛向远处放射，时有恶寒发热等表证。脉浮紧，舌苔薄白。

（二）湿邪偏胜

肢体关节酸痛重着，肿胀痛有定处，手足沉重，活动不便，肌肤麻木不仁。脉弦滑，舌苔白腻。

（三）寒邪偏胜

肢体关节及通身关节剧痛，痛有定处，得热稍缓，遇冷则剧，局部不红。脉浮紧，苔薄白。

（四）风湿化热

肢体关节酸痛，局部灼热红肿，得冷则舒，痛不可触，活动受限，伴有发热，口渴等。脉弦数，舌苔黄腻。

三、治疗方法

毫针针刺拔罐发泡疗法。

主穴：湿邪偏胜：取大椎、曲池、合谷、风池、三阴交。

风邪偏胜：取风池、风门、膈俞、血海、丰隆。

风湿化热：取脾俞、足三里、阴陵泉、中脘、下脘、三阴交、丰隆、合谷、内关。

配穴：上肢：肩髎、臑俞、肩髃、肩前、肩后、四渎、阳池、臂臑、肩贞、手三里、外关、合谷、八邪、曲池。

下肢：环跳、阳陵泉、委中、风市、阴陵泉、殷门、昆仑、秩边、三阴交、绝骨、太冲、解溪、足三里、八风。

腰背主穴：大椎、身柱、神道、至阳、中枢、合谷、长强、下极俞。配穴：三阴交、肾俞、腰阳光、委中、中脘

（一）治疗湿邪偏胜上肢痹证

主穴：足三里、阴陵泉、三阴交、脾俞、中脘。上肢配穴：肩髎、臑俞、肩髃、肩前、肩后、四渎、阳池、臂臑、肩贞、手三里、外关、合谷、八邪、曲池。

用毫针刺入足三里、阴陵泉、三阴交、脾俞、中脘。上肢配穴：肩髎、臑俞、肩髃、肩前、肩后、四渎、阳池、臂臑、肩贞、手三里、外关、合谷、八邪、曲池（根据不同病人的临床症状辨证取穴），得气后，全部穴位上的针选用泻法进行调针。然后将足三里、阴陵泉、三阴交、脾俞、中脘、肩髎、臑俞、肩髃、肩前、肩后、臂臑、肩贞、手三里、外关、曲池穴位上的针拔入罐内，病重留针留罐1.5小时，病轻留针留罐1小时，达到出水泡为止。取下罐和针，用针刺破水泡，让水湿、痰饮、沫、瘀血（都出得多），排出体外，用消毒后的棉花盖在出水泡处，再在棉花上面盖上一层纱布，用胶布固定上，第一次治疗完成。这种对出水泡处的处理，是防止衣裤摩擦出水泡处，增加病人的疼痛。如天气不冷时治疗，出水泡处

可以不做任何处理，就用棉花经常擦出水泡处流出的水湿、痰饮、瘀血、沫，第一次治疗完成。第二次用同样的方法治疗。病重选1日2次治疗，10次为1个疗程。病轻可选1日1次治疗，10天为1个疗程。以水湿、痰饮、瘀血、沫，出尽为痊愈标准。

（二）治疗湿邪偏胜下肢痹证

主穴：足三里、阴陵泉、三阴交、脾俞、中脘。配穴：环跳、阳陵泉、委中、风市、阴陵泉、殷门、秩边、三阴交。

用毫针刺入足三里、阴陵泉、三阴交、脾俞、中脘。配穴：环跳、阳陵泉、委中、风市、阴陵泉、殷门、秩边、三阴交（根据不同病人的临床症状辨证取穴），得气后，全部穴位上的针选用泻法进行调针。然后将足三里、阴陵泉、三阴交、脾俞、中脘、环跳、阳陵泉、委中、风市、阴陵泉、殷门、秩边、三阴交穴位上的针拔入罐内，病重留针留罐1.5小时，病轻留针留罐1小时，达到出水泡为止。取下罐和针，用针刺破水泡，让水湿、痰饮、沫、瘀血（都出得多），排出体外，用消毒后的棉花盖在出水泡处，再在棉花上面盖上一层纱布，用胶布固定上，第一次治疗完成。这种对出水泡处的处理，是防止衣裤摩擦出水泡处，增加病人的疼痛。如天气不冷时治疗，出水泡处可以不做任何处理，就用棉花经常擦出水泡处流出的水湿、痰饮、瘀血、沫，第一次治疗完成。第二次用同样的方法治疗。病重选1日2次治疗，10次为1个疗程。病轻可选1日1次治疗，10天为1个疗程。以水湿、痰饮、瘀血、沫，出尽为痊愈标准。

（三）治疗湿邪偏胜腰背痹证

主穴：大椎、身柱、神道、至阳、中枢、合谷、长强、下极俞。配穴：三阴交、肾俞、腰阳光、委中、中脘。

用毫针刺入大椎、身柱、神道、至阳、中枢、合谷、长强、下极俞、三阴交、肾俞、腰阳光、委中、中脘（根据不同病人的临床症状辨证取穴），得气后，全部穴位上的针选用泻法进行调针。然后将大椎、身柱、神道、至阳、中枢、合谷、长强、下极俞、三阴交、肾俞、腰阳光、委中、中脘穴位上的针拔入罐内，病重留针留罐 1.5 小时，病轻留针留罐 1 小时，达到出水泡为止。取下罐和针，用针刺破水泡，让水湿、痰饮、沫、瘀血（都出得多），排出体外，用消毒后的棉花盖在出水泡处，再在棉花上面盖上一层纱布，用胶布固定上，第一次治疗完成。这种对出水泡处的处理，是防止衣裤摩擦出水泡处，增加病人的疼痛。如天气不冷时治疗，出水泡处可以不做任何处理，就用棉花经常擦出水泡处流出的水湿、痰饮、瘀血、沫，第一次治疗完成。第二次用同样的方法治疗。病重选1日2次治疗，10次为1个疗程。病轻可选1日1次治疗，10天为1个疗程。以水湿、痰饮、瘀血、沫，出尽为痊愈标准。

（四）治疗风邪偏胜上肢痹证

主穴：风池、风门、膈俞、血海、丰隆、中脘。上肢配穴：肩髎、臑俞、肩髃、肩前、肩后、四渎、阳池、臂臑、肩贞、手三里、外关、合谷、八邪、曲池。

用毫针刺入风池、风门、膈俞、血海、丰隆、中脘、肩髎、臑俞、肩髃、肩前、肩后、四渎、阳池、臂臑、肩贞、手三里、外关、合谷、八邪、曲池（根据不同病人的临床症状辨证取穴），得气后，全部穴位上的针选用泻法进行调针。然后将风池、风门、膈俞、血海、丰隆、肩髎、臑俞、肩髃、肩前、肩后、臂臑、肩贞、手三里、外关、曲池穴位上的针拔入罐内，病重留针留罐 1.5 小时，病轻留针留罐 1 小时，达到出水泡为止。取下罐和针，用针刺破水泡，让水湿、痰饮、沫、瘀血（都出得多），排出体外，用消毒后的棉花盖在出水泡处，再在棉花上面盖上一层纱布，用胶布固定上，第一次治疗完成。这种对出水泡处的处理，是防止衣裤摩擦出水泡处，增加病人的疼痛。如天气不冷时治疗，出水泡处可以不做任何处理，就用棉花经常擦出水泡处流出的水湿、痰饮、瘀血、沫，第一次治疗完成。第二次用同样的方法治疗。病重选 1 日 2 次治疗，10 次为 1 个疗程。病轻可选 1 日 1 次治疗，10 天为 1 个疗程。以水湿、痰饮、瘀血、沫，出尽为痊愈标准。

（五）治疗风邪偏胜下肢痹证

主穴：风池、风门、膈俞、血海、丰隆、中脘、足三里。下肢配穴：环跳、阳陵泉、委中、风市、阴陵泉、殷门、秩边、三阴交、昆仑。

用毫针刺入风池、风门、膈俞、血海、丰隆、中脘、足三里。下肢配穴：环跳、阳陵泉、委中、风市、阴陵泉、殷门、秩边、三阴交、昆仑（根据不同病人的临床症状辨证取穴），得气后，全部穴位上的针选用泻法进行调针。然后将风池、风门、膈俞、血海、丰隆、中脘、足三里、环跳、阳陵泉、委中、风市、阴陵泉、殷门、秩边、三阴交穴位上的针拔入罐内，病重留针留罐 1.5 小时，病轻留针留罐 1 小时，达到出水泡为止。取下罐和针，用针刺破水泡，让水湿、痰饮、沫、瘀血（都出得多），排出体外，用消毒后的棉花盖在出水泡处，再在棉花上面盖上一层纱布，用胶布固定上，第一次治疗完成。这种对出水泡处的处理，是防止衣裤摩擦出水泡处，增加病人的疼痛。如天气不冷时治疗，出水泡处可以不做任何处理，就用棉花经常擦出水泡处流出的水湿、痰饮、瘀血、沫，第一次治疗完成。第二次用同样的方法治疗。病重选 1 日 2 次治疗，10 次为 1 个疗程。病轻可选 1 日 1 次治疗，10 天为 1 个疗程。以水湿、痰饮、瘀血、沫，出尽为痊愈标准。

（六）治疗风邪偏胜腰背痹证

主穴：大椎、身柱、神道、至阳、中枢、合谷、长强、下极俞。配穴：三阴交、肾俞、腰阳光、委中、中脘。

用毫针刺入大椎、身柱、神道、至阳、中枢、合谷、长强、下极俞、三阴交、肾俞、腰阳光、委中、中脘（根据不同病人的临床症状辨证取穴），得气后，全部穴位上的针选用泻法进行调针。然后将大椎、身柱、神道、至阳、中枢、长强、下极俞、三阴交、肾俞、腰阳光、委中、中脘穴位上的针拔入罐内，病重留针留罐 1.5 小时，病轻留针留罐 1 小时，达到出水泡为止。取下罐和针，用针刺破水泡，让水湿、痰饮、沫、瘀血（都出得多），排出体外，用消毒后的棉花盖在出水泡处，再在棉花上面盖上一层纱布，用胶布固定上，第一次治疗完成。这种对出水泡处的处理，是防止衣裤摩擦出水泡处，增加病人的疼痛。如天气不冷时治疗，出水泡处可以不做任何处理，就用棉花经常擦出水泡处流出的水湿、痰饮、瘀血、沫，第一次治疗完成。第二次用同样的方法治疗。病重选 1 日 2 次治疗，10 次为 1 个疗程。病轻可选 1 日 1 次治疗，10 天为 1 个疗程。以水湿、痰饮、瘀血、沫，出尽为痊愈标准。

（七）治疗风湿化热上肢痹证

主穴：脾俞、足三里、阴陵泉、中脘、下脘、三阴交、丰隆、合谷、内关。上肢：肩髎、臑俞、肩髃、肩前、肩后、四渎、阳池、臂臑、肩贞、手三里、外关、合谷、八邪、曲池。

用毫针刺入脾俞、足三里、阴陵泉、中脘、下脘、三阴交、丰隆、合谷、内关、肩髎、臑俞、肩髃、肩前、肩后、四渎、阳池、臂臑、肩贞、手三里、外关、八邪、曲池（根据不同病人的临床症状辨证取穴），得气后，全部穴位上的针选用泻法进行调针。然后将脾俞、足三里、阴陵泉、中脘、下脘、三阴交、丰隆、肩髎、臑俞、肩髃、肩前、肩后、臂臑、肩贞、手三里、外关、曲池穴位上的针拔入罐内，病重留针留罐 1.5 小时，病轻留针留罐 1 小时，达到出水泡为止。取下罐和针，用针刺破水泡，让水湿、痰饮、沫、瘀血（都出得多），排出体外，用消毒后的棉花盖在出水泡处，再在棉花上面盖上一层纱布，用胶布固定上，第一次治疗完成。这种对出水泡处的处理，是防止衣裤摩擦出水泡处，增加病人的疼痛。如天气不冷时治疗，出水泡处可以不做任何处理，就用棉花经常擦出水泡处流出的水湿、痰饮、瘀血、沫，第一次治疗完成。第二次用同样的方法治疗。病重选1日2次治疗，10次为1个疗程。病轻可选1日1次治疗，10天为1个疗程。以水湿、痰饮、瘀血、沫，出尽为痊愈标准。

（八）治疗风湿化热下肢痹证

主穴：脾俞、足三里、阴陵泉、中脘、下脘、三阴交、丰隆、合谷、内关。下肢配穴：环跳、阳陵泉、委中、风市、阴陵泉、殷门、秩边、三阴交、昆仑。

用毫针刺入脾俞、足三里、阴陵泉、中脘、下脘、三阴交、丰隆、合谷、内关。下肢配穴：环跳、阳陵泉、委中、风市、阴陵泉、殷门、秩边、三阴交、昆仑（根据不同病人的临床症状辨证取穴），得气后，全部穴位上的针选用泻法进行调针。然后将脾俞、足三里、中脘、下脘、丰隆、环跳、阳陵泉、委中、风市、阴陵泉、殷门、秩边、三阴交穴位上的针拔入罐内，病重留针留罐1.5小时，病轻留针留罐1小时，达到出水泡为止。取下罐和针，用针刺破水泡，让水湿、痰饮、沫、瘀血（都出得多），排出体外，用消毒后的棉花盖在出水泡处，再在棉花上面盖上一层纱布，用胶布固定上，第一次治疗完成。这种对出水泡处的处理，是防止衣裤摩擦出水泡处，增加病人的疼痛。如天气不冷时治疗，出水泡处可以不做任何处理，就用棉花经常擦出水泡处流出的水湿、痰饮、瘀血、沫，第一次治疗完成。第二次用同样的方法治疗。病重选1日2次治疗，10次为1个疗程。病轻可选1日1次治疗，10天为1个疗程。以水湿、痰饮、瘀血、沫，出尽为痊愈标准。

（九）治疗风湿化热腰背痹证

主穴：大椎、身柱、神道、至阳、中枢、合谷、长强、下

中医独特疗法——针刺拔罐发泡疗法

极俞。配穴：三阴交、肾俞、腰阳光、委中、中脘。

用毫针刺入大椎、身柱、神道、至阳、中枢、合谷、长强、下极俞、三阴交、肾俞、腰阳光、委中、中脘（根据不同病人的临床症状辨证取穴），得气后，全部穴位上的针选用泻法进行调针。然后将大椎、身柱、神道、至阳、中枢、长强、下极俞、三阴交、肾俞、腰阳光、委中、中脘穴位上的针拔入罐内，病重留针留罐 1.5 小时，病轻留针留罐 1 小时，达到出水泡为止。取下罐和针，用针刺破水泡，让水湿、痰饮、沫、瘀血（都出得多），排出体外，用消毒后的棉花盖在出水泡处，再在棉花上面盖上一层纱布，用胶布固定上，第一次治疗完成。这种对出水泡处的处理，是防止衣裤摩擦出水泡处，增加病人的疼痛。如天气不冷时治疗，出水泡处可以不做任何处理，就用棉花经常擦出水泡处流出的水湿、痰饮、瘀血、沫，第一次治疗完成。第二次用同样的方法治疗。病重选 1 日 2 次治疗，10 次为 1 个疗程。病轻可选 1 日 1 次治疗，10 天为 1 个疗程。以水湿、痰饮、瘀血、沫，出尽为痊愈标准。

腰　　痛

腰痛是指以腰部疼痛为主要症状的一种病症，可表现在腰部一侧或两侧。它包括现代医学的肾脏疾病、风湿病、类风湿病、腰部肌肉骨骼的劳损及外伤等所致的腰痛。

一、诊断要点

主诉腰部疼痛，重者可影响腰部活动功能。四季皆有，以寒冷、潮湿冷气候时多见，常有常累、纵欲、坐卧湿冷之地、涉水、淋雨史，或有腰部突然闪挫扭伤史。虚实皆见，实证起病急骤，虚证常呈慢性反复发作。

二、中医分型

(一) 寒湿腰痛

腰部冷痛重着，拘急，静卧痛不减，遇阴雨加重，得温熨减轻，或见恶寒发热。舌苔白腻，脉沉而迟缓。

(二) 湿热腰痛

腰部疼痛，痛处伴热感，梅雨季节或暑天加重，活动后或可减轻，小便赤热。舌苔黄腻，脉濡数。

(三) 肾虚腰痛

腰痛以酸软为主，喜按揉，遇劳更甚，卧则减轻。肾阳虚为主者常兼见畏寒肢冷，少腹拘急，面色苍白，或见大便溏薄，小便清长；肾阴虚为主者常并见心烦失眠，口燥咽干，手足心热，或多梦，遗精。阳虚者，舌淡，脉沉细；阴虚者，舌红少苔，脉细数。

(四) 气滞腰痛

腰痛连胁腹胀满，似有气走注，忽聚忽散，不能久立行走，多与情志不调有关。舌质偏红，苔薄，脉弦细或沉弦。

(五) 瘀血腰痛

腰痛如刺，痛有定处，日轻夜重，痛处拒按。舌质紫暗或有瘀斑，脉涩。

三、治疗方法

皮肤针、毫针针刺拔罐发泡疗法。

主穴：阿是穴、肾俞、腰阳光、委中、昆仑、长强、复溜、中脘、合谷、内关。配穴：寒湿腰痛，加大肠俞、关元、足三里、脾俞；湿热腰痛，加三阴交、太冲；肾阳虚腰痛，加命门、腰眼；肾阴虚腰痛，加血海、太溪；瘀血腰痛，加人中。

先用皮肤针重扣阿是穴，再用毫针刺入阿是穴，将皮肤针重扣过的阿是穴上的针拔入罐内，留针留罐的时间与其他穴位留针留罐的时间一样。皮肤针重扣阿是穴 1 次。再将毫针刺入其他主穴肾俞、腰阳光、委中、昆仑、长强、复溜、中脘、合谷、内关（全取）、配穴大肠俞、关元、足三里、脾俞、三阴交、太冲、命门、腰眼、血海、太溪、人中（根据不同病人的临床症状辨证取穴），得气后，寒湿腰痛和肾阳虚腰痛，选用平补平泻法进行调针；湿热腰痛、瘀血腰痛，选用泻法进行调针；肾阴虚腰痛，选用补法调针。然后将肾俞、腰阳光、委中、长强、中脘、大肠俞、关元、足三里、脾俞、三阴交、命门、腰眼、血海穴位上的针拔入罐内，病重留针留罐 1.5 小时，病轻留针留罐 1 小时，达到出水泡为止。取下罐和针，用针刺破水泡，让水湿、痰饮、沫、瘀血（都出得多），排出体外，用消毒后的棉花盖在出水泡处，再在棉花上面盖上一层纱布，用胶布固定上，第一次治疗完成。这种对出水泡处的处理，是防止衣裤摩擦出水泡处，增加病人的疼痛。如天气不冷时治疗，出水泡处可以不做任何处理，就用棉花经常擦出水泡处流出的水湿、痰饮、瘀血、沫，第一次治疗完成。第二次用同样的方法治疗。病重可选 1 日 2 次治疗，10 次为 1 个疗程。病轻可选 1 日 1 次治疗，10 天为 1 个疗程。以水湿、痰饮、瘀血、沫，出尽为痊愈标准。

水　　肿

水肿是指体内水液潴留，泛滥肌肤，引起头面、眼睑、四肢、腹背甚至全身浮肿。本病包括现代医学的急慢性肾炎、慢性充血性心力衰竭、肝硬化、贫血、内分泌失调以及功能障碍等疾病所出现的水肿。

一、诊断要点

头面、目窠、四肢、腹部、甚至全身浮肿。参考条件：肾功能、心功能、肝功能、血常规等检查的异常有助于诊断。

二、中医分型

(一) 阳水

发病较急，初起面目微肿，继之则遍及全身，皮肤光亮，兼有恶寒发热，口渴，咳喘，小便短少等。舌苔薄白，脉浮或滑数。

(二) 阴水

发病较缓，由足跗先肿，也有眼睑先肿，然后遍于全身，身肿以腰以下为甚，按之凹陷不起，兼有面色晦滞，畏寒肢冷，腰脊酸痛，神疲乏力，脘闷腹胀，纳减便溏。舌淡苔白，脉沉细。

三、治疗方法

毫针针刺拔罐发泡疗法。

主穴：合谷、内关、足三里、三阴交、脾俞、肾俞、复溜、三焦俞、上脘、中脘、下脘。配穴：阳水，加列缺、委中、阴陵泉。阴水，加水分、关元；面部浮肿，加内庭、大椎；足跗浮肿，加足临泣、阳陵泉。

毫针刺入主穴合谷、内关、足三里、三阴交、脾俞、肾俞、复溜、三焦俞、上脘、中脘、下脘。配穴：列缺、委中、阴陵泉、水分、关元、内庭、大椎、足临泣、阳陵泉（根据不同病人的临床症状辨证取穴），得气后，阳水选用泻法进行调针，阴水选用平补平泻法进行调针。然后将足三里、三阴交、脾俞、肾俞、复溜、三焦俞、上脘、中脘、下脘、列缺、委中、阴陵泉、水分、关元、大椎、阳陵泉穴位上的针拔入罐内，病重留针留罐1.5小时，病轻留针留罐1小时，达到出水泡为止。取下罐和针，用针刺破水泡，让水湿、痰饮（出得多）、沫、瘀血（出得少），排出体外，用消毒后的棉花盖在出水泡处，再在棉

花上面盖上一层纱布，用胶布固定上，第一次治疗完成。这种
对出水泡处的处理，是防止衣裤摩擦出水泡处，增加病人的疼
痛。如天气不冷时治疗，出水泡处可以不做任何处理，就用棉
花经常擦出水泡处流出的水湿、痰饮、瘀血、沫，第一次治疗
完成。第二次用同样的方法治疗。病重可选 1 日 2 次治疗，10
次为 1 个疗程。病轻可选 1 日 1 次治疗，10 天为 1 个疗程。以
水湿、痰饮、瘀血、沫，出尽为痊愈标准。

癃   闭

癃闭是以排尿困难，甚则小便闭塞不通为主症的疾患。其
中以小便不畅，点滴而短少，病势较缓者为癃；小便闭塞，点
滴不通，病势较急者为闭，一般多合称为癃闭。癃闭包括现代
医学各种原因引起的尿潴留及由肾衰竭所引起的无尿症。

一、诊断要点

小便淋沥不爽，点滴而下；或尿如细线，尿流中断；甚则
小便闭塞，点滴不通。常伴少腹拘急，胀满疼痛，烦躁不安。
本病有缓、急之分。或起病急骤，突然发生；或起病较缓，慢
慢加重。病程中常可出现湿热下注，羁于少阴，病邪由脏及
腑，湿热毒邪客于膀胱证候。迁延日久，病情发展，湿毒潴
留，壅塞三焦，肺脾肾受损，可出现危证。发于 50 岁以上男
性患者较多，或有外伤、手术、泌尿系感染等病史。

二、中医分型

（一）肺气壅盛
小便不畅或点滴不下，咽干，烦渴欲饮，呼吸急促，或有
咳嗽。舌苔薄黄，脉数。

（二）湿热下注
小便不畅或点滴不下，小腹胀满，口苦而黏或口渴不欲

饮，或大便不畅。舌质红，苔黄腻，脉沉数。

（三）尿道阻塞

小便时塞时通，小腹胀满。舌质紫暗，或有瘀点，脉涩或细数。

（四）肝郁气滞

小便不利或点滴不下，情志抑郁，或烦躁易怒，胁腹胀满。脉弦，苔薄白或薄黄。

（五）中气下陷

小腹坠胀，神疲、纳呆，气短，语声低微。舌质淡，脉沉弱。

（六）肾气不足

时欲小便不得出，或量少而不畅；面色苍白，神疲，腰膝酸冷无力。脉细尺弱。

三、治 疗 方 法

三棱针、毫针针刺拔罐发泡疗法。

主穴：十宣、膀胱穴、中极、三阴交、合谷、足三里、肾俞、水道、次髎、大钟、水泉、中脘、下脘、关元、胃俞、肝俞、脾俞、三焦俞。配穴：肺气壅盛加曲池、列缺；湿热下注加阴陵泉、蠡沟；尿道阻塞加血海、中封、五里；肝郁气滞加关元、肝俞、气海。

三棱针刺十宣穴，用手挤压出血，每日1次，如果是初次发病，只刺1次。如果是发病多次可选用每日1次，连续刺3次。再用毫针刺入主穴膀胱穴、中极、三阴交、合谷、足三里、肾俞、水道、次髎、大钟、水泉、中脘、下脘、关元、胃俞、肝俞、脾俞、三焦俞。配穴：曲池、列缺、阴陵泉、蠡沟、血海、中封、五里、气海（根据不同病人的临床症状辨证取穴），得气后，肺气壅盛、肝郁气滞选用平补平泻法进行调针；湿热下注、尿道阻塞选用泻法进行调针。然后将膀胱穴、中极、三阴交、足三里、肾俞、水道、次髎、中脘、下脘、关元、胃俞、肝俞、脾俞、三焦俞、曲池、阴陵泉、血海、气海穴位上的针拔入罐内，病重留针留罐1.5小时，病轻留针留罐1小时，达到出水泡为止。取下罐和针，用针刺破水泡，让水湿、痰饮、沫、瘀血（都出得多），排出体外，用消毒后的棉花盖在出水泡处，再在棉花上面盖上一层纱布，用胶布固定上，第一次治疗完成。这种对出水泡处的处理，是防止衣裤摩擦出水泡处，增加病人的疼痛。如天气不冷时治疗，出水泡处可以不做任何处理，就用棉花经常擦出水泡处流出的水湿、痰饮、瘀血、沫，第一次治疗完成。第二次用同样的方法治疗。病重可选1日2次治疗，10次为1个疗程。病轻可选1日1次治疗，10天为1个疗程。以水湿、痰饮、瘀血、沫，出尽为痊愈标准。

淋　　证

小便频数短涩，滴沥刺痛，欲出未尽，小腹拘急，或痛引腰腹者为淋证。历代医学家一般将淋证分为5种：即石淋、气淋、血淋、膏淋、劳淋，合称"五淋"。其主要的病因是湿热蕴结于下焦。多见现代医学的泌尿系感染、泌尿系结石和肿瘤，前列腺疾病以及乳糜尿兼感染等疾病。

一、诊断要点

小便刺痛，频数短少，淋沥欲出未尽，小腹拘急引痛。小便混浊，甚则夹有砂石，尿中带血。尿常规、泌尿系B超等检查有助于诊断。

二、中医分型

（一）石淋

小便刺痛，尿色黄赤而混浊，有时夹有砂石，或突然尿液中断，尿道刺痛，窘迫难忍，甚则尿中带血。舌色如常，脉数。

（二）膏淋

小便混浊如米泔，或尿中有滑腻之物，尿道热涩疼痛，若因肾虚不固所致者则涩痛稍轻，兼见头昏无力，腰膝酸软。苔腻，脉细数或细弱无力。

（三）血淋

小便热涩刺痛，尿色红紫，小腹痛满急。苔黄，脉数有力。若为虚性血淋则疼痛不甚，尿色淡红。脉虚数。

（四）气淋

小便涩滞，少腹满痛，点滴难下。舌苔薄黄，脉弦。

（五）劳淋

小便淋沥不已，时作时止，遇劳即发，精神疲乏。脉多虚弱。若肾阴不足，阴虚内热则见面色潮红，五心烦热。舌红脉细数。

三、治 疗 方 法

三棱针、毫针针刺拔罐发泡疗法。

主穴：曲骨、气冲、肾俞、志室、下髎、三阴交、足三里、阴陵泉、脾俞、次髎、中脘、下脘、合谷、内关、脾俞、胃俞、三焦俞。

（一）治疗石淋

主穴：曲骨、气冲、肾俞、志室、下髎、三阴交、足三里、阴陵泉、肝俞、次髎、中脘、下脘、合谷、内关、脾俞、胃俞、三焦俞。配穴：加委阳、膀胱俞、胃脘下俞。

先用三棱针刺十宣穴，用手挤压出血，每日1次。如果是初次发病，只刺1次。如果是发病多次或者是经数日治疗无效者，可选用每日1次，连续刺3次。再用毫针刺入主穴曲骨、气冲、肾俞、志室、下髎、三阴交、足三里、阴陵泉、肝俞、次髎、中脘、下脘、合谷、内关、脾俞、胃俞、三焦俞、委阳、膀胱俞、胃脘下俞（根据不同病人的临床症状辨证取穴），得气后，选用泻法进行调针。然后将肾俞、志室、下髎、三阴交、足三里、阴陵泉、肝俞、次髎、中脘、下脘、脾俞、胃俞、三焦俞、委阳、膀胱俞、胃脘下俞穴位上的针拔入罐内，病重留针留罐 1.5 小时，病轻留针留罐 1 小时，达到出水泡为止。取下罐和针，用针刺破水泡，让水湿、痰饮、沫、瘀血（都出得多），排出体外，用消毒后的棉花盖在出水泡处，再在棉花上面盖上一层纱布，用胶布固定上，第一次治疗完成。这种对出水泡处的处理，是防止衣裤摩擦出水泡处，增加病人的疼痛。如天气不冷时治疗，出水泡处可以不做任何处理，就用棉花经常擦出水泡处流出的水湿、痰饮、瘀血、沫，第一次治疗完成。第二次用同样的方法治疗。病重可选 1 日 2 次治疗，10 次为 1 个疗程。病轻可选 1 日 1 次治疗，10 天为 1 个疗程。以水湿、痰饮、瘀血、沫，出尽为痊愈标准。

（二）治疗血淋

主穴：曲骨、气冲、肾俞、志室、下髎、三阴交、足三里、阴陵泉、肝俞、次髎、中脘、下脘、合谷、内关、脾俞、胃俞、三焦俞。配穴：加血海、气海俞、中极、膀胱俞、胃脘下俞。

先用三棱针刺十宣穴，用手挤压出血，每日 1 次。如果是初次发病，只刺 1 次。如果是发病多次或者是经数日治疗无效者，可选用每日 1 次，连续刺 3 次。再用毫针刺入主穴曲骨、气冲、肾俞、志室、下髎、三阴交、足三里、阴陵泉、肝俞、次髎、中脘、下脘、合谷、内关、脾俞、胃俞、三焦俞、血海、气海俞、中极、膀胱俞、胃脘下俞（根据不同病人的临床症状辨证取穴），得气后，选用泻法进行调针。然后将肾俞、志室、下髎、三阴交、足三里、阴陵泉、肝俞、次髎、中脘、下脘、脾俞、胃俞、三焦俞、血海、气海俞、中极、膀胱俞、胃脘下俞穴位上的针拔入罐内，病重留针留罐1.5小时，病轻留针留罐1小时，达到出水泡为止。取下罐和针，用针刺破水泡，让水湿、痰饮、沫、瘀血（都出得多），排出体外，用消毒后的棉花盖在出水泡处，再在棉花上面盖上一层纱布，用胶布固定上，第一次治疗完成。这种对出水泡处的处理，是防止衣裤摩擦出水泡处，增加病人的疼痛。如天气不冷时治疗，出水泡处可以不做任何处理，就用棉花经常擦出水泡处流出的水湿、痰饮、瘀血、沫，第一次治疗完成。第二次用同样的方法治疗。病重可选1日2次治疗，10次为1个疗程。病轻可选1日1次治疗，10天为1个疗程。以水湿、痰饮、瘀血、沫，出尽为痊愈标准。

（三）治疗气淋

主穴：曲骨、气冲、肾俞、志室、下髎、三阴交、足三里、阴陵泉、肝俞、次髎、中脘、下脘、合谷、内关、脾俞、胃俞、三焦俞。配穴：加太冲、石门、气海、膀胱俞、胃脘下俞。

先用三棱针刺十宣穴，用手挤压出血，每日1次。如果是初次发病，只刺1次。如果是发病多次或者是经数日治疗无效者，可选用每日1次，连续刺3次。再用毫针刺入主穴曲骨、气冲、肾俞、志室、下髎、三阴交、足三里、阴陵泉、肝俞、次髎、中脘、下脘、合谷、内关、脾俞、胃俞、三焦俞、太冲、石门、气海、膀胱俞、胃脘下俞（根据不同病人的临床症状辨证取穴），得气后，选用泻法进行调针。然后将肾俞、志室、下髎、三阴交、足三里、阴陵泉、肝俞、次髎、中脘、下脘、脾俞、胃俞、三焦俞、太冲、石门、气海、膀胱俞、胃脘下俞穴位上的针拔入罐内，病重留针留罐1.5小时，病轻留针留罐1小时，达到出水泡为止。取下罐和针，用针刺破水泡，让水湿、痰饮、沫、瘀血（都出得多），排出体外，用消毒后的棉花盖在出水泡处，再在棉花上面盖上一层纱布，用胶布固定上，第一次治疗完成。这种对出水泡处的处理，是防止衣裤摩擦出水泡处，增加病人的疼痛。如天气不冷时治疗，出水泡处可以不做任何处理，就用棉花经常擦出水泡处流出的水湿、痰饮、瘀血、沫，第一次治疗完成。第二次用同样的方法治疗。病重可选1日2次治疗，10次为1个疗程。病轻可选1日1次治疗，10天为1个疗程。以水湿、痰饮、瘀血、沫，出尽为痊愈标准。

（四）治疗劳淋

主穴：曲骨、气冲、肾俞、志室、下髎、三阴交、足三里、阴陵泉、肝俞、次髎、中脘、下脘、合谷、内关、脾俞、胃俞、三焦俞。配穴：加气海、气海俞、四满、归来。

先用三棱针刺十宣穴，用手挤压出血，每日1次。如果是初次发病，只刺1次。如果是发病多次或者是经数日治疗无效者，可选用每日1次，连续刺3次。再用毫针刺入主穴曲骨、气冲、肾俞、志室、下髎、三阴交、足三里、阴陵泉、肝俞、次髎、中脘、下脘、合谷、内关、脾俞、胃俞、三焦俞、气海、气海俞、四满、归来（根据不同病人的临床症状辨证取穴），得气后，选用泻法进行调针。然后将肾俞、志室、下髎、三阴交、足三里、阴陵泉、肝俞、次髎、中脘、下脘、脾俞、胃俞、三焦俞、气海、气海俞、四满、归来穴位上的针拔入罐内，病重留针留罐1.5小时，病轻留针留罐1小时，达到出水泡为止。取下罐和针，用针刺破水泡，让水湿、痰饮、沫、瘀血（都出得多），排出体外，用消毒后的棉花盖在出水泡处，再在棉花上面盖上一层纱布，用胶布固定上，第一次治疗完成。这种对出水泡处的处理，是防止衣裤摩擦出水泡处，增加病人的疼痛。如天气不冷时治疗，出水泡处可以不做任何处理，就用棉花经常擦出水泡处流出的水湿、痰饮、瘀血、沫，第一次治疗完成。第二次用同样的方法治疗。病重可选1日2次治疗，10次为1个疗程。病轻可选1日1次治疗，10天为

1个疗程。以水湿、痰饮、瘀血、沫，出尽为痊愈标准。

（五）治疗膏淋

主穴：曲骨、气冲、肾俞、志室、下髎、三阴交、足三里、阴陵泉、肝俞、次髎、中脘、下脘、合谷、内关、脾俞、胃俞、三焦俞。配穴：加气海俞、水道、中极、大巨。

先用三棱针刺十宣穴，用手挤压出血，每日1次。如果是初次发病，只刺1次。如果是发病多次或者是经数日治疗无效者，可选用每日1次，连续刺3次。再用毫针刺入主穴曲骨、气冲、肾俞、志室、下髎、三阴交、足三里、阴陵泉、肝俞、次髎、中脘、下脘、合谷、内关、脾俞、胃俞、三焦俞、气海俞、水道、中极、大巨（根据不同病人的临床症状辨证取穴），得气后，选用泻法进行调针。然后将肾俞、志室、下髎、三阴交、足三里、阴陵泉、肝俞、次髎、中脘、下脘、脾俞、胃俞、三焦俞、气海俞、水道、中极、大巨穴位上的针拔入罐内，病重留针留罐1.5小时，病轻留针留罐1小时，达到出水泡为止。取下罐和针，用针刺破水泡，让水湿、痰饮、沫、瘀血（都出得多），排出体外，用消毒后的棉花盖在出水泡处，再在棉花上面盖上一层纱布，用胶布固定上，第一次治疗完成。这种对出水泡处的处理，是防止衣裤摩擦出水泡处，增加病人的疼痛。如天气不冷时治疗，出水泡处可以不做任何处理，就用棉花经常擦出水泡处流出的水湿、痰饮、瘀血、沫，第一次治疗完成。第二次用同样的方法治疗。病重可选1日2次治疗，10次为1个疗程。病轻可选1日1次治疗，10天为1个疗程。以水湿、痰饮、瘀血、沫，出尽为痊愈标准。

遗　尿

4岁以上儿童，在睡眠时不能自行控制排尿而尿遗出者，称为遗尿症，又称为遗溺。中医认为本病发生的原因，与肾、膀胱、脾、肺等脏腑关系密切，如肾气不足，固摄无权，膀胱失于约束，气化作用异常；或脾虚气陷，肺气不调，水液下输失其常度，均能引起本病。亦有因幼自尿于床，日久成习者。现代医学认为绝大多数系由于大脑皮层及皮层下中枢功能失调所致。

一、诊断要点

睡中遗尿，遗尿后继续熟睡。少数大龄患者可出现头晕、头痛、记忆力减退、脸色苍白或灰暗，神疲乏力，纳差等现象。脊背检查所见：在腰椎两侧有泡状软性物或条索，髂嵴部有条索，小腿内侧三阴交处有压痛。脉象多为细濡无力，尿常规检查正常。

二、中医分型

（一）肾气虚弱

遗尿常作，平素可见尿急尿频，不时难以自控，面色苍白，头发枯黄，神倦乏力，肢冷畏寒，熟睡不易唤醒，遗尿后不自知。脊背检查所见：腰、骶椎两侧可摸到泡状软性物或条索，小腿内侧有压痛。脉细迟弱，苔薄白或质淡。

（二）脾肾两虚

多为每晚遗尿，夜间喝汤水或吃瓜果遗尿必作，胃纳差，有时腹胀肠鸣便溏，小便清长，脸色苍白不华，神疲。脊背检查所见：第5～12胸椎两侧，腰、骶部有泡状软性物、条索或结节，小腿内侧三阴交穴处有明显压痛。脉细弱，苔薄白。

三、治疗方法

（一）毫针针刺法

主穴：肾俞、膀胱俞、中极、少泽、三阴交、大敦、阴陵泉、箕门、关元、三焦俞、中脘、下脘、脾俞、肺俞、足三里。配穴：肾气虚弱，加气海；脾肾两虚，加气海俞。

如患儿能配合治疗，用毫针刺入主穴肾俞、膀胱俞、中极、少泽、三阴交、大敦、阴陵泉、箕门、关元、三焦俞、中脘、下脘、脾俞、肺俞、足三里。配穴：气海、气海俞（根据不同病人的临床症状辨证取穴），得气后，虚弱选用平补平泻法进行调针；脾肾两虚选用补法进行调针，留针 30 分钟。每5 分钟调针 1 次，10 次为一个疗程。

（二）艾条灸法治疗

主穴：肾俞、膀胱俞、中极、少泽、三阴交、大敦、阴陵泉、箕门、关元、三焦俞、中脘、下脘、脾俞、肺俞、足三里。配穴：肾气虚弱，加气海；脾肾两虚，加气海俞。

如患儿能配合针刺治疗，用老姜切 1 厘米厚片，再用三棱针将刺老姜切很多针眼，放在主穴肾俞、膀胱俞、中极、少泽、三阴交、大敦、阴陵泉、箕门、关元、三焦俞、中脘、下脘、脾俞、肺俞、足三里。配穴：气海、气海俞（根据不同病人的临床症状辨证取穴）上，用艾条灸。每个穴位灸 5 分钟，以局部皮肤有热度计算法。10 次为一个疗程。

（三）对 10 岁以上患儿能够治疗者，应选用毫针针刺拔罐发泡疗法

主穴：肾俞、膀胱俞、中极、少泽、三阴交、大敦、阴陵泉、箕门、关元、三焦俞、中脘、下脘、脾俞、肺俞、足三里。配穴：肾气虚弱，加气海；脾肾两虚，加气海俞。

用毫针刺入主穴：肾俞、膀胱俞、中极、少泽、三阴交、大敦、阴陵泉、箕门、关元、三焦俞、中脘、下脘、脾俞、肺俞、足三里、气海、气海俞（根据不同病人的临床症状辨证取穴），得气后，选用泻法进行调针。然后将肾俞、膀胱俞、中极、少泽、三阴交、大敦、阴陵泉、箕门、关元、三焦俞、中脘、下脘、脾俞、肺俞、足三里、气海、气海俞、肾俞、中极、关元、三焦俞、中脘、下脘、脾俞、足三里、气海俞穴位上的针拔入罐内，病重留针留罐 1.5 小时，病轻留针留罐 1 小时，达到出水泡为止。取下罐和针，用针刺破水泡，让水湿、痰饮、沫（出得多）、瘀血（出得少），排出体外，用消毒后的棉花盖在出水泡处，再在棉花上面盖上一层纱布，用胶布固定上，第一次治疗完成。这种对出水泡处的处理，是防止衣裤摩擦出水泡处，增加病人的疼痛。如天气不冷时治疗，出水泡处可以不做任何处理，就用棉花经常擦出水泡处流出的水湿、痰饮、瘀血、沫，第一次治疗完成。第二次用同样的方法治疗。病重可选1日2次治疗，10次为1个疗程。病轻可选1日1次治疗，10天为1个疗程。以水湿、痰饮、瘀血、沫，出尽为痊愈标准。

遗　　精

遗精分梦遗与滑精。睡眠中做梦性交而泄精为梦遗，多为实证易治。睡眠中无梦滑泄出精液，或清醒见色而泄，或过度紧张而泄，都属滑精，多为虚证难治。青壮年偶有遗精，过后无任何不适，属于正常。该病的发病机制责之于心、肝、肾3脏，在治疗同时还应减轻患者思想负担，注意生活有规律，有助提高疗效。

一、诊断要点

不性交而遗滑精为主症。伴有头晕、耳鸣、腰酸、膝软。重时见神疲、失眠、睡眠有梦或无梦。青少年时有手淫史。

二、中医分型

（一）梦遗

夜梦性交，一夜几次或几夜一次泄精，伴头晕、耳鸣、腰酸、膝软、心烦、失眠。舌质偏红，脉象细数。

（二）滑精

见色动情，过度紧张或睡中无梦泄出精液，滑泄频繁，腰部酸冷，面色白而不华，精神倦怠，自汗盗汗、心悸、气短。舌红，脉象细无力。

三、治疗方法

毫针针刺拔罐发泡疗法。

主穴：肾俞、太溪、志室、脾俞、肝俞、小肠俞、大赫、中封，曲泉、命门、曲骨、气海、中脘、下脘、足三里、胃俞、三阴交。配穴：梦遗，加神门、关元、心俞；滑精，加阳关、横骨、阴陵泉。

毫针刺入主穴肾俞、太溪、志室、脾俞、肝俞、小肠俞、大赫、中封，曲泉、命门、曲骨、气海、中脘、下脘、足三里、胃俞、三阴交。配穴：神门、关元、心俞、阳关、横骨、阴陵泉（根据临床辨证取穴），得气后，梦遗选用泻法进行调针；滑精选用补法调针。然后将肾俞、脾俞、肝俞、小肠俞、命门、气海、中脘、下脘、足三里、胃俞、三阴交、关元、心俞、阴陵泉穴位上的针拔入罐内，病重留针留罐 1.5 小时，病轻留针留罐 1 小时，达到出水泡为止。取下罐和针，用针刺破水泡，让水湿、痰饮（出得多）、沫、瘀血（出得少），排出体外，用消毒后的棉花盖在出水泡处，再在棉花上面盖上一层纱布，用胶布固定上，第一次治疗完成。这种对出水泡处的处理，是防止衣裤摩擦出水泡处，增加病人的疼痛。如天气不冷时治疗，出水泡处可以不做任何处理，就用棉花经常擦出水泡处流出的水湿、痰饮、瘀血、沫，第一次治疗完成。第二次用同样的方法治疗。病重可选 1 日 2 次治疗，10 次为 1 个疗程。病轻可选 1 日 1 次治疗，10 天为 1 个疗程。以水湿、痰饮、瘀血、沫，出尽为痊愈标准。

早　泄

早泄是指性交时间极短即行排精，甚至性交前即泄精的病症。早泄常与遗精、阳痿等病并见。其常见原因是相火偏亢，扰动精室。其次为房事过频或误犯手淫，耗伤肾气，精关失固。与心肝肾关系密切。病理性的早泄可见于神经官能症、生殖器官的器质性病变、大脑皮质或脊髓中枢功能紊乱、内分泌失调等疾病。

一、诊断要点

性交时间极短即行排精，甚至性交前即泄精。伴有头晕、耳鸣、腰酸、膝软。有房事过频或误犯手淫或精神刺激史。

二、中医分型

（一）相火偏亢

早泄，欲念时起，阳事易举，或见梦遗，口燥咽干。舌红，脉细数。

（二）肾气亏虚

早泄，畏寒肢疲，面白气短，腰膝酸软。舌淡，脉沉细等。

三、治疗方法

毫针针刺拔罐发泡疗法。

主穴：三阴交、肾俞、大赫、横骨、曲泉、命门、气海、小肠俞、中脘、下脘、心俞、肝俞、胃俞、脾俞、合谷、内关、足三里。配穴：相火偏亢，加行间、志室；肾气虚，加关元、中封。

用毫针刺入主穴三阴交、肾俞、大赫、横骨、曲泉、命门、气海、小肠俞、中脘、下脘、心俞、肝俞、胃俞、脾俞、合谷、内关、足三里（全选）。配穴：行间、志室、关元、中封（根据不同病人的临床症状辨证取穴），得气后，相火偏亢选用泻法进行调针；肾气亏虚选用补法进行调针。然后三阴交、肾俞、命门、气海、小肠俞、中脘、下脘、心俞、肝俞、胃俞、脾俞、合谷、内关、足三里、关元穴位上的针拔入罐内，病重留针留罐 1.5 小时，病轻留针留罐 1 小时，达到出水泡为止。取下罐和针，用针刺破水泡，让水湿、痰饮、沫（出得多）、瘀血（出得少），排出体外，用消毒后的棉花盖在出水泡处，再在棉花上面盖上一层纱布，用胶布固定上，第一次治疗完成。这种对出水泡处的处理，是防止衣裤摩擦出水泡处，增加病人的疼痛。如天气不冷时治疗，出水泡处可以不做任何处理，就用棉花经常擦出水泡处流出的水湿、痰饮、瘀血、沫，第一次治疗完成。第二次用同样的方法治疗。病重可选 1日 2 次治疗，10 次为 1 个疗程。病轻可选 1 日 1 次治疗，10天为 1 个疗程。以水湿、痰饮、瘀血、沫，出尽为痊愈标准。

阴　　痒

阴痒又名"阴门瘙痒"，其临床特征为外阴及阴道内瘙痒，甚者痒痛难忍，有时波及肛门周围，或伴有不同程度的带下。西医统称为女阴瘙痒，以女阴炎、阴道炎的分泌物刺激多见。其次糖尿病和维生素 A 缺乏，卵巢功能低下均可发生阴痒。

一、诊断要点

阴户瘙痒，尤以前阴部或波及后阴部以及肛门周围，重症痒痛难忍，坐卧不安。带下量多，色黄如脓或呈泡沫米泔样，或呈豆腐渣样。

二、中医分型

（一）肝经湿热

阴户瘙痒，甚则痒痛难忍，黄带绵绵，其气腥臭难闻，心烦少寐，口苦而腻。舌苔黄腻，脉弦或滑数。

（二）肝肾阴虚

阴户干涩，灼热瘙痒，带下量少，色黄质稀，五心烦热，腰酸耳鸣。舌红少苔，脉细数无力。

三、治疗方法

三棱针、毫针针刺拔罐发泡疗法。

主穴：十宣、冲门、上髎、次髎、会阳、少府、大赫、曲泉、足三里、三阴交、中极、肾俞、内关、合谷、中脘、下脘。配穴：肝经湿热，加肝俞、脾俞；肝肾阴虚，加中极、三焦俞。

先用三棱针刺十宣穴，用手挤压出血，每日1次。如果是初次发病，只刺1次。如果是发病多次或者是经数日治疗无效者，可选用每日1次，连续刺3日。再用毫针刺入主穴冲门、上髎、次髎、会阳、少府、大赫、曲泉、足三里、三阴交、中极、肾俞、内关、合谷、中脘、下脘（全选）。配穴：肝俞、脾俞、中极、三焦俞（根据不同病人的临床症状辨证取穴），得气后，肝经湿热选用泻法进行调针；肝肾阴虚选用补法进行调针。然后将上髎、次髎、大赫、足三里、三阴交、中极、肾俞、中脘、下脘、肝俞、脾俞、中极、三焦俞穴位上的针拔入罐内，病重留针留罐1.5小时，病轻留针留罐1小时，达到出水泡为止。取下罐和针，用针刺破水泡，让水湿、痰饮、沫、瘀血（都出得少），排出体外，用消毒后的棉花盖在出水泡处，再在棉花上面盖上一层纱布，用胶布固定上，第一次治疗完成。这种对出水泡处的处理，是防止衣裤摩擦出水泡处，增加病人的疼痛。如天气不冷时治疗，出水泡处可以不做任何处理，就用棉花经常擦出水泡处流出的水湿、痰饮、瘀血、沫，第一次治疗完成。第二次用同样的方法治疗。病重可选1日2次治疗，10次为1个疗程。病轻可选1日1次治疗，10天为1个疗程。以水湿、痰饮、瘀血、沫，出尽为痊愈标准。

月 经 不 调

月经不调是指月经的周期、经量、经色、经质发生异常改变的一种常见妇科疾病，常见的有经行先期、经行后期、经行先后无定期等。

一、诊 断 要 点

经行先期：月经提前 8～9 天，甚至一月两至。经行后期：月经周期延后 8～9 天，甚至每隔 40～50 日一至。经行先后无定期：月经不按周期来潮或先或后。

二、中 医 分 型

（一）肝郁气滞

月经周期或前或后不定期，经量正常，或多或少或闭经，色紫红，质稠，排出不畅，夹有血块，胸胁胀闷，烦躁易怒，善太息。苔白，脉弦。

（二）血热妄行

月经周期前提，量多或正常，色鲜红，质黏稠，面红唇赤，口渴心烦，溲赤便干。舌红苔黄，脉滑数。

（三）寒凝胞宫

经期错后，量正常或少，色黯红，有血块，小腹冷痛，遇热而缓，面青肢冷，畏寒唇暗。舌淡苔白，脉弦紧。

（四）瘀血内阻

经期不定，量或多或少，淋漓不畅，色黯有块，小腹满痛拒按，血块排出后疼痛缓解。舌黯边有瘀斑点，脉弦涩。

（五）脾气亏虚

月经周期或前或后或不定期，量或多或少，甚或闭经，经色淡红，质稀，面黄神疲，气短懒言，小腹空坠，纳少便溏。舌淡苔薄白，脉细弱。

（六）肾阴亏损

月经前提，后延或不定期，经量或多或少或闭经，经色鲜红质稠，颧红，手足心热，心烦不寐，咽干口燥。舌红少苔，脉细数。

三、治 疗 方 法

毫针针刺拔罐发泡疗法。

主穴：关元、三阴交、足三里、中注、合谷、上髎、内关、中脘、下脘、肾俞、脾俞、心俞、肝俞、丰隆。配穴：肝郁气滞，加气海俞、三焦俞。血热妄行，加血海、气海俞。寒凝胞宫，加（艾条灸）子宫、归来。瘀血内阻，加血海、阴陵泉。脾气亏虚，加气海、膈俞。肾阴亏损，加然谷。

用毫针刺入主穴关元、三阴交、足三里、中注、合谷、上髎、内关、中脘、下脘、肾俞、脾俞、心俞、肝俞、丰隆（全选）。配穴：气海俞、三焦俞、血海、子宫、归来、阴陵泉、气海、膈俞、关元俞、然谷（根据不同病人的临床症状辨证取穴），得气后，肝郁气滞、血热妄行、瘀血内阻，选用泻法进行调针；寒凝胞宫选用平补平泻法进行调针；脾气亏虚、肾阴亏损选用补法进行调针。然后将关元、三阴交、足三里、中注、上髎、中脘、下脘、肾俞、脾俞、心俞、肝俞、丰隆、气海俞、三焦俞、血海、子宫、归来、阴陵泉、气海、膈俞、关元俞穴位上的针拔入罐内，病重留针留罐1.5小时，病轻留针留罐1小时，达到出水泡为止。取下罐和针，用针刺破水泡，让水湿、痰饮、沫、瘀血（都出得少），排出体外，用消毒后的棉花盖在出水泡处，再在棉花上面盖上一层纱布，用胶布固定上，第一次治疗完成。这种对出水泡处的处理，是防止衣裤摩擦出水泡处，增加病人的疼痛。如天气不冷时治疗，出水泡处可以不做任何处理，就用棉花经常擦出水泡处流出的水湿、痰饮、瘀血、沫，第一次治疗完成。第二次用同样的方法治疗。病重可选 1 日 2 次治疗，10 次为 1 个疗程。病轻可选 1 日 1 次治疗，10 天为 1 个疗程。以水湿、痰饮、瘀血、沫，出尽为痊愈标准。

乳　少

乳少是指产后乳汁分泌量少，不能满足乳儿需要的一种临床常见症状。有的甚至全无乳汁，故古人又称之为"缺乳"和"乳汁不行"。本病可由产后出血过多或情绪欠佳等因素引起，感染、腹泻、便溏等也可使乳汁分泌减少。

一、诊断要点

产后乳汁分泌量少，不能满足乳儿需要。乳房柔软或胀硬，或痛，或无胀痛，或伴有身热。

二、中医分型

(一) 气血虚弱

产后乳汁分泌不足，甚至点滴不下，或哺乳期中日见减少，乳房无胀痛感，面色苍白，皮肤干燥，心悸，食少、神疲、便溏、舌淡苔少、脉细弱。

(二) 肝郁气滞

产后乳汁不行，乳房胀满而痛，精神抑郁，胸闷胁痛，胃脘胀满，食欲减退。舌淡红，脉弦。

三、治疗方法

(一) 毫针针刺法治疗

主穴：乳根、膻中、血海、光明、中脘、下脘、肾俞、脾俞、心俞、肝俞、丰隆、合谷、内关。配穴：气血虚弱，加气海、上脘、血海；肝郁气滞，加三焦俞、胃脘下俞、气海下俞。

用毫针刺入主穴乳根、膻中、血海、光明、中脘、下脘、肾俞、脾俞、心俞、肝俞、丰隆、合谷、内关。配穴：气血虚弱，加气海、上脘、血海；肝郁气滞，加三焦俞、胃脘下俞、气海下俞（根据不同病人的临床症状辨证取穴），得气后，气血虚弱选用补法进行调针；肝郁气滞选用泻法进行调针。病重留针1小时，每隔20分钟调一次针，每日1次，10次为1个疗程。

（二）毫针针刺法拔罐发泡疗法

主穴：乳根、膻中、血海、光明、中脘、下脘、肾俞、脾俞、心俞、肝俞、丰隆、合谷、内关。配穴：气血虚弱，加气海、上脘、血海；肝郁气滞，加三焦俞、胃脘下俞、气海下俞。

用毫针刺入主穴乳根、膻中、血海、光明、中脘、下脘、肾俞、脾俞、心俞、肝俞、丰隆、合谷、内关。配穴：气海、上脘、血海、三焦俞、胃脘下俞、气海下俞（根据不同病人的临床症状辨证取穴），得气后，气血虚弱选用补法进行调针；肝郁气滞选用泻法进行调针。然后将乳根、膻中、光明、中脘、下脘、肾俞、脾俞、心俞、肝俞、丰隆、气海、上脘、血海、三焦俞、胃脘下俞、气海下俞穴位上的针拔入罐内，病重留针留罐1.5小时，病轻留针留罐1小时，达到出水泡为止。取下罐和针，用针刺破水泡，让水湿、痰饮、沫、瘀血（都出得少），排出体外，用消毒后的棉花盖在出水泡处，再在棉花上面盖上一层纱布，用胶布固定上，第一次治疗完成。这种对出水泡处的处理，是防止衣裤摩擦出水泡处，增加病人的疼痛。如天气不冷时治疗，出水泡处可以不做任何处理，就用棉花经常擦出水泡处流出的水湿、痰饮、瘀血、沫，第一次治疗完成。第二次用同样的方法治疗。病重可选1日2次治疗，10次为1个疗程。病轻可选1日1次治疗，10天为1个疗程。以水湿、痰饮、瘀血、沫，出尽为痊愈标准。

迎 风 流 泪

迎风流泪是指平素无赤烂肿痛，亦不流泪，但遇风则泪出，无风即止，或仅在冬季或春初遇风寒刺激时泪出汪汪的症状。它类似于西医学的因睑缘位置异常、泪道阻塞或排泄功能不全所引起的"泪溢症"。多见于老年人。

一、诊 断 要 点

平素目无赤烂肿痛，亦不流泪，但遇风则泪出，无风即止。冬季或春初时遇寒风刺激则泪出汪汪，泪液清稀。冲洗泪道时，泪道通畅或狭窄。

二、中 医 分 型

（一）肝血不足，外感风邪

目无赤痛，迎风流泪，可兼见面色少华，头晕目眩。脉细。

（二）气血不足，收摄失司

患眼不红不痛，泪下频频，泪水清冷稀薄，常兼面色苍白，神疲体倦，健忘怔忡。舌淡苔薄，脉细弱。

（三）肝肾两虚，约束无权

眼泪常流，拭之又生，清冷而稀薄，兼头昏耳鸣，腰膝酸软。脉细弱。

三、治 疗 方 法

毫针针刺拔罐发泡疗法。

主穴：睛明、肝俞、合谷、内关、风池、后溪、头维、足三里、攒竹、睛明、承泣、瞳子髎、中脘。配穴：肝血不足，加血海、膈俞；外感风邪，加风池；气血不足，收摄失司加心俞、胃下俞；肝肾两虚，约束无权，加三焦俞、脾俞、肾俞。

用毫针刺入主穴睛明、肝俞、合谷、内关、风池、后溪、头维、足三里、攒竹、睛明、承泣、瞳子髎、中脘（全选）。配穴：血海、膈俞、心俞、胃下俞、三焦俞、脾俞、肾俞（根据不同病人的临床症状辨证取穴），得气后，肝血不足、气血不足，选用补法进行调针；外感风邪，选用泻法进行调针；收摄失司选用平补平泻法进行调针；肝肾两虚，约束无权，选用补法进行调针。然后将肝俞、风池、足三里、中脘、血海、膈俞、心俞、胃下俞、三焦俞、脾俞、肾俞穴位上的针拔入罐内，病程时间长，留针留罐1.5小时，病程时间短，留针留罐1小时，达到出水泡为止。注意：其中攒竹、睛明、承泣、瞳子髎使用毫针针刺，这4个穴位是治疗所有眼疾病，效果显著的要穴。但是，要求医生手法要轻，这4个穴位只使用毫针刺。如果医生的针灸技术达不到很好的，只能达到一般技术，最好不要选用毫针针刺这4个穴位。取下罐和针，用针刺破水泡，让水湿、痰饮、沫、瘀血（都出得少），排出体外，用消毒后的棉花盖在出水泡处，再在棉花上面盖上一层纱布，用胶布固定上，第一次治疗完成。这种对出水泡处的处理，是防止衣裤摩擦出水泡处，增加病人的疼痛。如天气不冷时治疗，出水泡处可以不做任何处理，就用棉花经常擦出水泡处流出的水湿、痰饮、瘀血、沫，第一次治疗完成。第二次用同样的方法治疗。病重可选1日2次治疗，10次为1个疗程。病轻可选1日1次治疗，10天为1个疗程。以水湿、痰饮、瘀血、沫，出尽为痊愈标准。

耳鸣、耳聋

耳鸣、耳聋的主要症状是耳内鸣响时作，声音或高或低，或吱吱不休，伴耳内胀闷，音声闭隔，或不闻其声而全聋。两症可先后出现，或同时存在。有虚、实之分，病因多为脏腑虚损，气血不足而致。与西医神经性耳鸣、耳聋相类似。

一、诊断依据

耳内鸣响，或如蝉鸣，或若钟响，时轻时重，安静时明显。听力下降，耳胀头昏。外耳道、耳膜无明显异常。听力检查为感音性聋。舌淡或红、少苔，脉多弦或细。

二、中医分型

（一）肝胆火郁

耳鸣耳聋常为单侧。耳鸣累起，轰隆作响。耳堵耳闷，伴有听力下降，面红目赤，口苦咽干，烦躁易怒，大便干结。舌红、苔黄、脉弦。耳部检查无明显异常。

（二）心阴不足，心火上炎

耳鸣不断，声尖调高，耳鸣多为双耳，听力时减，伴心悸怔忡，失眠多梦。舌淡苔薄，脉细稍涩。耳部检查无明显异常。

（三）肝肾阴虚

耳鸣如蝉，吱吱不休，夜晚明显，听力渐差，常为双耳，或双耳一轻一重，伴头昏目眩，五心烦热，口干口渴，腰膝酸软。舌红少苔，脉弦细。

（四）痰火互结

耳鸣新起，如风雨声。耳闭不聪，常为一耳明显。耳闷耳胀，头昏头重，胸闷气短，咳吐黄痰。舌红，苔黄腻，脉弦滑。

（五）肾阳不足

耳鸣细弱，入夜明显。耳聋甚于耳鸣，多为一耳，或双耳一轻一重，耳闷耳木，伴有腰酸背冷，肢体不温，精神萎靡，夜尿清长，或鸡鸣泄泻。舌淡，苔白润。脉沉细无力。

三、治疗方法

毫针针刺拔罐发泡疗法（单侧有病治单侧，双侧有病治双侧）。

主穴：合谷、听会、阳溪、前谷、天窗、听宫、耳门、翳风、上关、瘛脉、浮白、肝俞、肾俞、内关、丰隆、足三里。配穴：肝胆火郁，加商阳、胆俞；心阴不足，加心俞、神门；心火上炎，加十宣穴、血海；肝肾阴虚加三焦俞、膈俞；痰火互结，加阳谷；肾阳不足、耳鸣细弱，入夜明显，加命门、长强。

用毫针刺入主穴合谷、听会、阳溪、前谷、天窗、听宫、耳门、翳风、上关、瘛脉、浮白、肝俞、肾俞、内关、丰隆、足三里（全选）。配穴：商阳、胆俞、心俞、神门、（三棱针刺放血十宣穴，病程时间长，病重放 3 次，每日 1 次）、血海、三焦俞、膈俞、阳谷、命门、长强（根据不同病人的临床症状辨证取穴），得气后，肝胆火郁，心火上炎、痰火互结选用泻法进行调针；心阴不足、肝肾阴虚选用平补平泻法进行调针；肾阳不足、耳鸣细弱，入夜明显选用补法进行调针，然后将肝俞、胆俞、心俞、血海、肾俞、丰隆、足三里、长强穴位上的针拔入罐内。病重留针留罐1.5 小时，病程时间短，留针留罐1 小时，达到出水泡为止。取下罐和针，用针刺破水泡，让水湿、痰饮、沫、瘀血（都出得少），排出体外，用消毒后的棉花盖在出水泡处，再在棉花上面盖上一层纱布，用胶布固定上，第一次治疗完成。这种对出水泡处的处理，是防止衣裤摩擦出水泡处，增加病人的疼痛。如天气不冷时治疗，出水泡处可以不做任何处理，就用棉花经常擦出水泡处流出的水湿、痰饮、瘀血、沫，第一次治疗完成。第二次用同样的方法治疗。病重可选1 日 2 次治疗，10 次为 1 个疗程。病轻可选1 日 1 次治疗，10 天为 1 个疗程。以水湿、痰饮、瘀血、沫，出尽为痊愈标准。

聍　耳

本病是耳部的一种常见疾患，常因风邪热毒袭耳，或肝胆湿热上扰耳窍，或因脾肺气虚，浊阴留滞而致。以耳痛，流脓，耳内胀闷，听力减退为主要症状。分急性、慢性两类。慢性者病程较长，流脓时发时止，绵延不休。西医称化脓性中耳炎。

一、诊 断 要 点

耳痛耳闷，听力下降，耳内流脓，色黄质黏，或有臭味。耳道内脓液存在，耳膜紧张部穿孔。可有头痛发热或心烦乏力。苔薄黄，脉浮数或细弦。可由鼻渊、乳蛾继发而致。

二、中 医 分 型

（一）风邪热毒

耳痛，耳内胀闷不适，头痛、身热，听力下降，流脓后耳痛可减轻，外耳道内黄色脓状分泌物存在，耳膜紧张部可见分泌物搏动、涌出，听力下降为传导性，白细胞可有增多。舌苔薄黄，脉浮数。

（二）肝胆湿热

耳痛耳闷，听力下降，耳内流脓，色黄而黏，或有臭味，鼓膜紧张部穿孔，残余鼓膜可有充血，稍在增厚，心烦目赤，口苦咽干，小便黄，纳食差，眠不安。舌红，苔黄腻，脉弦。

（三）脾肺气虚

耳闷，听力下降，头昏，乏力；耳内脓液时流时止，时而清稀，时而黄稠；鼓膜陈旧性穿孔较大，边缘厚或有肉芽，腹胀纳差，神疲乏力，便溏，或有腰酸肢冷。苔薄白，脉沉细。

三、治疗方法

毫针针刺拔罐发泡疗法。

主穴：听会、翳风、合谷、肾俞、耳门、太溪、丘墟、曲池、中脘、脾俞、肺俞、内关、足三里。配穴：风邪热毒，加风池、三阴交；肝胆湿热，加肝俞、胆俞；脾肺气虚，加气海、长强。

用毫针刺入主穴听会、翳风、合谷、肾俞、耳门、太溪、丘墟、曲池、中脘、脾俞、肺俞、内关、足三里（全选）。配穴：风池、三阴交、肝俞、胆俞、气海、长强（根据不同病人的临床症状辨证取穴），得气后，风邪热毒、肝胆湿热选用泻法进行调针；脾肺气虚选用补法进行调针。然后将肾俞、曲池、中脘、脾俞、肺俞、足三里、风池、三阴交、肝俞、胆俞、气海、长强穴位上的针拔入罐内。病重留针留罐1.5小时，病轻留针留罐1小时，达到出水泡为止。取下罐和针，用针刺破水泡，让水湿、痰饮、沫、瘀血（都出得少），排出体外，用消毒后的棉花盖在出水泡处，再在棉花上面盖上一层纱布，用胶布固定上，第一次治疗完成。这种对出水泡处的处理，是防止衣裤摩擦出水泡处，增加病人的疼痛。如天气不冷时治疗，出水泡处可以不做任何处理，就用棉花经常擦出水泡处流出的水湿、痰饮、瘀血、沫，第一次治疗完成。第二次用同样的方法治疗。病重可选1日2次治疗，10次为1个疗程。病轻可选1日1次治疗，10天为1个疗程。以水湿、痰饮、瘀血、沫，出尽为痊愈标准。

鼻 衄

鼻衄即鼻出血，可以由多种疾病引起，但多数为鼻病本身所致。各种年龄及季节均有发病。分为虚、实两类，实者可因血热或气逆；虚者可因血虚或气虚引起。

一、诊断要点

鼻腔出血。一侧鼻腔出血多见，大多数出血点在鼻中隔的出血区域。

二、中医分型

（一）肺经热盛

鼻腔内干燥，有出血，血色鲜红，可伴有咳嗽，痰少，色黄，口干，身热。舌红，苔白，脉数。

（二）胃火上扰

鼻干、灼热感，鼻内出血最多，血色暗红，口干引饮，口中有异味，大便干结，小便短赤。舌苔黄，舌质红，脉大而数。

（三）肝火上逆

鼻出血量多，不易止，血色深红，出血点有搏动，头痛头晕，口苦咽干。面红目赤，易怒心烦，大便时干，时有血压高。舌质红，苔黄，脉弦数。

（四）肝肾阴虚

鼻出血时作时止，出血量不多，血色淡红，晚上较明显，口干口渴，五心烦热，耳鸣眼花。舌红少苔，脉细数。

（五）脾不统血

鼻衄时出时止，出血量不多，血色淡红，较易止，气短无力，神疲少言，纳少，便溏。舌淡脉弱。

三、治疗方法

毫针针刺拔罐发泡疗法（病程时间短，可用毫针针刺法治疗，本种不同的治疗法，取穴位相同）。

主穴：天府、二间、禾髎、巨髎、曲差、承灵、上星、囟会、合谷、内关、肺俞、脾俞、中脘、三焦俞、心俞。配穴：

肺经热盛，加少商、大椎；胃火上扰，加足三里、三阴交、胃俞；肝火上逆，加膻中；肝肾阳虚，加肾俞；脾不统血，加血海、心俞。

用毫针刺入主穴天府、二间、禾髎、巨髎、曲差、承灵、上星、囟会、合谷、内关、肺俞、脾俞、中脘、三焦俞、心俞（8～10个穴位）。配穴：少商、大椎、足三里、三阴交、胃俞、膻中、肾俞、血海（根据不同病人的临床症状辨证取穴），得气后，肺经热盛、胃火上扰、肝火上逆选用泻法进行调针；肝肾阴虚、脾不统血选用补法进行调针，然后将肺俞、脾俞、中脘、三焦俞、心俞、少商、大椎、足三里、三阴交、胃俞、膻中、肾俞、血海穴位上的针拔入罐内，病重留针留罐1.5小时，病轻留针留罐1小时，达到出水泡为止。取下罐和针，用针刺破水泡，让水湿、痰饮、沫、瘀血（都出得少），排出体外，用消毒后的棉花盖在出水泡处，再在棉花上面盖上一层纱布，用胶布固定上，第一次治疗完成。这种对出水泡处的处理，是防止衣裤摩擦出水泡处，增加病人的疼痛。如天气不冷时治疗，出水泡处可以不做任何处理，就用棉花经常擦出水泡处流出的水湿、痰饮、瘀血、沫，第一次治疗完成。第二次用同样的方法治疗。病重可选1日2次治疗，10次为1个疗程。病轻可选1日1次治疗，10天为1个疗程。以水湿、痰饮、瘀血、沫，出尽为痊愈标准。

牙　痛

牙痛为口腔疾患中常见的症状。根据病因的不同，又有风火牙痛、胃火牙痛、虚火牙痛、龋齿牙痛之分。可见于现代医学的龋病、牙髓炎、牙龈炎、牙周病等。

一、诊断要点

牙痛甚剧或时作时止，隐隐作痛。龈肿或牙齿浮动。

二、中医分型

(一) 胃火牙痛

牙痛甚剧，兼有口臭，口渴，便秘。舌苔黄，脉洪数等。

(二) 风火牙痛

牙痛甚而龈肿，兼恶寒发热。脉浮数等。

(三) 肾虚牙痛

隐隐作痛，时作时止，口不臭，牙齿浮动。舌质红，脉细数。

三、治疗方法

毫针针刺拔罐发泡疗法（病程时间长的患者用此法治疗）。

主穴：十宣、合谷、颊车、内庭、下关、二间、阳溪、厉兑、耳门、足三里、上关、角孙、天冲、完骨、正营。配穴：胃火牙痛加中脘、膻中、胃俞；风火牙痛加风池、大椎；肾虚牙痛加肾俞、脾俞、命门。

先用三棱针刺十宣穴，用手挤压出血，每日1次。如果是初次发病，只刺1次。如果是发病多次或者是经数日治疗无效者，可选用每日1次，连续刺3次。再用毫针刺入主穴合谷、颊车、内庭、下关、二间、阳溪、厉兑、耳门、足三里、上关、角孙、天冲、完骨、正营（交替取穴，每次取主穴10～12个）全选。配穴：中脘、膻中、胃俞、风池、大椎、肾俞、脾俞、命门（根据不同病人的临床症状辨证取穴），得气后，胃火牙痛，风火牙痛选用泻法进行调针；肾虚牙痛选用补法进行调针。然后将颊车、膻中、中脘、胃俞、风池、大椎、肾俞、足三里、脾俞、命门穴位上的针拔入罐内，病重留针留罐1.5小时，病轻留针留罐1小时，达到出水泡为止。取下罐和针，用针刺破水泡，让水湿、痰饮（出得多）、沫、瘀血（出得少），排出体外，用消毒后的棉花盖在出水泡处，再在棉花上面盖上一层纱布，用胶布固定上，第一次治疗完成。这种对出水泡处的处理，是防止衣裤摩擦出水泡处，增加病人的疼痛。如天气不冷时治疗，出水泡处可以不做任何处理，就用棉花经常擦出水泡处流出的水湿、痰饮、瘀血、沫，第一次治疗完成。第二次用同样的方法治疗。病重可选1日2次治疗，10次为1个疗程。病轻可选1日1次治疗，10天为1个疗程。以水湿、痰饮、瘀血、沫，出尽为痊愈标准。

咽 喉 肿 痛

咽喉肿痛是五官科的常见病症，根据病因病机的不同，可分为虚实两类。本症包括现代医学的急性扁桃体炎、急性咽炎和慢性咽炎。

一、诊断要点

咽喉肿痛，或伴有充血。伴有恶寒发热或无热或低热，咽干吞咽不利。

二、中医分型

（一）实热证

起病急骤，恶寒发热，头痛，咽喉肿痛，吞咽不利，口渴，便秘。舌红，苔薄黄，脉浮数。

（二）阴虚证

起病缓慢，无热或低热，咽喉稍见红肿，疼痛较轻，时病时止，或吞咽时觉痛楚，咽干，入夜较重，手足心热。舌红无苔，脉细数。

三、治疗方法

毫针针刺拔罐发泡疗法（病程时间长，间歇复发，选用此法治疗）。

主穴：合谷、内关、少商、内庭、天容、扶突、太溪、廉泉、商阳、二间、曲池、天鼎、缺盆、天窗、中脘。配穴：实热证，加足三里、大椎；阴虚证，加肺俞、脾俞、大椎。

毫针刺入主穴合谷、内关、少商、二间、内庭、天容、扶突、太溪、廉泉、商阳、曲池、天鼎、缺盆、天窗、中脘（选用8～10个主穴）。配穴：足三里；大椎、肺俞、脾俞、大椎（根据不同病人的临床症状辨证取穴），得气后，实热证选用泻法进行调针；阴虚证选用补法进行调针。然后将曲池、足三里、大椎、肺俞、脾俞、中脘穴位上的针拔入罐内，经常发病者，久治无效者，可选留针留罐1.5小时，达到出水泡为止。取下罐和针，用针刺破水泡，让水湿、痰饮（出得多）、沫、瘀血（出得少），排出体外，用消毒后的棉花盖在出水泡处，再在棉花上面盖上一层纱布，用胶布固定上，第一次治疗完成。这种对出水泡处的处理，是防止衣裤摩擦出水泡处，增加病人的疼痛。如天气不冷时治疗，出水泡处可以不做任何处理，就用棉花经常擦出水泡处流出的水湿、痰饮、瘀血、沫，第一次治疗完成。第二次用同样的方法治疗。病重可选1日2次治疗，10次为1个疗程。病轻可选1日1次治疗，10天为1个疗程。以水湿、痰饮、瘀血、沫，出尽为痊愈标准。

乳　痈

乳痈为乳部急性化脓性感染。往往发生在初产、产后尚未满月的哺乳妇女。多因为恣食厚味，胃经积热；或忧思恼怒，肝气郁结；或乳头破裂，外邪火毒侵入，致使乳房脉络阻塞，排乳不畅，火毒与积乳互凝而红肿成痈。

一、诊断要点

初起乳房红肿热痛，排乳不畅，全身不适，寒热往来。化脓则乳部诸症加剧。硬块渐软示脓已成熟。排脓通畅则溃后肿消痛减而愈。

二、中医分型

(一) 胃热型

口渴欲饮，口臭便秘。苔黄腻，脉弦数。

(二) 气郁型

胸闷胁痛。苔薄，脉弦。

三、治疗方法

三棱针、毫针针刺拔罐发泡疗法。

主穴：阿是穴、膺窗、天溪、步廊、神封、乳根、合谷、内关、中脘。配穴：胃热：清热散结加上巨虚、丰隆、温溜；气郁：加期门、行间、天池、肩井。

用三棱针（皮肤针也可以）重刺阿是穴（患乳痈病的一侧乳房），达到把火毒与积乳互凝而红肿成痈的脓拔出体外，病重者，患乳痈病局部每日 2 次拔罐治疗。用三棱针重刺阿是穴，每日一次，只刺 3 次。再用毫针针刺入主穴膺窗、天溪、步廊、神封，乳根（全取）、配穴上巨虚、丰隆、温溜、期门、行间、天池、肩井（根据不同病人的临床症状辨证取穴），得气后，胃热、清热散结，可选用泻法进行调针；气郁、疏肝解郁，可选用平补平泻法进行调针。在将膺窗、天溪、步廊、神封，乳根、上巨虚、丰隆、温溜、期门、天池、肩井穴位上的针拔入罐内。病重留针留罐 1.5 小时，病轻留针留罐 1 小时，达到出水泡为止。取下罐和针，用针刺破水泡，让水湿、痰饮（出得多）、沫、瘀血（出得少），排出体外，用消毒后的棉花盖在出水泡处，再在棉花上面盖上一层纱布，用胶布固定上，第一次治疗完成。这种对出水泡处的处理，是防止衣裤摩擦出水泡处，增加病人的疼痛。如天气不冷时治疗，出水泡处可以不做任何处理，就用棉花经常擦出水泡处流出的水湿、痰饮、瘀血、沫，第一次治疗完成。第二次用同样的方法治疗。病重可选1日2次治疗，10次为1个疗程。病轻可选1日1次治疗，10天为1个疗程。以水湿、痰饮、瘀血、沫，出尽为痊愈标准。

乳　癖

乳癖为妇女乳房部常见的慢性肿块，多见于中老年妇女。多由于忧思恼怒，肝失条达，气血失调，痰湿阻滞乳络而成，或肝肾亏损，乳络失养而成。

一、诊断要点

乳房部一个或数个肿块，光滑可移，一般不觉疼痛或略有胀痛。与皮肤无粘连，不变色，不发热，不溃破，可随情绪而消长。

二、中医分型

（一）肝郁气滞

出现头晕胸闷，嗳气频频，两胁、小腹胀痛，行经不畅。苔薄，脉弦。

（二）痰浊阻络

出现头晕恶心，胸闷脘痞，食少便溏，咳吐痰涎。苔腻，脉滑。

（三）肝肾阴虚

出现午后潮热，神倦颧红，头晕耳鸣，腰背酸痛，经少错前。舌红，脉细数。

三、治疗方法

三棱针、皮肤针、毫针针刺拔罐发泡疗法。

主穴：十宣、膺窗、天溪、步廊、神封、乳根、合谷、内关、膻中、中脘、脾俞、丰隆、三阴交、胃俞。配穴：肝郁气滞型，加屋翳、太冲；痰浊阻络型，加足三里；肝肾阴虚型，加肾俞、水泉、蠡沟。

先用三棱针刺十宣穴，用手挤压出血，每日 1 次。如果是发病时间长，久治无效者，可选用每日 1 次，连续刺 3 次。再用皮肤针重扣膺窗、天溪、步廊、神封、乳根穴后拔上罐内，病重留罐 1.5 小时，病轻留罐 1 小时，达到出水泡、出瘀血为止。然后再用毫针刺入其他主穴膻中、中脘、脾俞、丰隆、三阴交、胃俞、屋翳、太冲、足三里、肾俞、水泉、蠡沟（根据不同病人的临床症状辨证取穴），得气后，肝郁气滞、痰浊阻络，选用泻法进行调针；肝肾阴虚，选用补法进行调针。然后将膻中、中脘、脾俞、丰隆、肾俞穴位上的针拔入罐内，达到出水泡为止。取下罐和针，用针刺破水泡，让水湿、痰饮、沫、瘀血（都出得多），排出体外，用消毒后的棉花盖在出水泡处，再在棉花上面盖上一层纱布，用胶布固定上，第一次治疗完成。这种对出水泡处的处理，是防止衣裤摩擦出水泡处，增加病人的疼痛。如天气不冷时治疗，出水泡处可以不做任何处理，就用棉花经常擦出水泡处流出的水湿、痰饮、瘀血、沫，第一次治疗完成。第二次用同样的方法治疗。病重可选 1 日 2 次治疗，10 次为 1 个疗程。病轻可选 1 日 1 次治疗，10 天为 1 个疗程。以水湿、痰饮、瘀血、沫，出尽为痊愈标准。

带 下 病

白带是妇女阴道内流出的白色黏稠液体，当白带量多，或色、质、气味出现异常，或伴有全身症状时则为带下病。

一、中 医 分 型

（一）脾虚型

带下色白或淡黄，无臭味，质黏稠，绵绵不绝，四肢困乏，舌质淡苔白腻，脉缓而弱。多因饮食不节，劳倦过度，损伤脾气，脾运失常，水湿内停，流注下焦，伤及任脉，为白带。

(二) 肾虚型

带下色黄，量多质稠，有秽臭气，或兼外阴瘙痒，小腹坠胀作痛，小便灼热或有刺痛，舌红苔黄腻，脉滑数，为黄带；或带下赤白，甚或黄赤相兼，量多质黏稠，气臭秽，少腹坠胀，阴户瘙痒，舌红苔黄腻，脉濡滑数。

二、治 疗 方 法

毫针针刺拔罐发泡疗法。

主穴：足三里、三阴交、阴陵泉、中极、合谷、内关、中脘、下脘、肾俞、胃俞、关元、丰隆。配穴：白带：脾虚，加气海、脾俞；黄带：肾虚，加次髎、照海；赤白带：湿毒型，加下髎、行间。

用毫针刺入主穴足三里、三阴交、阴陵泉、中极、合谷、内关、中脘、下脘、肾俞、胃俞、关元、丰隆（全选）。配穴：气海、脾俞、次髎、照海、下髎、行间（根据不同病人的临床症状辨证取穴），得气后，赤白带、黄带，选用泻法进行调针；白带，选用平补平泻法进行调针。然后将足三里、三阴交、阴陵泉、中极、中脘、下脘、肾俞、胃俞、关元、丰隆、气海、脾俞、次髎、照海、下髎穴位上的针拔入罐内，病重留针留罐1.5小时，病轻留针留罐1小时，达到出水泡为止。取下罐和针，用针刺破水泡，让水湿、痰饮、沫（都出得多）、瘀血（出得少），排出体外，用消毒后的棉花盖在出水泡处，再在棉花上面盖上一层纱布，用胶布固定上，第一次治疗完成。这种对出水泡处的处理，是防止衣裤摩擦出水泡处，增加病人的疼痛。如天气不冷时治疗，出水泡处可以不做任何处理，就用棉花经常擦出水泡处流出的水湿、痰饮、瘀血、沫，第一次治疗完成。第二次用同样的方法治疗。病重可选 1 日 2 次治疗，10次为 1 个疗程。病轻可选 1 日 1 次治疗，10 天为 1 个疗程。以水湿、痰饮、瘀血、沫，出尽为痊愈标准。

眼 皮 跳 动

眼皮跳动是指眼睑不能自控的抽动，又称胞轮振跳。相当于西医学之眼轮匝肌抽搐引起的症状。其病因病机主要是由于久病过劳等损伤心脾，心脾血虚，筋肉失养而抽动；肝脾血虚，日久生风，虚风内动，牵拽眼睑而振跳。

一、诊断要点

上眼睑或下眼睑跳动，时疏时频，不能自控。一般有过劳、久视、睡眠不足等史，休息之后症状可以减轻或消失。可伴有面部肌肉及眉毛、口角瞤动。

二、中医分型

（一）心脾血虚

眼睑跳动，时疏时频，劳累时重，兼心烦失眠，怔忡健忘，食少体倦。

（二）血虚生风

眼睑振动不休，或与眉、额、面、口角相引，不能自控。

三、治疗方法

毫针针刺拔罐发泡疗法。

主穴：攒竹、睛明、承泣、瞳子髎、脾俞、血海、风池、地仓、颊车、足三里、昆仑、中脘、肝俞、肾俞。配穴：心脾血虚，加心俞、脾俞；血虚生风，加气海、大椎、血海。

用毫针刺入主穴攒竹、睛明、承泣、瞳子髎、脾俞、血海、风池、地仓、颊车、足三里、昆仑、中脘、肝俞、肾俞。

配穴：心俞、脾俞、气海、大椎、血海（根据不同病人的临床症状辨证取穴），得气后，心脾血虚，选用补法进行调针；血虚生风，选用平补平泻法进行调针。然后脾俞、血海、风池、地仓、颊车、足三里、中脘、肝俞、肾俞、心俞、脾俞、气海、大椎、血海穴位上的针拔入罐内，病程时间长的，留针留罐1.5小时，病程时间短的，留针留罐1小时，达到出水泡为止。取下罐和针，用针刺破水泡，让水湿、痰饮、沫（都出得多）、瘀血（出得少），排出体外，用消毒后的棉花盖在出水泡处，再在棉花上面盖上一层纱布，用胶布固定上，第一次治疗完成。这种对出水泡处的处理，是防止衣裤摩擦出水泡处，增加病人的疼痛。如天气不冷时治疗，出水泡处可以不做任何处理，就用棉花经常擦出水泡处流出的水湿、痰饮、瘀血、沫，第一次治疗完成。第二次用同样的方法治疗。病重可选1日2次治疗，10次为1个疗程。病轻可选1日1次治疗，10天为1个疗程。以水湿、痰饮、瘀血、沫，出尽为痊愈标准。

注意：其中攒竹、睛明、承泣、瞳子髎使用毫针针刺，这4个穴位是治疗所有眼疾病效果显著的要穴。但是，要求医生手法要轻，这4个穴位只使用毫针刺。如果医生的针灸技术达不到很好的话，最好不要选用毫针针刺这4个穴位。

附 学术论文目录

针刺拔罐发泡疗法治疗面部痤疮 42 例．针灸世界杂志，2001

针刺拔罐发泡疗法治疗膝关节炎 42 例．中国针灸杂志，2005

针刺拔罐发泡疗法治疗骨痹 90 例临床疗效总结．北京中医杂志，1997

针刺拔罐发泡疗法治疗腰椎间盘突出症 40 例临床疗效观察．中国临床医生杂志，2006

针刺拔罐发泡疗法治疗乳腺增生 42 例．中国实用现代临床医学，1997

2006 年 3 月"针刺拔罐发泡疗法的应用"申报成功"四川省中医药管理局"中医药继续教育项目，川中医药办发〔2006〕17 号 继续教育学分 8 分。

2006 年 4 月"针刺拔罐发泡疗法治疗骨痹（骨质增生）"申报成功"四川省卫生厅"科技成果可继续推广计划项目，川卫办发〔2006〕138 号

2007 年 4 月"针刺拔罐发泡疗法治疗骨痹（骨质增生）"申报成功"四川省卫生厅"科技成果推广计划项目，川卫办发〔2007〕175 号

2007 年 3 月"针刺拔罐发泡疗法的应用"申报成功"四川省中医药管理局"中医药继续教育项目，川中医药办发

［2007］186 号 继续教育学分 8 分。

2008 年 3 月"针刺拔罐发泡疗法的应用"申报成功"四川省中医药管理局"中医药继续教育项目，川中医药办发［2008］4 号 继续教育学分 16 分。

针刺拔罐发泡疗法治疗颈椎病 160 例疗效观察．中华临床荟萃杂志，2003

针刺拔罐发泡疗法治疗急性扁桃体炎 40 例临床疗效观察．中国临床实用医学杂志，2007

针刺拔罐发泡疗法治疗前列腺增生 56 例临床疗效观察．中华临床荟萃杂志，2008

皮针针刺拔罐发泡疗法与皮针针刺拔罐不发泡疗法治疗带状疱疹疗效对照观察．中华临床荟萃杂志，2003

针刺拔罐发泡疗法治疗酒糟鼻 56 例临床疗效的总结．中华医学研究杂志，2003

针刺拔罐发泡疗法治疗酒糟鼻 56 例临床疗效的总结．中华临床荟萃杂志，2004

针刺拔罐发泡疗法治疗陈旧性面神经麻痹 25 例．中华特色医药论坛杂志，2004

针刺拔罐发泡疗法治疗偏瘫 480 例．中国实用现代临床医学，1997

针刺拔罐发泡疗法治胸痹心痛病 80 例临床报告．中国实用现代临床医学，1997

皮针、毫针同时使用拔罐发泡疗法治疗卵巢囊肿 120 例．中国实用现代临床医学，1997

针刺拔罐发泡疗法对研究"抓三早"和"攻三关"有着十分重要的意义．中国实用现代临床医学，1997

计量分析针刺拔罐发泡疗法治疗冠心病心绞痛的作用．中华特色医药论坛杂志，2002

针刺拔罐发泡疗法治疗慢性萎缩性胃炎 150 例病理形态学

观察．中华特色医药论坛杂志，2002

针刺拔罐发泡疗法在美容中起到的作用．北京中医杂志，2002

针刺拔罐发泡疗法治疗疑难杂症体会．中华特色医药论坛杂志，2003

促进针灸医学研究 加快走向世界步伐．中华特色医药论坛杂志，2003

针刺拔罐发泡疗法治疗痛风症 56 例临床观察．中华特色医药论坛杂志，2003

温针拔罐发泡疗法治疗脊椎骨质增生 680 例．北京中医杂志，1995

温针拔罐发泡疗法刍议．北京中医杂志，1994

针刺拔罐发泡疗法治疗胃痹 446 例的临床分类治疗．全国高等针灸教育研究会，全国针灸教育及针灸临床经验交流会（哈尔滨），论文汇编，1994

捏脊、针灸分别治疗小儿多样型腹泻 320 例．全国中医、中西医结合儿科学术交流大会（北京），论文汇编，1994

针刺拔罐发泡疗法治疗哮喘病 120 例．全国高等中医院校针灸教育研究会，全国针灸教育及针灸临床经验交流会（哈尔滨），优秀论文，论文汇编，1994

19 例不孕症用温针刺拔罐发泡疗法从治疗肾痹入手．全国中医、中西医结合妇产科学术交流会（南京），论文汇编，1995

皮针配合针刺拔罐发泡疗法治疗子宫肌瘤 58 例临床报告．全国"三病"（心血管病、脑血管病、恶性肿瘤）防治专题学术研讨会（南京），论文汇编，1994

针刺拔罐发泡疗法治疗多发性痹症病及疑难病．全国中医、中西医结合学术交流大会（北京），论文汇编，1994

针刺拔罐发泡疗法治疗疑难杂症体会．中国针灸学会全国

中青年针灸推拿学术经验交流会（长沙），论文汇编，1999

　　促进针灸医学研究，加快走向世界步伐．中国针灸学会全国中青年针灸推拿学术经验交流会（长沙），论文汇编，1999

　　针刺拔罐疗法治疗痛风病 56 例临床观察．中国针灸学会全国中青年针灸推拿学术经验交流会（长沙），论文汇编，1999